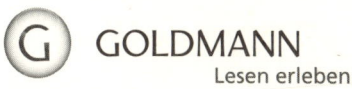

GOLDMANN
Lesen erleben

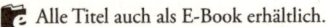

Dr. David Perlmutter
mit Kristin Loberg

Scheißschlau

Wie eine gesunde Darmflora unser Hirn fit hält

Aus dem amerikanischen Englisch
von Imke Brodersen

GOLDMANN

Die US-amerikanische Originalausgabe erschien 2015 unter dem Titel »Brain Maker« bei Little, Brown and Company, a division of Hachette Book Group, Inc., New York, USA.

Dieses Buch ist bereits 2016 im Mosaik Verlag erschienen.

 Dieses Buch ist auch als E-Book erhältlich.

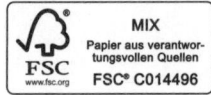

Verlagsgruppe Random House FSC® N001967

1. Auflage
Vollständige Taschenbuchausgabe November 2018
Wilhelm Goldmann Verlag, München, in der Verlagsgruppe Random House GmbH,
Neumarkter Str. 28, 81673 München
Copyright © 2015 der Originalausgabe: David Perlmutter
Copyright © 2016 der deutschsprachigen Erstausgabe: Mosaik Verlag, München,
in der Verlagsgruppe Random House GmbH, Neumarkter Str. 28, 81673 München
Umschlag: Uno Werbeagentur, München,
unter Verwendung eines Entwurfs von *zeichenpool, München
Umschlagmotiv: shutterstock/Ivan Baranov (Schrift), shutterstock/Bplanet (Hirn)
Redaktion: Ruth Wiebusch
Satz: Buch-Werkstatt GmbH, Bad Aibling
Druck und Bindung: GGP Media GmbH, Pößneck
Printed in Germany
JE · Herstellung: CB
ISBN 978-3-442-17789-9
www.goldmann-verlag.de

Besuchen Sie den Goldmann Verlag im Netz

Dieses Buch ist für Sie. So wie die vielfältigen Organismen in Ihrem Körper Sie nähren, beeinflusst auch jeder einzelne Mensch das Wohlergehen unseres Planeten. So sind auch Sie im wahrsten Sinn des Wortes ein aktives Mitglied des Mikrobioms dieser Erde.

»Kein Mensch ist eine Insel,
ganz für sich allein ...«
John Donne

Inhalt

Einleitung
Unbekannte Untermieter

Der Tod beginnt im Dickdarm.
Ilja Metschnikow (1845–1916)

Als Arzt muss ich seit vielen Jahren mehrmals pro Woche Patienten oder deren Angehörigen klarmachen, dass es für eine schlimme neurologische Erkrankung, die das Leben dieser Patienten unausweichlich zerstören wird, kein mir bekanntes Heilmittel mehr gibt. Ich muss dann passen, denn die Krankheit hat sich verselbstständigt, und ihr rasches Fortschreiten lässt sich weder aufhalten noch hinauszögern. Solche Worte zerreißen auch einem Arzt das Herz, egal wie oft er sie überbringen muss. Man gewöhnt sich nie daran. Was mich mittlerweile mit neuer Hoffnung erfüllt, ist die wachsende Zahl an Studien, die mir endlich revolutionäre Ansätze ermöglichen, das Leid zu lindern. In diesem Buch geht es um solche faszinierenden, neuen Erkenntnisse und wie man sie für die eigene Gesundheit nutzen kann.

Denken Sie einmal kurz darüber nach, wie sehr sich unsere Welt dank der Medizinforschung im Laufe des letzten Jahrhunderts verändert hat. Pocken, Ruhr, Diphtherie, Cholera und Scharlach haben viel von ihrem Schrecken verloren. Auch bei anderen lebensbedrohlichen Krankheiten sinkt die Sterberate, sogar bei HIV und AIDS, manchen Krebsarten und Herzerkrankungen. Denkt man jedoch an Erkrankungen des Gehirns, so zeigt sich ein ganz anderes Bild. Bei der Prävention, Behandlung und Heilung für schwere neurologische Krankheiten –

von Autismus und Aufmerksamkeitsdefizit mit Hyperaktivität (ADHS) bis hin zu Migräne, Depressionen, Multipler Sklerose (MS), Parkinson-Krankheit und Alzheimer-Krankheit – sind praktisch keine Fortschritte zu verzeichnen. Im Gegenteil, die Fallzahlen steigen, und wir scheinen uns auf verlorenem Terrain zu bewegen.

Betrachten wir dazu ein paar Zahlen: In den zehn reichsten westlichen Ländern und insbesondere in den USA ist der Anteil der Gehirnerkrankungen (in der Regel Demenz) als Todesursache in den letzten 20 Jahren dramatisch angestiegen. Laut einer britischen Studie aus dem Jahr 2013 haben sich die Todesfälle aufgrund von Gehirnerkrankungen in Amerika um atemberaubende 66 Prozent bei den Männern und 92 Prozent bei den Frauen erhöht. Woraus der federführende Autor der Studie, Professor Colin Pritchard, folgerte: »In diesen Zahlen geht es um reale Menschen und deren Familien, und wir müssen [erkennen], dass es sich um eine ›Epidemie‹ handelt, die eindeutig von Umweltveränderungen und gesellschaftlichen Veränderungen beeinflusst ist.« Die Forscher registrierten auch, dass dieser Anstieg, der immer jüngere Menschen erfasst, in scharfem Kontrast zur erheblichen Risikominderung bei allen anderen Todesursachen steht.[1] 2013 veröffentlichte das *New England Journal of Medicine* einen Bericht, demzufolge die Pflegekosten für Demenzpatienten bei über 50 000 Dollar pro Kopf und Jahr liegen.[2] Das sind insgesamt etwa 200 Milliarden Dollar jährlich – doppelt so viel, wie wir für Herzpatienten ausgeben und fast das Dreifache der Ausgaben für Krebskranke.

Angststörungen und affektive Störungen nehmen ebenfalls zu und können das Leben genauso massiv beeinträchtigen wie andere neurologische Erkrankungen. In den Vereinigten Staaten ist jeder vierte Erwachsene von einem Krankheitsbild betroffen,

für das es eine medizinische Diagnose gibt.[3] Über 40 Millionen
(etwa 13 Prozent) haben eine Angststörung, und fast zehn Prozent der erwachsenen US-Bürger benötigen wegen einer affektiven Störung starke Medikamente.[4] In Deutschland sind die
Zahlen, die allerdings noch aus dem Jahr 1998 stammen, ähnlich: 14 Prozent der Bundesbürger zwischen 18 und 65 Jahren
erfüllten im Befragungszeitraum von 12 Monaten die Diagno-
sekriterien für eine Angststörung, für Depressionen waren es 12
Prozent. Die Lebenszeitprävalenz für eine Depression lag 1998 in
Deutschland sogar bei 19 Prozent.[5] In den USA ist jeder Zehnte
von Depressionen betroffen (bei den Frauen zwischen 40 und
60 sogar jede Vierte), und weltweit sind sie ein führender Grund
für Behinderungen. Die Diagnosen nehmen in erschreckendem
Tempo zu.[6] Medikamente gegen psychische Störungen zählen in
den USA zu den am häufigsten verschriebenen Arzneimitteln,
doch diese Mittel behandeln nicht die sträflich vernachlässigten
Ursachen einer Depression, sondern lediglich die Symptome.
Menschen mit schweren psychischen Krankheiten, beispielsweise bipolaren Störungen oder Schizophrenie, sterben rund 25 Jahre früher als der Durchschnitt der Bevölkerung.[7] (Was teilweise
daran liegt, dass die Betroffenen vermehrt rauchen, Alkohol und
Drogen konsumieren und häufiger übergewichtig sind, sodass
übergewichtsbedingte Erkrankungen zu den psychischen Problemen hinzukommen.)

Kopfschmerzen und Migräne zählen zu den häufigsten Beschwerden des Nervensystems. Fast die Hälfte der erwachsenen
Bevölkerung hat mindestens einmal im Monat damit zu kämpfen. Dabei sind Kopfschmerzen nicht auf die leichte Schulter zu
nehmen, denn sie beeinträchtigen Aktivitäten und Lebensqualität und sind auch ein Kostenfaktor.[8] Die meisten betrachten
Kopfschmerzen als harmloses Übel, was unter anderem daran

liegt, dass Kopfschmerzmittel leicht zugänglich und erschwing-
lich sind (was zumindest auf ASS, Paracetamol oder Ibuprofen
zutrifft). Laut der Schmerzstiftung National Pain Foundation
(NPF) gehen allerdings 160 Millionen verlorene Arbeitstage pro
Jahr und 30 Milliarden Dollar an Behandlungskosten auf das
Konto von Kopfschmerzen.[9]

Von der Autoimmunkrankheit Multiple Sklerose, die über
eine Schädigung der Nervenverbindungen zu Behinderungen
führt, sind weltweit inzwischen schätzungsweise 2,5 Millionen
Menschen betroffen, und die Fallzahlen steigen weiter.[10] Die
lebenslangen Behandlungskosten bei MS betragen im Durchschnitt über 1,2 Millionen Dollar pro Patient.[11] Ein Heilmittel ist laut Aussage der Schulmedizin bisher nicht zu erwarten.

Hinzu kommt Autismus, der in den letzten 15 Jahren um
das Sieben- bis Achtfache zugenommen hat, was dieses Erscheinungsbild zu einer modernen Epidemie macht.[12]

Obwohl wir für diese und andere stark einschränkenden
Krankheiten mit Gehirnbeteiligung Millionen ausgeben, sind
die Fortschritte beklagenswert gering.

Doch nun die gute Nachricht: Bahnbrechende neue Erkenntnisse aus den renommiertesten Forschungseinrichtungen auf der
ganzen Welt belegen inzwischen, dass die Gesundheit des Gehirns – und umgekehrt auch Gehirnerkrankungen – unter dem
Diktat unserer Darmtätigkeit stehen. Doch, wirklich: Was aktuell in Ihrem Darm geschieht, bestimmt maßgeblich Ihr Risiko
für diverse neurologische Erkrankungen. Mir ist bewusst, dass
dies schwer nachvollziehbar erscheint – wenn Sie Ihre Ärzte fragen, welche Heilmittel gegen Autismus, MS, Depressionen oder
Demenz bekannt sind, würden diese nur die Hände über dem
Kopf zusammenschlagen und einräumen, dass es keine gibt und
vermutlich auch nie geben wird.

An dieser Stelle widerspreche ich den meisten meiner Kollegen (aber glücklicherweise nicht allen). Neurologen lernen, sich möglichst ausschließlich auf das Nervensystem, insbesondere das Gehirn, zu konzentrieren. Andere Körpersysteme wie der Magen-Darm-Trakt werden dabei automatisch als weniger wichtig eingestuft, weil sie nicht direkt mit dem Gehirn zu tun haben. Mit Magenschmerzen gehen wir schließlich nicht zum Kardiologen oder zum Neurologen. Das Gesundheitssystem hat sich in verschiedene Spezialisierungen für einzelne Körperteile oder Organsysteme aufgespalten. Darum sagen die meisten meiner Kollegen: »Was im Darm passiert, geht nur den Darm etwas an.«

Diese Sichtweise blendet allerdings aktuelle wissenschaftliche Forschungsergebnisse aus. Das Verdauungssystem hat nämlich durchaus eine enge Verbindung zu dem, was im Gehirn vor sich geht. Und der vielleicht wichtigste Aspekt des Darms, der für das allgemeine Wohlbefinden und die psychische und geistige Gesundheit von größter Bedeutung ist, ist dessen inneres ökologisches System: die vielen Mikroorganismen darin (vornehmlich die Bakterien).

Darf ich vorstellen? Ihr Mikrobiom

Bakterien wurden lange als Quelle allen Übels betrachtet. Immerhin hat die Beulenpest zwischen 1347 und 1352 ein Drittel der europäischen Bevölkerung ausgelöscht, und manche bakteriellen Infektionen sind heute noch weltweit eine todbringende Gefahr. Doch es ist an der Zeit, auch die andere Seite der Medaille anzuerkennen. Wir müssen uns klarmachen, dass manche Keime nicht schädlich, sondern lebenswichtig sind.

Im dritten Jahrhundert vor unserer Zeitrechnung sagte der

griechische Arzt und Begründer der modernen Medizin, Hippokrates: »Jede Krankheit beginnt im Darm.« Damals gab es keinerlei Beweis oder begründete Theorie, um diese Worte zu erklären. Bis der holländische Kaufmann und Arzt Antonie van Leeuwenhoek im späten 17. Jahrhundert durch ein selbstgebautes Mikroskop seine eigenen Zahnbeläge betrachtete und die verborgene Welt der Animalcules (»kleine Tierchen«) entdeckte, wussten wir nicht einmal von der Existenz der Bakterien. Heute gilt van Leeuwenhoek als Vater der Mikrobiologie.

Im 19. Jahrhundert erkannte der russische Biologe und Nobelpreisträger Ilja Metschnikow die verblüffende Verbindung zwischen einem langen Leben und einem gesunden bakteriellen Gleichgewicht im menschlichen Körper und bestätigte die Aussage: »Der Tod beginnt im Dickdarm.« Seit seinen Entdeckungen (zu einer Zeit, als Aderlässe noch beliebt waren) schält sich immer deutlicher heraus, dass bis zu 90 Prozent aller bekannten Krankheiten des Menschen im kranken Darm ihren Ausgang nehmen. Umgekehrt steht mittlerweile fest: Auch Gesundheit und Vitalität beginnen im Darm. Die Aussage, dass die Anzahl der guten Bakterien die der schlechten übersteigen müsse, geht ebenfalls auf Metschnikow zurück. Leider trägt die Mehrheit der Menschen heute mehr schlechte, pathogene Bakterien mit sich herum, als gut für uns ist, womit uns ein gesundes inneres Ökosystem fehlt. Kein Wunder, dass wir so viele Gehirnerkrankungen entwickeln.

Hätte Metschnikow die medizinische Revolution, die er im 19. Jahrhundert lostreten wollte, doch noch erleben können! Endlich ist die Lawine am Rollen.

Genau in diesem Augenblick ist Ihr Körper von zahllosen Organismen besiedelt, zehnmal mehr als die Anzahl Ihrer Zellen (zum Glück sind unsere Zellen deutlich größer, sodass die-

se enorme Überzahl uns nicht erdrückt!). Annähernd hundert
Billionen unsichtbarer Wesen – Mikroben – bedecken uns von
innen und außen. Sie wuseln in Mund, Nase, Ohren, Darm,
Genitalien und auf jedem Quadratzentimeter unserer Haut herum. Könnte man sie alle isolieren, so wären es knapp zwei Liter. Bisher hat die Wissenschaft rund 10 000 dieser Mikroben
identifiziert. Weil jede Mikrobe eine eigene DNA besitzt, entspricht dies acht Millionen Genen. Mit anderen Worten: Auf jedes menschliche Gen in unserem Körper kommen mindestens
360 Mikrobengene.[13] Die meisten dieser Organismen leben im
Verdauungstrakt. Pilze und Viren sind zwar auch darunter, aber
offenbar spielen die Bakterien in unserem Inneren eine Haupt-
rolle und unterstützen jeden erdenklichen Aspekt der Gesundheit. Zumal der Körper nicht nur mit den Organismen selbst in
Verbindung steht, sondern auch mit ihrem genetischen Material.

Dieses komplexe Ökosystem in unserem Inneren und seinen
genetischen Fingerabdruck bezeichnen wir als »Mikrobiom«
(mikro für »klein« oder »mikroskopisch« und biom für eine natürliche Flora, die einen großen Lebensraum besiedelt, in diesem Fall den menschlichen Körper). Während das menschliche
Genom bei allen Menschen praktisch identisch ist (abgesehen
von den paar Genen, die individuelle Eigenschaften wie Haar-
farbe oder Blutgruppe festlegen), unterscheidet sich die Darmflora sogar bei eineiigen Zwillingen ganz erheblich. Neuesten
Erkenntnissen zufolge ist der Zustand des Mikrobioms für die
menschliche Gesundheit von so elementarer Bedeutung – und
hat damit großen Einfluss darauf, ob wir gesund und froh ein
gesegnetes Alter erreichen –, dass sie als eigenes Organ betrachtet
werden könnte. Und dieses Organ hat in den letzten zwei Millionen Jahren massive Veränderungen erfahren. Im Laufe unserer
Evolution haben wir eine enge Symbiose mit unseren winzigen

Mitbewohnern aufgebaut, die ihrerseits seit Anbeginn der
Menschheit aktiv an unserer Entwicklung teilhatten – schluss-
endlich hatten sie schon vor unserem Erscheinen Milliarden Jahre auf der Erde hinter sich. Gleichzeitig haben sie sich angepasst
und verändert, um auf die Umwelt zu reagieren, die wir ihnen
in unserem Inneren darboten. Selbst die Genexpression in der
einzelnen Körperzelle, also die Frage, ob dieses oder jenes Gen
aktiv werden soll oder nicht, wird bis zu einem gewissen Grad
von den Bakterien und anderen Lebewesen in uns mitbestimmt.

Die Bedeutung des Mikrobioms motivierte die amerikanische Gesundheitsbehörde NIH dazu, in Erweiterung der Erforschung des menschlichen Genoms 2008 auch das Projekt zur
Erforschung des menschlichen Mikrobioms anzustoßen.[14] Einige der besten Wissenschaftler Amerikas arbeiten an der Frage, wie Veränderungen des Mikrobioms die Gesundheit und im
Umkehrschluss auch Krankheiten beeinflussen. Man will außerdem herausbekommen, wie dieses Wissen zur Lösung der
großen gesundheitlichen Probleme unserer Zeit beitragen kann.
Das Ziel ist die Erforschung verschiedener Körperteile, in denen Mikroben leben, darunter auch der Haut. Ein Großteil der
Arbeiten jedoch konzentriert sich auf den Darm, in dem die
meisten unserer Mikroben hausen und der – wie Sie bald sehen
werden – sozusagen der Dreh- und Angelpunkt aller Körper-
funktionen ist.

Es lässt sich nicht mehr bestreiten, dass die Bakterien unseres
Verdauungsapparats an einer Vielzahl körperlicher Vorgänge beteiligt sind, ob an Immunfunktionen, Entgiftung, Entzündungen, der Erzeugung von Neurotransmittern und Vitaminen, der
Nährstoffaufnahme, den Signalen für Hunger oder Sättigung
oder der Verwertung von Kohlenhydraten und Fetten. All diese
Prozesse spielen eine große Rolle dabei, ob wir Allergien, Asth-

ma, ADHS, Krebs, Diabetes oder Demenz entwickeln oder eben nicht. Das Mikrobiom beeinflusst Stimmungslage, Libido, Stoffwechsel, Immunität und sogar unser Wahrnehmungsvermögen und die gedankliche Klarheit. Es entscheidet mit darüber, ob wir dick oder dünn sind, voller Energie oder lethargisch. Einfach ausgedrückt: Alle Aspekte unserer Gesundheit – wie wir uns körperlich und seelisch fühlen – hängen mit dem Zustand unseres Mikrobioms zusammen. Ist es gesund und von sogenannten freundlichen Bakterien besiedelt, die uns guttun? Oder ist es krank und von schlechten, unfreundlichen Bakterien okkupiert?

Wohl kein zweites System im Körper reagiert empfindlicher auf Veränderungen der Darmflora als das zentrale Nervensystem, insbesondere das Gehirn. 2014 wandte das amerikanische Institut für mentale Gesundheit (NIMH) über eine Million Dollar für ein neues Forschungsprogramm auf, das sich dem Zusammenhang von Mikrobiom und Gehirn widmet.[15] Die Gesundheit unseres Mikrobioms und damit auch unseres Gehirns wird zwar von vielen Faktoren beeinflusst, doch heutzutage eine gesunde Darmflora zu erreichen, ist einfacher, als man vielleicht glaubt. Bei den Empfehlungen in diesem Buch stütze ich mich nur auf erwiesene Tatsachen.

Ich habe miterlebt, wie es durch einfache Ernährungsumstellungen (und gelegentlich aggressivere Techniken zur Wiederherstellung des gesunden Mikrobioms) zu dramatischen gesundheitlichen Verbesserungen kam. Dabei denke ich beispielsweise an den Herrn, der mit massiver Multipler Sklerose zu mir kam. Er saß im Rollstuhl und benötigte einen Blasenkatheter. Nach der Behandlung konnte er nicht nur auf den Katheter verzichten und ohne Hilfe gehen, sondern es kam zur völligen Remission der Multiplen Sklerose. Ein anderer Fall war Jason, ein Zwölfjähriger mit starkem Autismus, der kaum in ganzen Sätzen sprechen konnte. In Kapitel 5 können Sie seine körperliche Verwandlung in einen einnehmenden Jungen nachlesen, die nach einer intensiven Probiotikabehandlung stattfand. Auch die zahlreichen Geschichten von Menschen mit den unterschiedlichsten Gesundheitsproblemen – von chronischen Schmerzen, ständiger Müdigkeit und Depressionen bis hin zu schweren Darmerkrankungen und Autoimmunkrankheiten –, die nach der Behandlung vollständig verschwanden, möchte ich Ihnen nicht vorenthalten. Nach einer stark eingeschränkten Lebensqualität bekamen sie endlich ihre zweite Chance. Manche hatten zuvor Suizidgedanken gehegt und waren nun erstmals wieder zufrieden und voller Lebensfreude. Solche Geschichten sind für mich keine Sonderfälle mehr, doch nach landläufiger Meinung klingen sie wundersam. Ich erlebe so etwas jeden Tag, und darum weiß ich, dass auch Sie Ihrem Gehirn etwas Gutes tun können, indem Sie auf eine gesunde Darmflora achten. In diesem Buch erfahren Sie, wie das geht.

Aber auch wenn Sie keine starken, dauerhaften gesundheitlichen Beschwerden haben, die mit Medikamenten oder anderen Therapien behandelt werden müssen, kann eine fehlgesteuerte Darmflora die Ursache für lästige Kopfschmerzen, Angst, Konzentrationsstörungen oder eine negative Lebenseinstellung sein. Wenn ich Ihnen verrate, was wir derzeit wissen und wie wir dieses Wissen nutzen können, stütze ich mich auf die Ergebnisse von Laborversuchen und klinischen Studien, aber auch auf die erstaunlichen Resultate, die ich wieder und wieder gesehen oder von denen ich auf Medizinerkonferenzen gehört habe, wo die besten Ärzte und Wissenschaftler der Welt zusammenkommen. Gleichzeitig gebe ich Ihnen einen umsetzbaren, verständlichen Leitfaden an die Hand, mit dessen Hilfe Sie Ihren Darm und auf diesem Weg Ihr Gehirn bestmöglich unterstützen können, um Ihrem Leben viele erfüllte Jahre hinzuzufügen. Doch das ist noch nicht alles. Dieser neue wissenschaftliche Ansatz kann bei den folgenden Erkrankungen Abhilfe schaffen:

- ADHS
- Asthma
- Autismus
- Allergien und Lebensmittelunverträglichkeiten
- Chronische Müdigkeit
- Affektive Störungen, Depressionen und Angst
- Diabetes und Gier nach Zucker und Kohlenhydraten
- Übergewicht und Fettleibigkeit sowie Schwierigkeiten beim Gewichtsabbau
- Gestörte Merkfähigkeit und Konzentrationsprobleme
- Chronische Verstopfung oder Diarrhö
- Häufige Erkältungen, Infektanfälligkeit
- Darmkrankheiten wie Zöliakie, Reizdarmsyndrom und Morbus Crohn
- Schlafstörungen
- Schmerzhafte Gelenkentzündungen und Arthritis
- Hoher Blutdruck
- Arteriosklerose
- Chronische Hefepilzbesiedelung
- Hautprobleme wie Akne und Ekzem
- Mundgeruch, Zahnfleischentzündungen, Zahnprobleme
- Tourette-Syndrom
- Extreme Menstruations- und Menopausenbeschwerden
- Vieles mehr

Letztlich können diese neuen Erkenntnisse bei fast allen degenerativen und entzündlichen Erkrankungen von Nutzen sein.

Auf den folgenden Seiten beschäftigen wir uns mit der Frage, was ein gesundes Mikrobiom ausmacht, und wie es dazu kommen kann, dass eine gute Darmflora »kippt«. Der Risikocheck ab Seite 26 gibt Hinweise darauf, welche Faktoren und Umstände unmittelbar auf die Gesundheit und die Funktionen des Mikrobioms einwirken. Was dabei ganz schnell klar wird: Auf die Ernährung kommt es an!

Du bist, was du isst

Dass Nahrung die wichtigste Variable für die menschliche Gesundheit ist, spiegelt sich auch in dem geflügelten Wort: »Eure Nahrung soll eure Medizin sein und die Medizin eure Nahrung.«[16] Durch eine kluge Wahl bei der Ernährung kann jeder auf sein Mikrobiom – und sein gesundheitliches Schicksal – Einfluss nehmen.

Kürzlich hatte ich Gelegenheit zu einem Interview mit Dr. Alessio Fasano, derzeit Gastprofessor an der Harvard Medical School und Leiter der Abteilung für Pädiatrische Gastroenterologie und Ernährung am Massachusetts General Hospital. In der Wissenschaft gilt er als globaler Vordenker zum Thema Mikrobiom. Wir sprachen über Faktoren, die unsere Darmflora verändern, und er betonte, dass der wichtigste Faktor in Bezug auf Gesundheit und Vielfalt des Mikrobioms definitiv die Ernährung sei. Was wir in den Mund stecken, ist allerdings zugleich die größte Umweltbelastung für unser Genom und das Mikrobiom.

Was für eine klare Unterstreichung des Gedankens, dass die Ernährung wirklich zählt und andere Lebensumstände übertrumpft, die wir möglicherweise nicht vollständig kontrollieren können!

Wie ich in meinem Buch *Dumm wie Brot* beschrieben habe, sind chronische Entzündungen und freie Radikale die Schlüsselmechanismen, die zur Gehirndegeneration führen. Freie Radikale kann man sich vereinfacht als Nebenprodukte von Entzündungsreaktionen vorstellen, die den Körper zum »Rosten« bringen. *Scheissschlau* nimmt diese Abläufe aus einem neuen Blickwinkel unter die Lupe. Diesmal sehen wir uns an, wie sie von Darmbakterien und der Gesundheit des Darms beeinflusst werden. Die Darmflora ist nämlich eng mit Entzündungen verbunden, auch mit der Frage, ob wir freie Radikale bekämpfen können oder nicht. Damit bestimmt letztlich der Zustand des Mikrobioms, ob der Körper Entzündungen weiter anfacht oder sie eindämmen kann.

Chronische Entzündungen und Schäden durch freie Radikale sind in den Neurowissenschaften aktuell ein zentrales Thema. Doch kein pharmazeutischer Ansatz erreicht auch nur annähernd die Wirkung von Ernährungsvorgaben zur Pflege der Darmbakterien. Diese Vorgaben werde ich Ihnen Schritt für Schritt erklären. Glücklicherweise spricht das Mikrobiom als Ganzes auf Rehabilitationsversuche ausgesprochen gut an.

Das Vorgehen in diesem Buch wird Ihr inneres Gleichgewicht so verändern, dass dort die richtigen Organismen zur Erhaltung eines gesunden Gehirns gedeihen können. Zu diesem sehr praxisnahen Ansatz gehören sechs wichtige Strategien: Präbiotika, Probiotika, gegorene Speisen, wenig Kohlenhydrate, kein Gluten und gesunde Fette. Wie jeder einzelne dieser Faktoren die Gesundheit des Mikrobioms zugunsten des Gehirns beeinflusst, werde ich noch erläutern.

Das Schönste daran ist jedoch, dass man schon wenige Wochen nach der Umstellung die ersten Früchte ernten kann.

In die Startlöcher!

Ich hege keinerlei Zweifel, dass wir mit diesen Informationen eine wahre Revolution für die Behandlung neurologischer Krankheiten auslösen werden. Es ist mir eine große Ehre, der Öffentlichkeit diese Erkenntnisse vorstellen zu dürfen und all die Daten bekannt zu machen, die bisher still und leise in der medizinischen Literatur kursieren. Bald werden Sie zu schätzen wissen, wie Ihre Mannschaft im Darm dem Gehirn auf die Sprünge hilft.

Meine Empfehlungen in diesem Buch beziehen sich auf die Behandlung und Prävention von Gehirnerkrankungen. Sie sollen Stimmungsschwankungen, Angst und Depressionen lindern, das Immunsystem stärken und Autoimmunprozessen entgegenwirken, aber auch Stoffwechselkrankheiten wie Diabetes und Fettsucht bessern, die langfristig ebenfalls das Gehirn gefährden. Bei manchen Aspekten kommt man auf den ersten Blick nicht darauf, dass davon die Hirngesundheit beeinflusst werden könnte. Wir besprechen die Bedeutung des Geburtsvorgangs, der Ernährung und der Medikamente im Laufe der Kindheit sowie der Hygiene (zum Beispiel der Nutzung von Desinfektionsmitteln für die Hände). Ich lege dar, wie Darmbakterien sich in verschiedenen Populationen auf der Welt unterscheiden und inwiefern diese Unterschiede auf der jeweiligen Ernährung beruhen. Wir gehen sogar darauf ein, was unsere Vorfahren vor Jahrtausenden aßen und wie dies mit neuen Erkenntnissen zum Mikrobiom zusammenhängt. Außerdem beschäftigen wir uns mit Fragen der Verstädterung: Wie hat sie unser inneres Ökosystem beeinflusst? Führt das hygienischere Stadtleben zu mehr Autoimmunkrankheiten? Diese Fragestellungen dürften gleichermaßen erhellend wie mobilisierend für Sie sein.

Sie werden erfahren, welche wichtige Rolle Präbiotika aus der Nahrung – Nährstoffquellen für die erwünschten Darmbakterien – für die Erhaltung der Gesundheit spielen, indem sie das Gleichgewicht und die Vielfalt der Darmflora erhalten. Lebensmittel wie Knoblauch, Topinambur, Yambohnen oder auch Löwenzahnblätter sowie gegorene Speisen wie Sauerkraut, Kombucha und Kimchi fördern die Gesundheit allgemein, ganz besonders aber ein dauerhaft vitales Gehirn.

Probiotika sind heute zwar in vielen käuflichen Produkten enthalten und sogar in normalen Supermärkten zu kaufen, doch man sollte wissen, was sich hinter dem jeweiligen Angebot und angeblichen gesundheitlichen Vorzügen verbirgt. Ich helfe Ihnen, die Werbeslogans zu durchschauen, indem ich die wissenschaftlichen Grundlagen zu den Probiotika erkläre und zeige, woran man die besten erkennt.

Aber auch sonstige Faktoren der Lebensweise lassen wir nicht außen vor. Neben dem Wechselspiel zwischen Mikrobiom und Gehirn beschäftigen wir uns mit einer neuen Disziplin, der Epigenetik. Dieser Wissenschaftszweig untersucht, wie die persönlichen Lebensentscheidungen zu Ernährung, Bewegung, Schlaf und Umgang mit Stress die Genexpression beeinflussen und damit direkt und indirekt auf die Gesundheit des Gehirns einwirken. Darüber hinaus erfahren Sie mehr über die Rolle der Mitochondrien bei Gehirnerkrankungen, und zwar aus der Sicht des Mikrobioms. Mitochondrien sind winzige Gebilde im Zellinneren, die eine eigene DNA besitzen, welche sich von der DNA im Zellkern unterscheidet. Damit bilden die Mitochondrien eigentlich eine dritte Dimension unseres Mikrobioms, mit dem sie eine einzigartige Beziehung unterhalten.

Der erste und zweite Teil dieses Buches liefert die nötigen Grundlagen, mit denen Sie in Teil III die Wiederherstellung

Ihres Darm-Gehirns angehen können. In dieser Einleitung wurden viele Themen kurz angerissen, und ich hoffe, Sie haben jetzt großen Appetit auf mehr Wissen aus diesem neuen, weiten Feld der Medizin und auf eine frische Sichtweise zur Erhaltung des gesunden Gehirns. Vor Ihnen liegt ein Leben mit einem hellwachen Geist.

Sind Sie startbereit?

Risikocheck
Wie gesund ist Ihre Darmflora?

Ein präzises Testverfahren zum exakten Zustand des persönlichen Mikrobioms existiert gegenwärtig zwar noch nicht, aber anhand einiger einfacher Fragen lassen sich gewisse Rückschlüsse ziehen. Diese Fragen tragen zugleich zum Verständnis bei, welche Lebensumstände Ihrem Darm von Kindesbeinen an und bis heute zugesetzt haben könnten.

Ein Hinweis vorab: Inzwischen gibt es zwar erste Testkits für Darmbakterien, doch meines Erachtens ist die Forschung noch nicht so weit, dass wir wüssten, was die Ergebnisse wirklich bedeuten (gesund oder ungesund?) und welche Risikofaktoren der oder die Einzelne mitbringt. Wir werden in Zukunft zweifellos evidenzbasierte Richtwerte entwickeln und definierte Zusammenhänge zwischen gewissen mikrobiologischen »Fußabdrücken« und Erkrankungen feststellen. Vorläufig jedoch bewegen wir uns auf unsicherem Boden. Wir wissen noch nicht, ob bestimmte Zusammensetzungen der Darmflora von Krankheit X oder Störung Y zu den Ursachen oder zu den Auswirkungen dieser Phänomene gehören. Dennoch können Testkits zumindest dazu beitragen, die Vielfältigkeit und allgemeine Zusammensetzung des eigenen Mikrobioms einzustufen. Auch dies gestattet aber noch keine klare Aussage darüber, ob eine bestimmte Mikrobenzusammensetzung individuell »gesund« ist. Als Laie sollte man davon Abstand nehmen, solche Tests auf eigene Faust und ohne entsprechende Anleitung durch ausgebildete, spezialisierte Fachkräfte zu interpretieren. Die nachfolgenden Fragen liefern

jedoch bereits reichlich Material, um die persönlichen Risikofaktoren richtig einzuschätzen.

Bekommen Sie bitte keinen Schreck, wenn Sie die meisten
Fragen mit »Ja« beantworten. Je mehr Ja-Antworten, desto höher
ist Ihr potenzielles Risiko für eine kranke oder schlecht funktionierende Darmflora, welche die Gehirngesundheit beeinträchtigen kann. Damit sind Sie keineswegs verloren! Mit diesem Buch
möchte ich Sie in die Lage versetzen, die Gesundheit Ihres Darms
und damit wiederum Ihres Gehirns selbst in die Hand zu nehmen.

Wenn Sie eine Frage nicht beantworten können, übersprin-
gen Sie diesen Punkt. Und wenn etwas besonders beunruhigend
klingt oder neue Fragen aufwirft, brauchen Sie nicht nervös zu
werden: Ich werde all diese Themen in den folgenden Kapiteln
aufgreifen. Vorläufig bitte ich Sie, die Fragen bestmöglich zu
beantworten.

1. Hat Ihre Mutter, während sie mit Ihnen schwanger war, Antibiotika eingenommen?
2. Hat Ihre Mutter, während sie mit Ihnen schwanger war,
   Steroide wie zum Beispiel Prednison eingenommen?
3. Wurden Sie per Kaiserschnitt geboren?
4. Wurden Sie weniger als einen Monat gestillt?
5. Hatten Sie als Kind häufig Ohren- oder Halsentzündungen?
6. Hatten Sie als Kind Paukenröhrchen in den Trommelfellen?
7. Wurden Ihnen die Rachenmandeln entfernt?
8. Brauchen Sie jemals länger als eine Woche Steroide (einschließlich Nasenspray oder Inhaliermittel)?
9. Nehmen Sie mindestens einmal alle zwei bis drei Jahre Antibiotika ein?
10. Nehmen Sie Säureblocker (für die Verdauung oder gegen
    Reflux)?

11. Reagieren Sie empfindlich auf Gluten?
12. Haben Sie eine Nahrungsmittelallergie?
13. Reagieren Sie überempfindlich auf häufige Chemikalien in Alltagsprodukten und Waren?
14. Wurde bei Ihnen eine Autoimmunkrankheit festgestellt?
15. Haben Sie Typ-2-Diabetes?
16. Haben Sie mehr als neun Kilo Übergewicht?
17. Haben Sie einen Reizdarm?
18. Haben Sie mindestens einmal im Monat Durchfall oder lockeren Stuhlgang?
19. Brauchen Sie mindestens einmal im Monat ein Abführmittel?
20. Leiden Sie unter Depressionen?

Ich wette, jetzt sind Sie neugierig, was das alles zu bedeuten hat. In diesem Buch erfahren Sie alles, was Sie wissen wollen (und wissen sollten), und noch viel mehr.

Teil I

Hundert Milliarden Freundschaftsanfragen

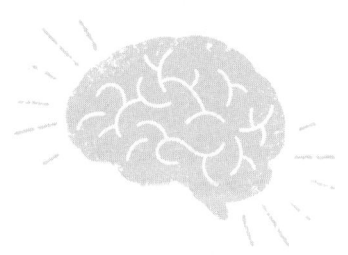

Sie haben keine Augen, keine Ohren, keine Nase, keine Zähne. Sie haben weder Gliedmaßen noch Herz, Leber, Lunge oder Gehirn. Sie atmen oder essen nicht wie ein Mensch und sind mit bloßem Auge nicht einmal zu sehen. Doch man sollte sie nicht unterschätzen. Einerseits sind Bakterien als Einzeller überraschend einfache Gebilde. Andererseits jedoch stellen sie eine überaus komplexe, ausgereifte und faszinierende Gruppe Lebewesen dar. Lassen Sie sich von ihrer Winzigkeit nicht täuschen! Manche Bakterien überleben Temperaturen, bei denen unser Blut längst verkochen würde, andere gedeihen noch bei Minusgraden. Es gibt sogar ein Bakterium, das sich selbst einer Bestrahlung widersetzt, die mehrere Tausend Mal höher ist als alles, was unsere Zellen vertragen. Manche dieser mikroskopisch kleinen Einzeller ernähren sich von Zucker und Stärke, andere von Sonnenlicht und Schwefel. Bakterien sind der Ursprung allen irdischen Lebens. Sie waren die ersten Lebensformen auf unserem Planeten und werden vermutlich auch die letzten sein. Warum? Weil ohne Bakterien kein Leben auf dieser Erde möglich wäre, nicht einmal das Ihre.

Dass manche Bakterien Krankheitserreger sind, die uns sogar umbringen können, zählt heute zum Allgemeinwissen. Weniger bekannt ist die andere Seite der Medaille: Dass der Mensch mit jedem Herzschlag, jedem Atemzug und jeder neuronalen Verknüpfung dazu beiträgt, dass Bakterien uns am Leben erhalten. Diese Organismen leben nicht nur in friedlicher Koexistenz mit uns, indem sie uns von innen und außen besiedeln, sondern unterstützen den Körper bei einer atemberaubenden Vielzahl an lebenswichtigen Funktionen.

Im ersten Teil dieses Buches beschäftigen wir uns mit dem menschlichen Mikrobiom: Was ist dieses Mikrobiom, wie funktioniert es, und welche Verbindungen bestehen zwischen der

Mikrobengesellschaft in unserem Darm und dem menschlichen Gehirn? Sie erfahren, was so unterschiedliche Erkrankungen wie Autismus, Depressionen, Demenz und sogar Krebs über die Darmflora miteinander verbindet. Außerdem betrachten wir die Schlüsselfaktoren für ein gesundes Mikrobiom und die Faktoren, die es beeinträchtigen können. So werden Sie bald erkennen, dass die modernen Geißeln der Menschheit von Fettleibigkeit bis hin zur Alzheimer-Krankheit wahrscheinlich auf unser krankes, entgleistes Mikrobiom zurückgehen. Am Ende dieser fünf Kapitel werden Sie Ihre Darmflora mit neuen Augen sehen und wissen, wie viel Sie künftig selbst für Ihre Gesundheit tun können.

KAPITEL 1

Willkommen an Bord:
Von der Wiege bis zur Bahre in bester Gesellschaft

Irgendwo auf einer griechischen Insel inmitten der Ägäis kommt ein kleiner Junge zur Welt. Es ist eine komplikationsfreie Hausgeburt. Er wird zwei Jahre gestillt und kommt in seiner Kindheit kaum mit den üblichen Fertigprodukten der modernen Industrienationen in Berührung. Fastfood, Fruchtsäfte und Limonaden gibt es nur sehr selten. Meistens isst die Familie Gemüse aus dem eigenen Garten, Fisch und Fleisch von der Insel, selbst gemachten Joghurt, Nüsse, Kerne und viel Olivenöl. Der Junge besucht die Dorfschule und hilft seinen Eltern auf dem Hof, wo die Familie Gemüse, Kräuter und Wein anbaut. Die Luft ist sauber, Boden und Meer sind frei von Umweltgiften.

Wenn das Kind krank ist, bekommt es erst einmal einen Löffel Inselhonig, denn Antibiotika sind auf die Schnelle nicht verfügbar. Dieses Kind erkrankt nicht an Autismus, Asthma oder einer Aufmerksamkeitsstörung mit Hyperaktivität (ADHS). Es bleibt fit und schlank, weil man sich in dieser Umgebung automatisch viel bewegt. Abends sitzt man nicht im Wohnzimmer auf dem Sofa, sondern trifft sich mit den Nachbarn und tanzt im Freien. Ernste Hirnerkrankungen wie Depressionen oder Alzheimer sind äußerst selten. Dieser Junge hat beste Aussichten auf ein hohes, gesegnetes Alter, denn seine Insel, Ikaria, weist den höchsten Prozentsatz an 90-Jährigen auf dieser Erde auf – fast jeder Dritte wird bei körperlicher und geistiger Gesundheit 90 Jahre oder älter.[1] Das Krebsrisiko insgesamt ist 20 Prozent niedriger als anderswo, Herzkrankheiten kommen nur halb so oft vor, und Demenz ist praktisch unbekannt.

Wechseln wir nun zu einer beliebigen Stadt in Amerika, in der ein kleines Mädchen zur Welt kommt. Geboren wird es auf Wunsch der Mutter per Kaiserschnitt und bekommt danach ausschließlich Säuglingsnahrung mit der Flasche. Im Kleinkindalter treten zahlreiche Infekte auf, insbesondere chronische Ohrenentzündungen und Erkältungen, und selbst für einen normalen Schnupfen bekommt es Antibiotika. Theoretisch könnte dieses Mädchen die besten Nahrungsmittel der Welt bekommen, aber dennoch besteht seine Ernährung vornehmlich aus industriell verarbeiteten Lebensmitteln, Zucker in jeglicher Form und ungesunden pflanzlichen Fetten. Schon mit sechs Jahren hat das Kind Übergewicht und gilt als prädiabetisch. Wenn es älter wird, findet es Gefallen am Computer und den neuesten elektronischen Geräten und besucht eine anspruchsvolle Schule. Inzwischen nimmt es angstlösende Medikamente, zeigt Verhaltensauffälligkeiten und hat wegen seiner Konzentrationsschwierigkeiten zunehmend mit Leistungseinbußen zu kämpfen. Später drohen schwere neurologische Einschränkungen, darunter psychische Erkrankungen, Migräne und Autoimmunerkrankungen wie Multiple Sklerose. In höherem Alter könnten auf das Kind Parkinson- oder Alzheimer-Krankheit zukommen. In den USA stirbt man heute vornehmlich an chronischen Krankheiten, die auf jener griechischen Insel kaum vorkommen, und eine davon ist Demenz.

Was ist da los? In den letzten Jahren haben neue Forschungsergebnisse uns zu einem deutlich besseren Verständnis für die Zusammenhänge zwischen den Einflüssen, denen wir in frühester Jugend ausgesetzt sind, und der kurz- und langfristigen Gesundheit verhelfen können. Dabei wurden auch die Verbindungen zwischen dem menschlichen Mikrobiom und der gesundheitlichen

Entwicklung unter die Lupe genommen. Die Antwort auf unsere Frage findet sich in den unterschiedlichen Erfahrungen dieser zwei Kinder in der frühen Kindheit, die unter anderem die Weichen für die Entwicklung des individuellen Mikrobioms stellt, jener mikrobiellen Gemeinschaften, die den menschlichen Körper von Geburt an besiedeln und unser Leben lang eine entscheidende Rolle für Gesundheit und Hirnfunktion spielen.

Bei diesem hypothetischen Szenario habe ich mir selbstverständlich ein paar Freiheiten genommen. Es gibt gewisse Faktoren, welche die individuelle Lebensdauer und das Krankheitsrisiko beeinflussen. Konzentrieren wir uns vorläufig jedoch allein auf den Umstand, dass die jeweiligen frühkindlichen Einflüsse auf das Gehirn des Mädchens einen völlig anderen Einfluss haben als auf das des Jungen. Die erwähnte griechische Insel gibt es tatsächlich. Ikaria liegt knapp 50 Kilometer vor der Westküste der Türkei. Die Insel gehört zu den »Blauen Zonen« dieser Erde, wo die Menschen messbar länger und gesünder leben als die meisten Bewohner des hoch entwickelten Westens. Man trinkt dort täglich Wein und Kaffee, bleibt bis weit über 80 Jahre körperlich aktiv und bewahrt bis zum Ende des Lebens einen scharfen Verstand. Eine bedeutende Studie stellte fest, dass die Männer von Ikaria fast viermal so oft wie ein Amerikaner das 90. Lebensjahr erreichen und dabei häufiger gesünder sind.[2] Dieser Studie zufolge erkranken sie zudem im Durchschnitt zehn Jahre später an Herzgefäßerkrankungen und Krebs und leiden nicht annähernd so häufig unter Depressionen. Von Demenz ist im Vergleich zu gleichaltrigen Amerikanern nur ein Bruchteil der über 85-Jährigen betroffen.

Bei einer wissenschaftlichen Untersuchung dieser höchst unterschiedlichen Populationen, der wir die eigentlichen Ursachen für unsere gegenwärtigen Gesundheitsrisiken entnehmen könnten, würde dem menschlichen Mikrobiom zweifellos eine Rolle in vorderster Front zukommen. Meiner Überzeugung nach ist es für das menschliche Wohlergehen so unverzichtbar wie Sauerstoff und Wasser. Doch was haben die Keime in unserem Bauch mit dem Gehirn und dessen Erkrankungen zu tun?

Mehr als Sie ahnen!

Wer führt das Kommando? Die Darmflora!

Für die Mikroorganismen in unserem Inneren, die zur Verdauung beitragen, gibt es keine bessere Bezeichnung als Superhelden. Offizielle Schätzungen gehen von mindestens 10 000 verschiedenen Spezies aus, die den menschlichen Darm besiedeln, wobei manche Experten sogar von über 35 000 Arten sprechen.[3] Dank neuer Verfahren kann die Wissenschaft heute endlich all die Arten bestimmen, von denen viele sich unter traditionellen Laborbedingungen nicht vermehren ließen.

Im Rahmen dieses Buches konzentrieren wir uns auf die Bakterien, die tatsächlich den Löwenanteil des Mikrobioms ausmachen – neben Hefepilzen, Viren, Protozoen und eukaryoten Parasiten, denen ebenfalls wichtige Rollen für die Gesundheit zukommen. Im Großen und Ganzen sind es jedoch die Bakterien, die eine Schlüsselrolle für unsere körperliche Gesundheit übernehmen, und zwar insbesondere aus neurologischer Sicht. Insgesamt wiegen sie etwa eineinhalb Kilogramm und damit ungefähr so viel wie das Gehirn (übrigens besteht auch das Stuhlgewicht zur Hälfte aus ausgeschiedenen Bakterien).[4]

In der Schule haben wir gelernt, dass das Verdauungssystem die Nahrung in Nährstoffe zerlegt, bis der Körper diese aufnehmen kann. Wir haben von Magensäure und Enzymen gehört und von den Hormonen, die den Verdauungsprozess steuern. Vermutlich mussten Sie alle Schritte auswendig lernen, die ein Happen Nahrung auf dem Weg vom Mund bis zum Anus durchläuft. Vielleicht haben Sie dabei sogar verstanden, wie Glukose – das Zuckermolekül im Blut – als Energieträger in die Zellen gelangt. Aber bestimmt hat man Ihnen nichts über das phänomenale Ökosystem erzählt, das in unserem Verdauungssystem existiert und praktisch den gesamten Körper befehligt. Niemand hat Ihre Darmbakterien getestet, obwohl deren Erbinformation einen deutlich stärkeren Einfluss auf Ihre Gesundheit haben kann als die von den Eltern ererbten Gene.

Ich weiß, das erscheint unglaublich. Es klingt verrückt. Nach Science-Fiction. Die Datenlage ist jedoch eindeutig: Die Darmflora könnte mit Fug und Recht als eigenständiges Organ betrachtet werden und ist für die Gesundheit ebenso wichtig wie Herz, Lunge, Leber und Gehirn. Jüngste Forschungsergebnisse schreiben dem Mikrobiom, das in den empfindsamen Falten der Darmwände lebt, zahlreiche Funktionen zu:

● Unterstützung der Verdauung und der Nährstoffaufnahme.
● Herstellung einer physikalischen Barriere gegen potenzielle Eindringlinge wie schädliche Bakterien (pathogene Keime), Viren und gefährliche Parasiten. Aus manchen Bakterien baumeln haarähnliche Fäden heraus, mit deren Hilfe sie schwimmen können. Inzwischen wurde nachgewiesen, wie diese sogenannten »Flagella« einen tödlichen Magen-Rotavirus buchstäblich im Keim ersticken konnten.[5]
● Entgiftung: Darmbakterien tragen zur Infektabwehr bei und bilden eine Abwehrlinie gegen viele Toxine, die unseren Darm erreichen. Da sie viele Gifte aus der Nahrung neutralisieren, könnte man die Darmflora als zweite Leber einstufen. Sobald

man also die erwünschten Darmbakterien vermindert, steigt die Belastung der Leber an.

- Erheblicher Einfluss auf das Immunsystem: Dass der Darm tatsächlich unser größtes Immunorgan darstellt, ist viel zu wenig bekannt. Die Darmbakterien sind sogar in der Lage, das Immunsystem zu schulen und zu unterstützen, indem sie bestimmte Immunzellen steuern und Autoimmunreaktionen (bei denen der Körper das eigene Gewebe angreift) vorbeugen.
- Erzeugung und Freisetzung wichtiger Enzyme und anderer Substanzen zur Unterstützung biologischer Vorgänge im Körper.
- Erzeugung und Freisetzung von Neurotransmittern und anderen chemischen Stoffen (zum Beispiel Vitaminen) für das Gehirn.
- Unterstützung der Stressbewältigung durch Einfluss auf das endokrine Hormonsystem.
- Förderung eines erholsamen Nachtschlafs.
- Unterstützung der Regulierung der Entzündungskaskaden im Körper, was wiederum das Risiko für praktisch alle chronischen Krankheiten beeinflusst.

Die erwünschten Darmbakterien in einem gesunden Darm sind also keineswegs geduldete Schmarotzer, die dort freie Kost und Logis genießen. Vielmehr beeinflussen sie nicht nur das Risiko für Gehirnerkrankungen und psychische Krankheiten, sondern über ihren direkten und indirekten Einfluss auf verschiedene Organe und Systeme auch das Risiko für Krebs, Asthma, Lebensmittelallergien, Stoffwechselerkrankungen wie Diabetes und Fettleibigkeit sowie Autoimmunkrankheiten. Damit spielen sie eine entscheidende Rolle für die Gesundheit.

Einige Bakterien sind mehr oder weniger Stammgäste und bilden dauerhafte Kolonien. Andere sind eher auf der Durchreise, haben aber dennoch eine große Wirkung. Solche Zaungäste wandern durch das Verdauungssystem und nehmen je nach Art und Eigenschaften Einfluss auf die Gesundheit insgesamt. Sie siedeln sich jedoch nicht dauerhaft an, sondern bilden nur kurzfristig kleinere Kolonien, ehe sie im Rahmen der Darmtätigkeit ausgeschieden werden oder absterben. Solange sie vorhanden sind, übernehmen sie dennoch diverse wichtige Aufgaben. Manche der von ihnen erzeugten Substanzen sind für die Gesundheit und das Gedeihen der dauerhaft angesiedelten Bakterien – und damit letztlich auch für uns – unverzichtbar.

Das Superhirn im Bauch

Um die Verbindungen zwischen Darm und Gehirn umfassend zu verstehen, muss man Erkenntnisse aus Immunologie, Pathologie, Neurologie und Endokrinologie zusammennehmen, die ich an dieser Stelle vereinfacht darstellen möchte. Später können Sie dieses Grundwissen mit jedem neuen Kapitel weiter ausbauen.

Erinnern Sie sich an eine Situation, in der Ihnen flau im Magen wurde, weil Sie nervös oder in Sorge waren, in Panik gerieten oder von Vorfreude überwältigt wurden? Vielleicht stand eine wichtige Prüfung bevor, ein Vortrag oder die eigene Hochzeit. Das Verständnis für die engen, wechselseitigen Beziehungen zwischen Bauch und Gehirn steckt in der Wissenschaft bisher noch in den Kinderschuhen, doch wir wissen, dass nicht nur das Gehirn Schmetterlinge im Bauch erzeugen kann, sondern auch der Darm dem Nervensystem ein Gefühl von innerer Ruhe oder Alarmstimmung vermitteln kann. Der Vagusnerv als längster der zwölf Hirnnerven ist der primäre Informationskanal, der die vielen Millionen Nervenzellen im Nervensystem des Verdauungstraktes mit dem zentralen Nervensystem verknüpft. Dieser zehnte Hirnnerv erstreckt sich vom Hirnstamm in den Bauch und steuert zahlreiche körperliche Prozesse, ohne dass wir darüber nachdenken müssen, darunter so wichtige Funktionen wie den Herzschlag oder die Verdauung. Interessanterweise hat die Bakterienzusammensetzung im Darm einen direkten Einfluss auf die Stimulierung und Funktion der Zellen entlang des Vagusnervs. Einige Darmbewohner können sogar – wie Nervenzellen – chemische Botenstoffe freisetzen, deren Botschaft über den Vagusnerv an das Gehirn übermittelt wird.

Wenn man an das Nervensystem denkt, kommen den meisten Menschen zunächst Gehirn und Rückenmark in den Sinn. Das ist jedoch nur das zentrale Nervensystem. Sie sollten auch das enterische Nervensystem (ENS) berücksichtigen, das den gesamten Magen-Darm-Trakt durchzieht. Zentrales und enterisches Nervensystem entstehen während der Fetalentwicklung aus demselben Gewebe und sind über den Vagusnerv miteinander verbunden. Vagus bedeutet »Wanderer« und ist ein passender Name für diesen Nerv, der außerhalb des Gehirns durch das Verdauungssystem »wandert«. (Auf diesem Wortstamm beruht auch das Wort »Vagabund«.)

Der Magen-Darm-Trakt umfasst derart viele Nervenzellen, dass nicht wenige Wissenschaftler sie mittlerweile unter dem Begriff »zweites Gehirn« oder »Bauchgehirn« zusammenfassen. Dieses zweite Gehirn steuert nicht nur Muskeln, Immunzellen und Hormone, sondern erzeugt zudem etwas wirklich Wichtiges. Antidepressiva mit Wirkstoffen wie Paroxetin, Sertralin oder Escitalopram erhöhen im Gehirn die Verfügbarkeit des

Wohlfühlhormons Serotonin. Dass 80 bis 90 Prozent der Serotoninmenge im Körper von den Nervenzellen des Bauchgehirns erzeugt werden, ist jedoch wenig bekannt.[6] Das Bauchgehirn produziert somit weit mehr Serotonin – unser wichtigstes Glückshormon – als das Gehirn in unserem Kopf. Viele Neurologen und Psychiater erkennen darin inzwischen einen Grund, weshalb Antidepressiva bei der Behandlung von Depressionen häufig weniger erfolgreich sind als eine gezielte Ernährungsumstellung. Neueren Forschungen zufolge scheint unserem zweiten Gehirn keineswegs eine Nebenrolle zuzukommen.[7] Es kann vielmehr unabhängig vom Hauptgehirn agieren und ohne dessen Zutun oder Impuls viele Funktionen regulieren.

Im Verlauf dieses Buches werde ich noch einiges zur Biologie des enterischen Gehirns erklären. Im jeweiligen Kapitel erfahren Sie mehr über die zahlreichen biologischen Funktionen, an denen das Mikrobiom beteiligt ist. Auch wenn auf den ersten Blick kein Zusammenhang zu bestehen scheint – zum Beispiel zwischen der Aktivität des Immunsystems und der Insulinausschüttung durch die Bauchspeicheldrüse –, wird Ihnen bald klar werden, welcher gemeinsame Nenner hier zugrunde liegt, nämlich die Darmflora. Unsere winzigen Mitbewohner sind nicht nur die Türsteher im Körper, sondern führen auch das Regiment. Sie bilden die zentrale Schaltstelle und sind die unbesungenen Helden und Partner für unsere Gesundheit.

Mit diesem Wissen erklären sich gewisse körperliche Reaktionen auf Stress, ob physischer Stress (wenn wir vor einem Einbrecher davonlaufen) oder psychischer (wenn wir den Chef nicht verärgern wollen). Dummerweise ist der Körper nicht schlau genug, zwischen diesen beiden Stresssituationen zu unterscheiden. Deshalb klopft das Herz, wenn wir die Flucht ergreifen, genauso stark, wie wenn wir zum Chef gerufen werden. Beide Szenarien werden vom Körper als Stress empfunden, auch wenn nur die eine – dem Angreifer entkommen – tatsächlich lebensbedrohlich ist. Bei beiden Anlässen schüttet der Körper daher reichlich natürliche Steroide und Adrenalin aus, und das Immunsystem gibt Botenstoffe frei (entzündungsfördernde Zytokine), die den Körper in höchste Alarmbereitschaft versetzen. Für kurzfristige Gefahren ist dieses Modell angemessen, aber was geschieht, wenn der Körper ständig unter Stress steht (oder dies zumindest glaubt)?

Die meisten Menschen sind nicht unablässig auf der Flucht vor Einbrechern, doch körperlicher Stress umfasst auch die Begegnung mit potenziell tödlichen Giften und Krankheitserregern, die wir unter Umständen tagtäglich über die Nahrung aufnehmen. Wenn der Körper auf eine Substanz oder Zutat trifft, die er nicht mag, geht es nicht unbedingt um Kampf oder Flucht und das Herz schlägt nicht sofort bis zum Hals, aber es kommt definitiv zu einer Immunreaktion. Und eine chronische Immunaktivität mit den daraus erwachsenden Entzündungsreaktionen führt zu chronischen Erkrankungen von Herz und Hirn (Parkinson-Krankheit, Multiple Sklerose, Depressionen, Demenz), Autoimmunerkrankungen, der Darmerkrankung Colitis ulcerosa und Krebs. Diese Zusammenhänge sehen wir uns im folgenden Kapitel näher an. Vorläufig halten wir fest, dass amoklaufende Entzündungsreaktionen die verschiedensten Krankheiten hervorrufen können und dass das Immunsystem die Entzündungsbereitschaft reguliert. Wie aber hängt dies mit dem Mikrobiom zusammen? Nun, das Mikrobiom reguliert wiederum die Immunreaktion und hat damit ebenfalls Anteil an der Entzündungsbereitschaft im Körper. Hierauf möchte ich etwas genauer eingehen.

Gegen die unablässige Bedrohung durch schädliche Substanzen und Keime haben wir ein hervorragendes Abwehrsystem, nämlich das Immunsystem. Sobald es beeinträchtigt ist, fallen wir rasch den verschiedensten Krankheitserregern zum Opfer. Ohne ein funktionsfähiges Immunsystem kann schon ein Mückenstich fatale Folgen haben. Und selbst ohne äußere Einwirkungen sollten wir uns vor Augen führen, dass jeder Quadratzentimeter unserer Hautoberfläche immer wieder von zahllosen gefährlichen Organismen besiedelt wird, die uns leicht das Leben kosten könnten. Gleichzeitig sollten wir uns klarmachen, dass das Immunsystem nur dann optimal funktioniert, wenn es im Gleichgewicht ist.

Ein überaktives Immunsystem kann Probleme wie Allergien auslösen, in schweren Fällen bis hin zum anaphylaktischen Schock, einer extremen, lebensbedrohlichen Reaktion. Hinzu kommt, dass ein fehlgesteuertes Immunsystem körpereigene Proteine im Zweifelsfall als Fremdkörper einstuft und dann den Körper selbst attackiert. Dieser Mechanismus liegt allen Autoimmunkrankheiten zugrunde. In der Regel gehen wir mit aggressiven, immunsuppressiven Arzneimitteln dagegen vor, die häufig erhebliche unerwünschte Wirkungen haben – unter anderem Veränderungen der Darmflora. Das Immunsystem ist schuld, wenn ein Patient nach einer Transplantation das lebensrettende Organ abstößt. Andererseits kann der Körper damit beispielsweise Krebszellen entdecken und ausschalten, ein Prozess, der in diesem Moment auch in Ihrem Inneren abläuft.

Der Darm besitzt mit dem darmassoziierten lymphatischen Gewebe (GALT) sogar ein eigenes Immunsystem, das etwa 70 bis 80 Prozent unseres gesamten Immunsystems umfasst. Das verrät viel über die Wichtigkeit (und die Verwundbarkeit) des Darms. Wenn die Ereignisse, die im Darm stattfinden, nicht derart lebenswichtig wären, müssten unsere Abwehrzellen sich nicht in dieser Form dort ballen, um uns zu schützen.

Der Grund für diesen massiven Aufmarsch im Darm ist ganz einfach: Die Darmwand ist eine Schranke zur Außenwelt. Abgesehen von der Haut ist dies der Ort, an dem der Körper am leichtesten auf Fremdmaterial und fremde Organismen trifft. Zudem steht die Darmwand in ständigem Austausch mit allen anderen Immunzellen im Körper. Wenn hier eine problematische Substanz auftaucht, wird der Rest des Systems in Alarmbereitschaft versetzt.

Wie wichtig die Unversehrtheit der empfindlichen Darmwand ist, zieht sich wie ein roter Faden durch dieses Buch. Die Darmwand ist nämlich nur eine Zelle dick! Sie muss intakt bleiben und zugleich die Signale zwischen den Darmbakterien auf der einen Seite und den Zellen des Immunsystems auf der anderen Seite übermitteln. Auf einer von mir besuchten Konferenz im Jahr 2014, die sich ausschließlich mit Erkenntnissen zum Mikrobiom befasste, bezeichnete Dr. Fasano von der Universität Harvard diese Immunzellen, die Signale von den Darmbakterien erhalten, als »First Responders« – die erste Wachmannschaft des Körpers. Die Darmbakterien übernehmen dabei die Rolle des Ausbilderteams, welches das Immunsystem wachsam hält, ohne gleich die volle Abwehrreaktion auszulösen. Es überwacht und schult die Grundaktivität des Immunsystems und verhindert damit letztlich, dass die Immunzellen in der Darmwand auf Lebensmittel unangemessen reagieren und Autoimmunreaktionen in Gang setzen. In den späteren Kapiteln sehen wir uns an, wie wichtig das darmassoziierte lymphatische Gewebe für die Gesundheit des Körpers insgesamt ist. Hier ist unsere innere Armee stationiert, die ständig nach Bedrohungen Ausschau hält, welche über den Darm heranrauschen und den Körper bis hin zum Gehirn schädigen könnten.

Tierversuche wie auch Experimente am Menschen belegen,

dass schädliche oder pathogene Keime im Verdauungssystem Krankheiten auslösen können – allerdings nicht nur als unmittelbare Krankheitserreger. Zum Beispiel wissen wir, dass Helicobacter pylori für die Entstehung von Magengeschwüren verantwortlich ist. Darüber hinaus können pathogene Bakterien aber auch mit dem Immunsystem im Darm in Kontakt treten und auf diesem Weg die Ausschüttung von entzündungsfördernden Molekülen und Stresshormonen auslösen, als würden sie den Schalter für die Stressreaktion umlegen. Und prompt glaubt der Körper, wir würden von einem Löwen belauert. Jüngsten Erkenntnissen zufolge können die schädlichen Bakterien auch das Schmerzempfinden verändern: Menschen mit einem unausgewogenen Mikrobiom scheinen schmerzempfindlicher zu reagieren.[8]

Gute Bakterien im Darm vermögen das Gegenteil. Sie versuchen, die Anzahl und die Einflüsse der unerwünschten Mitbewohner einzudämmen, und haben gleichzeitig einen positiven Einfluss auf Immunsystem und Hormonsystem. Auf diese Weise können die wohltuenden Bakterien jene chronische Immunreaktion abstellen. Gleichzeitig tragen sie dazu bei, Kortisol und Adrenalin in Schach zu halten, also jene zwei Stresshormone, die bei ständigem Vorhandensein großen Schaden im Körper anrichten.

Jede große Gruppe Darmbakterien besteht aus vielen verschiedenen Stämmen, von denen jeder einzelne unterschiedliche Auswirkungen haben kann. Die stärksten Gruppen unserer Mitbewohner, die über 90 Prozent der Bakterien im Dickdarm ausmachen, sind die Firmicutes und die Bacteroidetes. Firmicutes gelten als die »fettliebenden« Bakterien, denn sie haben ein größeres Arsenal an Enzymen zur Verdauung komplexer Kohlenhydrate im Repertoire, sodass sie der Nahrung mehr Energie

(also Kalorien) entziehen können. Kürzlich wurde auch nachgewiesen, dass sie entscheidend zur besseren Fettaufnahme beitragen.[9] Forschungen zufolge haben fettleibige Menschen einen
höheren Anteil von Firmicutes in der Darmflora, wohingegen
schlanke Menschen mehr Bakterien aus der Familie der Bacteroidetes vorweisen können.[10] Der proportionale Anteil dieser zwei
Gruppen – das Verhältnis von Firmicutes zu Bacteroidetes (das
F/B-Verhältnis) – ist ein wichtiger Faktor für Gesundheit und
Krankheitsrisiko. Zudem wissen wir mittlerweile, dass höhere
Mengen an Firmicutes sogar Gene aktivieren, die das Risiko für
Übergewicht, Diabetes und sogar Herz-Kreislauf-Erkrankun-
gen erhöhen.[11] Denken Sie darüber nach: Eine Veränderung im
Verhältnis dieser Bakterien zueinander kann die Genexpression,
also die Aktivität Ihrer Gene, verändern!

Die besterforschten Bakterienstämme heutzutage sind Bifidobacterium und Lactobacillus. Diese Bezeichnungen müssen
Sie sich jedoch keineswegs einprägen. In diesem Buch ist von
zahlreichen Bakterienarten mit komplizierten lateinischen Namen die Rede, doch ich verspreche Ihnen, dass Sie am Ende viele davon unterscheiden können. Wir können zwar noch nicht
mit Sicherheit sagen, welche Stämme in welchem Verhältnis für
die Gesundheit optimal sind, doch generell geht man davon aus,
dass Vielfalt Trumpf ist.

Dabei möchte ich ausdrücklich betonen, dass die Trennlinie
zwischen den »guten« und den »bösen« Bakterienstämmen, also
denen, die uns nützen, und denen, die uns schaden können,
keineswegs so eindeutig ist, wie man meinen möchte. Auch hier
gilt: Auf die Vielfalt kommt es an, und die verschiedenen Stämme müssen einander im richtigen Verhältnis entsprechen. Stämme, die eigentlich positive Wirkungen haben, können sich in
Schurken verwandeln, wenn sie zu gut gedeihen. Zum Beispiel

erzeugt der berüchtigte Keim Escherichia coli Vitamin K, kann aber auch ernsthaft krank machen. Helicobacter pylori, der bereits erwähnte Erreger von Magengeschwüren, trägt zugleich zur Appetitminderung bei, sodass wir uns nicht zu sehr vollstopfen.

Ein weiteres Beispiel wäre Clostridium difficile, ein Bakterienstamm, der lebensgefährlich werden kann, wenn er im Darm die Oberhand gewinnt. Eine entsprechende Infektion führt zu massiver Diarrhö und bedarf intensiver Behandlung. Die Anzahl der gemeldeten C. difficile-Infektionen ist in den letzten 20 Jahren stark angestiegen, wobei eine Meldepflicht in Deutschland erst seit 2007 besteht.[12] Von 1993 bis 2005 hat sich die Anzahl der betroffenen Erwachsenen in Amerika, die deswegen einer Krankenhausbehandlung bedurften, verdreifacht; zwischen 2001 und 2005 hat sie sich mehr als verdoppelt.[13] Auch die Sterblichkeit ist angestiegen, was offenbar auf das Aufkommen einer hypervirulenten Mutation zurückgeht.

Normalerweise werden Menschen schon als Säuglinge von reichlich C. difficile-Bakterien besiedelt, ohne dass dies Probleme hervorruft. C. difficile findet sich bei bis zu 63 Prozent aller Neugeborenen und einem Drittel aller Kleinkinder. Bei Veränderungen der Darmflora, zum Beispiel durch zu starke Verwendung bestimmter Antibiotika, können diese Bakterien sich jedoch im Übermaß vermehren und unser Leben in Gefahr bringen. Die gute Nachricht ist, dass wir durch den Einsatz anderer Bakterienstämme zur Wiederherstellung des Gleichgewichts mittlerweile eine sehr wirksame Methode kennen, eine solche Infektion zu behandeln.

Mehr über das Mikrobiom und seine Beziehung zu Immunsystem und Gehirn erfahren Sie in späteren Kapiteln. An dieser Stelle hingegen stellt sich die Frage: Woher stammen diese brüderlichen Keime? Und wie werden sie ein Teil von uns?

Es ist uns in die Wiege gelegt

Vieles von dem, was wir über das Mikrobiom wissen, stammt aus der Erforschung sogenannter keimfreier Mäuse. Solche Mäuse sind dergestalt verändert, dass sie keinerlei Darmbakterien besitzen, sodass die Wissenschaft an ihnen die Wirkung der fehlenden Mikroben beobachten kann. Außerdem lässt sich verfolgen, was passiert, wenn man diese Mäuse bestimmten Bakterienstämmen aussetzt. Keimfreie Laborratten zeigten zum Beispiel akute Angst, waren unfähig, mit Stress umzugehen, wiesen chronische Darmentzündungen und andere Entzündungen auf und hatten weniger BDNF, einen wichtigen hormonellen Wachstumsfaktor aus dem Gehirn.[14] Diese Symptome gingen jedoch zurück, sobald die Ratten über die Nahrung reichlich Lactobacillus helveticus oder Bifidobacterium longum aufnahmen, zwei übliche Probiotika.

In der relativ sterilen Umgebung des Mutterleibs waren wir alle einst keimfrei. (Wobei ich davon ausgehe, dass diese Überzeugung schon bald ins Wanken gerät, weil neuere Forschungen darauf hinweisen, dass der Fetus bereits im Uterus über die Plazenta Mikroben ausgesetzt ist und das Mikrobiom schon hier angelegt wird.[15] Achten Sie auf künftige, gezielte Studien zu diesem Thema.) Gegenwärtig geht man davon aus, dass die Entwicklung des Mikrobioms in dem Moment einsetzt, wo wir den Geburtskanal passieren und mit den Organismen in der Vagina in Berührung kommen. Man mag es sich zwar nicht im Einzelnen ausmalen, doch selbst Stuhlreste der Mutter im perianalen Bereich tragen dazu bei, das Neugeborene mit den nötigen Mikroorganismen für seine Gesundheit zu »impfen«.

Wie wir zur Welt kommen, kann für die anfängliche Entwicklung eines gesunden Immunsystems, die später den Setpoint für Entzündungsreaktionen darstellt, somit ein wichtiger Faktor sein. Jedenfalls gehört es zu den einflussreichsten Ereignissen für die funktionelle Zusammensetzung des Mikrobioms. Mit dem »Setpoint« meine ich die individuelle Entzündungsbereitschaft des Körpers, also den Punkt, ab dem die Entzündungskaskade einsetzt. Am besten betrachten Sie Ihren Setpoint als einen eingebauten Thermostat, der auf eine bestimmte Temperatur programmiert ist. Bei einem hohen Setpoint, beispielsweise bei 25 Grad Celsius, ist das allgemeine Entzündungsniveau höher als bei jemandem mit einem niedrigeren persönlichen Setpoint. Und trotz gewisser Schwankungen herrscht insgesamt eine höhere Temperatur (Entzündungsbereitschaft), als wenn der Setpoint einen niedrigeren Wert hat. Die Art der Geburt beeinflusst (wie oben erwähnt) die anfängliche Entwicklung des Mikrobioms und auf diesem Weg unseren ureigenen Setpoint für Entzündungen.

Lässt sich dieser Setpoint nun ändern? Diese Frage kann ich mit einem nachdrücklichen »Ja« beantworten. Denn man kann im Laufe seines Lebens nicht nur durch Ernährung und Sport den Setpoint für Körpergewicht und Fettmasse beeinflussen – auch die Entzündungsbereitschaft lässt sich durch die entsprechende Lebensweise verändern. Doch ehe wir uns all diese Faktoren ansehen, sollten Sie sich die Macht der frühkindlichen Erfahrungen bewusst machen und erkennen, wie prägend der Geburtsprozess für viele spätere Gesundheitsrisiken ist.

Der Unterschied zwischen Kindern, die über eine vaginale Geburt oder per Kaiserschnitt zur Welt kommen, wurde in diversen aussagekräftigen Studien untersucht.[16] Neben charakteristischen Ausprägungen des Mikrobioms beider Gruppen nahm man dabei die jeweiligen gesundheitlichen Auswirkungen unter die Lupe und kam zu alarmierenden Schlüssen. Diesen Studien zufolge besteht ein klarer Zusammenhang zwischen den Keimen, die den kindlichen Darm besiedeln, und denen im Geburtskanal der Mutter. In einer besonders faszinierenden Studie aus dem Jahr 2010 erstellte das Forscherteam Gensequenzen zur Charakterisierung der Bakteriengesellschaften von Müttern und ihren Neugeborenen. Vaginal geborene Babys wiesen Kolonien auf, die dem vaginalen Mikrobiom ihrer eigenen Mutter entsprachen und insbesondere vom gutartigen Lactobacillus geprägt waren. Kaiserschnittkinder hingegen hatten Kolonien, wie sie auf der Hautoberfläche vorkamen, insbesondere reichlich potenziell schädliche Staphylokokken.[17]

2013 präsentierte das kanadische Ärzteblatt *Canadian Medical Association Journal* die entsprechenden Fakten in einer Studie, die den Zusammenhang zwischen dem frühkindlichen Darmmikrobiom und vielen entzündlichen und immunbedingten Problemen wie Allergien, Asthma und sogar Krebs herstellte.[18] Die Forschungsgruppe unterstrich den Einfluss von Geburtserfahrung und der Frage, ob ein Kind gestillt wurde oder Säuglingsnahrung erhielt. Zu Recht bezeichneten sie die Darmflora als »Superorgan«, dem in Bezug auf Krankheit und Gesundheit unterschiedliche Rollen zukommen. In einem Kommentar zu dieser Studie erklärte Dr. Bob Knight vom angesehenen Knight Lab an der Universität Colorado in Boulder: »Kinder, die durch Kaiserschnitt geboren oder mit Säuglingsnahrung gefüttert werden, können später im Leben ein höheres Risiko für diverse Krankheiten aufweisen. Beides ändert bei gesunden Kindern die Zusammensetzung der Darmflora, was der Auslöser für das erhöhte Risiko sein könnte.«[19]

Das Besondere an Lactobacillus ist, dass er eine leicht saure Umgebung erzeugt, die das Wachstum potenziell schädlicher Bakterien eindämmt. Lactobacillus-Bakterien sind in der Lage, aus Milchzucker (Laktose) Energie zu gewinnen. Auf diese Weise können Säuglinge die Laktose aus der Muttermilch verarbeiten. Kaiserschnittkinder bekommen im Großen und Ganzen nicht sehr viel Lactobacillus, sondern sind eher dem ausgesetzt, was sich im Operationssaal und an den Händen von Ärzten und Pflegepersonal noch tummelt – Hautkeime, wo meist Arten vorherrschen, die wenig helfen. Zudem schildert Dr. Martin Blaser in seinem phantastischen Buch *Missing Microbes*, wie in Amerika jede Frau bei einem Kaiserschnitt automatisch Antibiotika erhält. Das heißt, dass alle Neugeborenen, die auf diesem Weg das Licht der Welt erblicken, sofort einer kräftigen Portion Antibiotika ausgesetzt sind – doppeltes Pech.[20]

Dr. Blaser leitet das Mikrobiom-Programm der Universität New York und führt weiterhin aus, dass heutzutage ein Drittel aller Kinder in den Vereinigten Staaten per Kaiserschnitt geboren werden. Ihr Anteil ist seit 1996 um 50 Prozent angestiegen. Wenn dieser Trend sich fortsetzt, wird bereits 2020 wohl die Hälfte aller Babys mit Hilfe des Chirurgen geholt. (Zum Vergleich: In Deutschland ist die Zahl der Kaiserschnittgeburten stark vom Wohnort abhängig und schwankte im Jahr 2010 zwischen 17 und 51 Prozent aller Geburten.[21] Im restlichen Europa kamen 2004 in den Niederlanden 15,1 Prozent aller Kinder per Kaiserschnitt zur Welt, in Schweden 17,4 Prozent, in Österreich 23,4 Prozent und beim Spitzenreiter Italien 37,8 Prozent.[22]) Mir gefällt, wie unumwunden Dr. Blaser die Fakten zusammenfasst: »Die jeweiligen Bezeichnungen für diese Bakterien sind weniger wichtig als die Erkenntnis, dass die Ausgangspopulationen der Mikroben bei Kaiserschnittkindern nicht dieselben sind, die sich in Hunderttausenden und mehr Jahren der Menschheitsentwicklung herausgeschält haben.«[23]

Außerdem belegen Studien, dass vaginal geborene Babys

weit mehr Bifidobakterien in sich tragen, gutmütige Darmbakterien, die dazu beitragen, dass die Darmschleimhaut schneller ausreift.[24] Kaiserschnittkindern hingegen fehlen diese hilfreichen Bakterien. Man könnte den Geburtsvorgang also durchaus so verstehen, dass das Neugeborene dabei gleich eine Art Gebrauchsanweisung für ein gesundes Leben mit auf den Weg bekommt. Es ist die letzte große Übertragung auf das Kind, wenn es aus dem Mutterleib in die Welt übergeht. Bei einem Kaiserschnitt geht ein Teil dieser Gebrauchsanweisung verloren und kann möglicherweise nie mehr in exakt dieser Form nachgeholt werden, weder künstlich noch durch Stillen oder Ernährung.

Die Statistiken zu den gesundheitlichen Unterschieden zwischen Geburten durch die Bauchdecke oder durch den Geburtskanal sprechen Bände. Die Zahlenangaben für die nachfolgenden höheren Krankheitsrisiken für Kaiserschnittkinder basieren auf einer großen Population und streng kontrollierten Studien:

- Fünffach erhöhtes Allergierisiko.[25]
- Dreifach erhöhtes ADHS-Risiko.[26]
- Doppeltes Risiko für Autismus.[27]
- Um 80 Prozent erhöhtes Risiko für Zöliakie.[28]
- Um 50 Prozent erhöhtes Risiko für starkes Übergewicht im Erwachsenenalter (und Fettleibigkeit ist unmittelbar mit einem erhöhten Demenzrisiko verknüpft, wie wir später sehen werden).[29]
- Um 70 Prozent erhöhtes Risiko für Typ-1-Diabetes[30] (und Diabetes birgt ein mehr als doppelt so hohes Demenzrisiko).[31]

Lassen Sie mich dies in aller Deutlichkeit aussprechen: Kaiserschnitte retten Leben und sind unter bestimmten Bedingungen medizinisch notwendig. Doch die meisten Experten, darunter auch Geburtshelfer für Risikoschwangerschaften und Hebammen, die Hausgeburten durchführen, stimmen überein, dass nur ein geringer Teil aller Entbindungen per Kaiserschnitt erfolgen müsste. Dennoch ist diese Operation heutzutage vielerorts eine Wahlleistung.[32] Eine Studie aus dem Jahr 2014 ergab, dass im Jahr 2001 bei 26 Prozent aller Entbindungen ein Kaiserschnitt durchgeführt wurde, doch bei 45 Prozent davon bestand hierfür keine medizinische Indikation.[33] Meine Bedenken richten sich daher ausschließlich auf den Trend zu Kaiserschnitten, bei denen nicht die Gesundheit von Mutter oder Kind auf dem Spiel steht. Eine gesunde Frau sollte immer darauf setzen, ihr Kind vaginal zu gebären, auch wenn unerwartete Umstände einen Kaiserschnitt erforderlich machen könnten. Niemals sollte sie Angst haben, dass sie mit dieser Notmaßnahme die Gesundheit ihres Kindes gefährdet, oder später deshalb Schuldgefühle entwickeln. Was werdende oder frischgebackene Mütter für ihr Kind tun können, um eine Kaiserschnittentbindung bestmöglich auszugleichen, erläutere ich später noch. Denn trotz aller medizinischen Eingriffe unter der Geburt können Sie viel für das noch jungfräuliche Mikrobiom des Neugeborenen tun.

Die Annahme, dass diese Weitergabe von Mikroben im Geburtskanal von der Mutter auf das Kind auf Säugetiere beschränkt ist, erscheint zwar logisch, doch es gibt Hinweise, dass auch andere Spezies ihr bakterielles Erbe an ihren Nachwuchs weitergeben, wenn auch auf anderen Wegen.[34] Zu diesen Arten zählen Meeresschwämme (die vor 600 Millionen Jahren die ersten Mehrzeller waren), Muscheln, Blattläuse, Kakerlaken, weiße Fliege, Stinkwanzen, Hühner und Schildkröten. Die Übertragung von Mikroben von einer Generation zur nächsten ist demnach ein fundamentaler Teil des Lebens.

Die drei Erzfeinde der Darmflora

Niemand kann ändern, wie er geboren wurde, wie er zu Beginn seines Lebens ernährt wurde und welches Mikrobiom sich in der Kindheit in und auf seinem Körper entwickelt hat. Die gute Nachricht ist, dass man dennoch in der Lage ist, sich zu verändern, gesund zu werden und über die Ernährung, die Umwelt und die Lebensweise ein förderliches Mikrobiom heranzuziehen. Inzwischen haben Sie vermutlich eine gewisse Vorstellung davon, was den gutmütigen Bakterien in unserem Bauch schadet. Weitere potenzielle Auslöser für eine Schieflage im Mikrobiom werde ich später noch erläutern. Vorläufig sehen wir uns die drei größten Widersacher einer gesunden Darmflora an.

- Terrorist Nummer 1: Kontakt mit Substanzen, welche Bakterienkolonien abtöten oder ihre Zusammensetzung anderweitig negativ verändern. Hierzu zählen Umweltgifte, bestimmte Bestandteile in unserer Ernährung (zum Beispiel Zucker oder Gluten), im Wasser (zum Beispiel Chlor) sowie Medikamente (insbesondere Antibiotika).
- Terrorist Nummer 2: Zu wenig Nährstoffe für eine gesunde Vielfalt an Bakterien, stattdessen Begünstigung schädlicher Bakterien. Welche Lebensmittel und Ergänzungsmittel die Gesundheit des Mikrobioms und damit wiederum des Gehirns sicherstellen, werden wir noch besprechen.
- Terrorist Nummer 3: Stress. Dass Stress der Gesundheit schadet, klingt klischeehaft. Gerade deshalb möchte ich erklären, warum Stress schlimmer ist, als wir bisher dachten.

Manche dieser Faktoren lassen sich nicht immer vermeiden. Mitunter retten Antibiotika uns das Leben oder verhindern schwere

Folgeschäden. Auf solche Situationen und wie man damit so umgeht, dass Ihr Darm (oder der Ihres Kindes) trotz Antibiotikaverordnung möglichst gesund bleibt, werden wir später eingehen.

Das »schmutzige« Geheimnis hinter den Seuchen von heute

Eines der Themen in diesem Buch ist die Macht des Drecks. Mangelnde Hygiene ist nämlich von enormem Wert. Neue Studien ergaben einen erstaunlichen Zusammenhang zwischen unseren immer stereleren Lebensbedingungen und chronischen Krankheiten von Herzkrankheit und Autoimmunerkrankungen bis hin zu Krebs und Demenz. Erica und Justin Sonnenburg, ein Wissenschaftlerpaar an der Medizinischen Hochschule der Universität Stanford, konzentrieren sich in ihrem Forschungsbereich in der Abteilung für Mikrobiologie und Immunologie ganz auf die Wechselbeziehungen innerhalb der Darmflora sowie zwischen der Darmflora und ihrem menschlichen Wirt. Dabei geht es insbesondere um die Frage, ob die steigenden Fallzahlen der sogenannten »Krankheiten des Westens«, die in traditionellen Agrargesellschaften nicht annähernd so häufig vorkommen, auf einem Verlust an Mikrobenarten und -vielfalt aufgrund von Ernährung, Antibiotikaeinsatz und übermäßiger Hygiene beruhen könnten.

2014 konnten sie überzeugend belegen, dass zwischen unserer Erbinformation, der DNA, die sich im Laufe der menschlichen Geschichte kaum verändert hat, und unserem Mikrobiom, das aufgrund unserer modernen Lebensweise dramatische Veränderungen durchlaufen hat, möglicherweise eine »Inkompatibilität« besteht.[35] Sie unterstreichen dabei auch, wie unsere westliche Ernährung, die zu wenig Pflanzenfasern enthält, von denen die

Darmflora lebt, eine geringere Mikrobenvielfalt begünstigt, womit auch die hilfreichen Nebenprodukte, die unsere Darmbakterien bei der Verstoffwechselung oder Vergärung dieser Fasern erzeugen, entfallen. Die Sonnenburgs schließen daraus, dass wir »unser Mikroben-Ich aushungern«, was drastische Auswirkungen auf die Gesundheit haben könnte. Die Nebenprodukte unserer Darmflora tragen unter anderem zur Eindämmung von Entzündungen bei und beeinflussen die Immunreaktion – zwei Schlüsselfaktoren bei den verschiedensten chronischen Erkrankungen. Weiter schreiben sie: »Es ist möglich, dass das westliche Mikrobiom letztlich dysbiotisch ist und individuell zu einer Vielzahl von Krankheiten prädisponiert.«[36]

Man kann bei der Verbindung zwischen einer sauberen, faserarmen westlichen Lebensweise und chronischen Krankheiten auch

Die westliche Ernährungsweise und das westliche Mikrobiom

Vergleicht man das Mikrobiom afrikanischer Kinder mit dem von Kindern aus Europa, so bestehen hier große Unterschiede. Das »westliche« Mikrobiom ist weit weniger vielfältig und besteht aus mehr Firmicutes-Bakterien als aus Bacteroidetes (wenn man nur die zwei Hauptbakteriengruppen im Darm betrachtet). Firmicutes helfen dabei, der Nahrung mehr Kalorien zu entziehen und Fette besser aufzunehmen. Wenn sie im Darm vorherrschen, fördert dies die Gewichtszunahme. Bacteroidetes hingegen fehlt diese Fähigkeit. Eine Darmflora mit mehr Firmicutes und weniger Bacteroidetes geht daher mit einem höheren Risiko für Fettleibigkeit einher.[37] Dieses Muster findet sich besonders bei Menschen in urbanen Lebensräumen, während in ländlichen Gebieten das Gegenteil der Fall ist.

das Einkommen einbeziehen. Kommt die Alzheimer-Krankheit in wohlhabenderen, saubereren Ländern häufiger vor? Den Beleg dafür präsentierte die Universität Cambridge 2013 in einer exzellenten Arbeit.[38] Dr. Molly Fox und ihre Kollegen verglichen 192 Länder in Bezug auf zwei Faktoren. Zum einen nahmen sie den Prozentsatz an Parasitenbefall und Vielfalt der Darmbakterien bei Menschen aus diesen Ländern unter die Lupe. Zum anderen prüften sie den Prozentsatz an Alzheimer-Patienten.

Ihre Erkenntnisse waren bemerkenswert. In den Ländern mit den schlechtesten sanitären Bedingungen kam die Alzheimer-Krankheit erheblich seltener vor. Bei besseren sanitären Bedingungen (und somit weniger Parasiten, aber auch weniger vielfältigen Organismen im Darm) stieg die Alzheimer-Rate massiv an. In Ländern, in denen über 75 Prozent der Bevölkerung im urbanen Raum leben – zum Beispiel das Vereinigte Königreich und Australien –, lag die Anzahl der Alzheimer-Patienten zehn Prozent über der von Ländern, wo weniger als ein Zehntel der Bevölkerung in Städten leben (zum Beispiel in Nepal oder Bangladesch). Ihre Schlussfolgerung lautet: »Basierend auf unserer Analyse scheint Hygiene in positivem Zusammenhang mit dem Risiko für die Alzheimer-Krankheit zu stehen … Unterschiedliche hygienische Bedingungen könnten die globalen Unterschiede bei den Zahlen an Alzheimer-Erkrankungen teilweise erklären. Der Kontakt zu Mikroorganismen kann umgekehrt proportional zum Alzheimer-Risiko stehen. Diese Ergebnisse könnten dazu beitragen, die Gefahr für die Alzheimer-Krankheit in Schwellenländern abzuschätzen, wo die mikrobielle Vielfalt rapide zurückgeht.« Bitte beachten Sie auf den nebenstehenden Grafiken, wie die Länder in der ersten Grafik mit dem höchsten Parasitenanteil (zum Beispiel Kenia) in der zweiten Grafik auch den geringsten Anteil an Alzheimer-Kranken aufweisen.

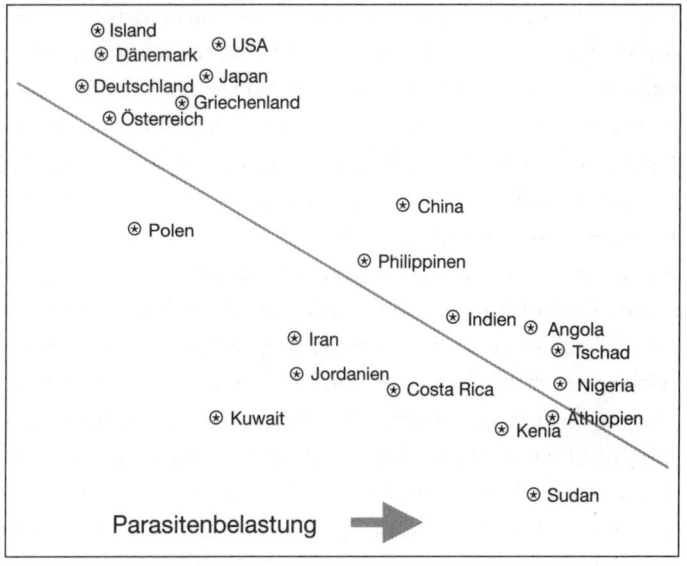

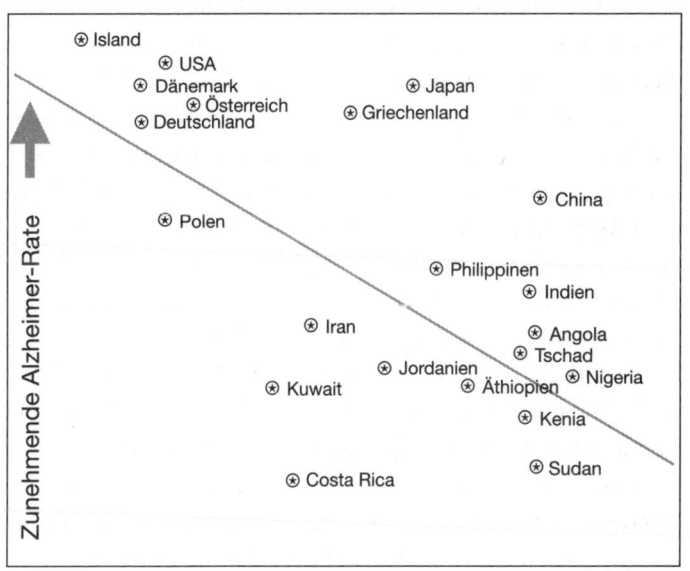

Man könnte natürlich behaupten, dass eine derartige Korrelation nicht zwangsläufig eine Kausalität bedeutet oder stützt. Dass eine bessere Hygiene deutlich mit einem erhöhten Risiko für die Alzheimer-Krankheit korreliert, bedeutet nicht unbedingt, dass hierdurch die Krankheitszahlen ansteigen. Bei der Entwicklung bestimmter Krankheiten wie auch bei den Fallzahlen in unterschiedlichen Ländern spielen viele Variablen eine Rolle. Dennoch müssen wir zugeben, dass die Hinweise sich derart verdichten, dass eine so deutliche, beständige Korrelation schwer zu ignorieren ist. Es ist zwar nur eine Beobachtung, doch wenn man diese logisch analysiert, müssen wir zumindest in Betracht ziehen, dass unser Mikrobiom langfristig das Risiko für chronische Krankheiten beeinflussen könnte. Zudem stellt sich zwangsläufig die Frage, die Dr. Justin Sonnenburg so formuliert: »Wie viel Einfluss haben die Bakterien auf uns? Ist der Mensch womöglich nur ein komplexes Gefäß für die Vermehrung der Mikroben?«[39]

Eine gute Frage!

Es ist eine unwiderlegbare Tatsache, dass wir uns Millionen Jahre zusammen mit diesen Mikroorganismen entwickelt haben. Sie gehören untrennbar zu uns, genau wie unsere eigenen Zellen. Leben und Gesundheit gelingen nur mit ihnen. Dummerweise behandeln wir diese inneren Mitbewohner wie lästige Fremdkörper. Sie vollbringen Leistungen, die niemand anders übernehmen würde, und verlangen dafür nur einen Mindestlohn ohne Sozialleistungen und Gefahrenzulage. Es ist an der Zeit, ihnen das Bürgerrecht zu verleihen und sie so zu versorgen, wie sie es verdient haben. Nur so können wir den Plagen der Moderne ernsthaft einen Schritt voraus sein.

Bauch und Gehirn unter Dauerfeuer: *Neue Erkenntnisse zur Entzündungsbereitschaft*

Heute weiß ich viel über den Einfluss der Ernährung auf das Risiko für die Entstehung und das Fortschreiten von Krankheiten. Gerade deshalb stimmt mich der Gedanke an meinen Vater sehr traurig, der einmal ein brillanter Neurochirurg von der angesehenen Lahey Clinic in Massachusetts war und heute gegenüber meiner Praxis in einer Einrichtung für betreutes Wohnen lebt. Sein Gehirn ist von der Alzheimer-Krankheit verwüstet. Häufig erkennt er mich nicht und glaubt, er wäre immer noch im Dienst, obwohl er seit über 25 Jahren im Ruhestand ist.

Manchmal frage ich mich, mit welchem Verhalten er sich dieses Schicksal hätte ersparen können. Was könnten meine Patienten heute tun, um sich dieses Schicksal zu ersparen? Mir gehen dieselben Fragen durch den Kopf wie den Familien, die ich berate, weil einer ihrer Angehörigen eine schlimme Diagnose erhalten hat: Wie konnte es dazu kommen? Was hat er oder sie falsch gemacht? Wann hat das angefangen? Hätten wir etwas dagegen tun können? Und dann erinnere ich mich an den zentralen Prozess im Körper, der untrennbar mit Gehirnerkrankungen verbunden ist: Entzündungen.

Was haben Entzündungen mit dem Mikrobiom zu tun? Mit dieser Frage wollen wir uns in diesem Kapitel beschäftigen. Als Beispiel möchte ich den Zusammenhang mit der Alzheimer-Krankheit herausarbeiten, die wohl am meisten gefürchtete neurologische Erkrankung heutzutage, die bereits 2007 rund

5,4 Millionen Europäer betraf.[1] So lässt sich die unauslöschliche Verbindung zwischen dem Zustand der persönlichen Darmflora und dem Schicksal des eigenen Gehirns leichter nachvollziehen.

Zeitverschwendung im 21. Jahrhundert

2014 schrieb ich einen Online-Artikel unter der Überschrift: »Warum wir uns darauf konzentrieren können und müssen, Alzheimer zu verhindern«, und reagierte damit auf eine Meldung in der *New York Times* zu einer neuen Partnerschaft zwischen der amerikanischen Gesundheitsbehörde NIH, zehn Pharmaunternehmen und sieben Stiftungen und Verbänden.[2] Ihr Ziel ist die Entwicklung von Medikamenten zur Behandlung der Alzheimer-Krankheit und anderer Erkrankungen. Dieser 230 Millionen Dollar schwere Fünfjahresplan erscheint auf den ersten Blick sehr edel, doch ich sagte: »Das wahre Motiv für dieses scheinbar ökumenische Ereignis ist fragwürdig.«

Die Alzheimer-Krankheit ist teuer. Zu den in der Einleitung erwähnten 200 Milliarden Dollar im Jahr kommt die psychische Belastung der Familien hinzu, deren Leben durch diese Krankheit irreparabel in Mitleidenschaft gezogen wird, und dies manchmal für lange Zeit. Wie der Zeitungsartikel ausführte, investieren die Pharmafirmen » … schwindelerregende Summen in die Entwicklung von Arzneimitteln, beispielsweise zur Behandlung der Alzheimer-Krankheit, aber immer wieder versagen die Medikamente in den Testreihen«. Im selben Jahr berichtete das *New England Journal of Medicine*, dass zwei der jüngsten Kandidaten zur Behandlung der Alzheimer-Krankheit keinerlei bedeutsamen Vorteil erbringen konnten.[3]

Neben diesem erschütternden Bericht erschien ein weiterer im *Journal of the American Medical Association*, demzufolge das Mittel Memantine, das gegenwärtig von der amerikanischen Arzneimittelbehörde FDA zur Behandlung von mäßig bis schwer ausgeprägter Alzheimer-Krankheit zugelassen ist, nicht nur unwirksam ist, sondern im Vergleich zum Placebo sogar mit einem stärkeren Rückgang der Patientenfähigkeiten einherging.[4]

Wir sollten unsere Unterstützung für diese Zusammenarbeit zügeln, weil sie eine Prioritätenverdrehung darstellt. In meinem Artikel schrieb ich: »Diejenigen, die am meisten begeistert über dieses augenscheinlich geradlinige Bündnis und die damit verbundenen Geldmengen sind, könnten für die Entwicklung eines echten Kassenschlagers zur Behandlung der Alzheimer-Krankheit Gründe haben, die weniger auf einer Linderung des Leids als vielmehr auf einer guten Investition beruhen.« Das klingt hart, ich weiß. Aber ich wollte die Menschen wachrütteln, damit sie aufmerken und eine andere Option ausloten.

Anstatt derart viel Aufmerksamkeit (und Geld) auf die Entwicklung von Behandlungen für die Alzheimer-Krankheit (oder andere neurodegenerative Leiden) zu verwenden, sollten wir die Aufmerksamkeit lieber in großem Stil der Tatsache zuwenden, dass Präventionsansätze, die in der ernstzunehmenden wissenschaftlichen Literatur gut dokumentiert sind, schon jetzt einen radikalen Einfluss auf eine Senkung der Fallzahlen haben können. Die Medizinforschung weiß bereits, dass die Umsetzung die Zahl der Neuerkrankungen bei den amerikanischen Alzheimer-Patienten mehr als halbieren könnte. Bedenkt man, dass die Anzahl der Betroffenen sich Hochrechnungen zufolge bis zum Jahr 2030 verdoppeln wird, sollte die Verbreitung der entsprechenden Gegenmaßnahmen oberste Priorität haben.[5]

Leider kollidiert dieser Ansatz mit wirtschaftlichen Interessen und der Realität des Marktes. Ernährungsumstellung und Bewegung, zwei Faktoren, die bekanntlich zur Erhaltung des Gehirns eine wichtige Rolle spielen, lassen sich schlecht zum Patent anmelden.

Gerade deshalb möchte ich hier ein schönes Beispiel für einen wichtigen Faktor der Lebensweise schildern: In unseren besten medizinischen Journalen erscheint derzeit eine zuverlässige Studie nach der anderen, die erstaunliche Zusammenhänge zwischen hohem Blutzucker und Demenzrisiko belegt. Laut einem Bericht im *New England Journal of Medicine* von 2013 können selbst kleine Blutzuckeranstiege, die weit unter dem diabetischen Bereich liegen, das Risiko für die Entwicklung einer unbehandelbaren Demenz deutlich anheben.[6] Dabei untersuchten Forscher der Universität Washington eine Gruppe von über 2000 Menschen, die zu Beginn der Studie durchschnittlich 76 Jahre alt waren. Nach einer anfänglichen Bestimmung des Nüchternblutzuckers wurden die Teilnehmer sieben Jahre lang beobachtet. Einige von ihnen erkrankten in diesem Zeitraum an Demenz. Den Forschern fiel eine direkte Korrelation zwischen dem Blutzuckerspiegel zu Beginn der Studie und dem Demenzrisiko auf. Wichtig ist dabei, dass diese Personen keine Diabetiker waren; ihr Blutzuckerspiegel lag vielmehr deutlich unterhalb der Schwelle für die Diagnose Diabetes.

Der Blutzucker spiegelt unsere Ernährungsentscheidungen wider: Wer zu viel raffinierten Zucker und Kohlenhydrate isst, kann ihn nur schwer kontrollieren. Wie Blutzucker und Demenzrisiko im Einzelnen verknüpft sind, beschreibe ich in Kürze. An dieser Stelle sollten Sie sich nur merken, dass derartige Erkenntnisse einen bedeutsamen Hebel verraten, mit dessen Hilfe wir die Waagschalen zugunsten kognitiver Gesundheit ausschlagen lassen können.

Ebenfalls 2013 veröffentlichte das *Journal of Neurology, Neuro-*

surgery and Psychiatry eine Studie, aus der hervorgeht, dass ältere Menschen, die ihre Nahrung mit Olivenöl und gemischten Nüssen mit mehr Fett anreicherten, im Verlauf von sechs Jahren geistig deutlich leistungsfähiger blieben als eine Vergleichsgruppe, die nach typisch westlicher Manier wenig Fett und viele Kohlenhydrate zu sich nahm.[7] Die potenzielle Bedeutung derartiger Studien könnte die Medizin, so wie wir sie heute kennen, revolutionieren. Doch leider erscheint Krankheitsprävention durch einfache, nicht invasive Lebensumstellungen nicht so heldenhaft wie eine mutige, pharmazeutische Intervention. Es ist an der Zeit, einen neuen Weg zu wählen und der Präventionsmedizin die Vorfahrt zu gewähren – besonders bezüglich des Gehirns. Weniger können wir uns nicht leisten! Um die Verbindung zum Mikrobiom zu begreifen, sollten wir zunächst die Rolle der Entzündungen unter die Lupe nehmen und dann den Bogen zur dahinterliegenden Macht der Darmbakterien schließen.

Entzündungen: Der gemeinsame Nenner

Mit Entzündungen sind wir alle vertraut. Schon rein wörtlich (entzünden, anzünden) kann man darauf schließen, dass es hierbei um das Anfeuern geht. Die typischen Symptome der Entzündungsreaktion – Rötung, Hitzegefühl, Schwellung – zeigen sich beispielsweise bei einem Insektenstich, aber auch bei Halsschmerzen oder einem verstauchten Knöchel. Dass eine Hautverletzung wegen der Entzündung schmerzt, nehmen wir in der Regel einfach hin. Allerdings sind Entzündungen an weit mehr Krankheitsprozessen beteiligt, als die meisten Menschen sich vorstellen können. Bei jeder Verletzung oder Infektion entsteht eine höhere Immunaktivität. Erst wenn die Entzündung aufgrund von systemischen Signalwegen tief im Inneren des Körpers vor sich hin schwelt oder dort keinerlei sinnvollen Zweck erfüllt, macht sie krank. Tatsächlich liegen so unterschiedlichen Gesundheitsproblemen wie starkem Übergewicht, Diabetes, Krebs, Depressionen, Autismus, Asthma, Arthritis, koronarer Herzkrankheit, Multipler Sklerose und sogar Parkinson- und Alzheimer-Krankheit Entzündungsprozesse zugrunde.

Wir wollen uns speziell mit der Alzheimer-Krankheit beschäftigen, denn im Gehirn eines Alzheimer-Patienten laufen typische Entzündungsprozesse ab. Das ist möglicherweise schwer nachvollziehbar, weil bei einer Entzündung im Gehirn die Begleitsymptome wie Schmerzen und Schwellung nicht erkennbar sind. Das Gehirn registriert zwar Schmerzen im Rest des Körpers, hat aber keine eigenen Schmerzrezeptoren und kann daher nicht wahrnehmen, dass es längst in Rauch aufgeht. Dennoch zeigen Forschungsergebnisse der letzten Jahrzehnte wieder und wieder die fundamentale Rolle von Entzündungen auf die Entwicklung der Alzheimer-Krankheit.[8]

Entzündungen im Gehirn und im ganzen Körper gehen mit der Ausschüttung diverser Biochemikalien einher. Bei Alzheimer-Patienten sind Substanzen, die auf das Vorliegen einer Entzündung hindeuten – und deshalb als Entzündungsmarker bezeichnet werden –, erhöht. Man kann daraus sogar Vorhersagen zum kognitiven Abbau und der Entwicklung einer Demenz ableiten. Besonders bekannte Marker sind die Zytokine, kleine Proteine, die von Zellen freigesetzt werden, die das Verhalten anderer Zellen beeinflussen und im Entzündungsprozess häufig eine wichtige Rolle einnehmen. Beispiele für Zytokine sind das C-reaktive Protein (CRP), Interleukin 6 (IL-6) und der Tumornekrosefaktor alpha (TNF-α). Dank neuer Bildgebungsverfahren für das Gehirn können wir inzwischen sogar die Aktionen dieser entzündungsfördernden Substanzen beobachten. So lässt sich ein direkter Zusammenhang zwischen dem Grad der Entzündung und dem Grad des kognitiven Abbaus belegen.

Insbesondere TNF-α scheint dabei im ganzen Körper eine wichtige Rolle zu spielen. Dieser Faktor ist nicht nur im Blut von Alzheimer-Patienten erhöht, sondern auch bei einer Vielzahl anderer entzündlicher Erkrankungen wie Schuppenflechte, rheumatoider Arthritis, Herzgefäßerkrankungen, Morbus Crohn und Asthma.[9] Die Rolle von TNF-α ist dabei so wichtig, dass die Pharmabranche gewaltige Summen investiert, um diesen Wert zu senken. Mit TNF-Inhibitoren werden heute weltweit über 20 Milliarden Dollar Umsatz pro Jahr erzielt.[10]

Bei manchen Menschen erhöhen bestimmte Gene von Natur aus die Entzündungsbereitschaft, was wiederum das Risiko für entzündlich bedingte Erkrankungen erhöht.[11] Genetische Faktoren sind diesbezüglich aber keineswegs das Maß aller Dinge. Man kann nämlich auf vielerlei Weise eine gesündere Genexpression – die Aktivierung hilfreicher Gene und das Abschalten ungünstiger Genaktivität – bewirken.

Schon in meinem Buch *Dumm wie Brot* habe ich die einflussreichsten und wichtigsten Methoden zur Unterstützung einer guten Genexpression und zum Unterdrücken von nicht lebensnotwendigen Entzündungen ausführlich geschildert. Im Mittelpunkt steht hierbei ein stabiler, gesunder Blutzucker. Erhöhte Blutzuckerspiegel regen die Entzündungsbereitschaft an, denn wenn Zucker nicht umgehend von den Zellen aufgenommen und verbraucht wird, kann er giftig sein. Er löst unter anderem Glykierungsreaktionen aus, bei denen er sich über biologische Prozesse an Proteine und bestimmte Fette heftet, deren Form sich dadurch verändert und die ihre eigentliche Aufgabe nicht mehr richtig wahrnehmen können. Diese »verzuckerten«

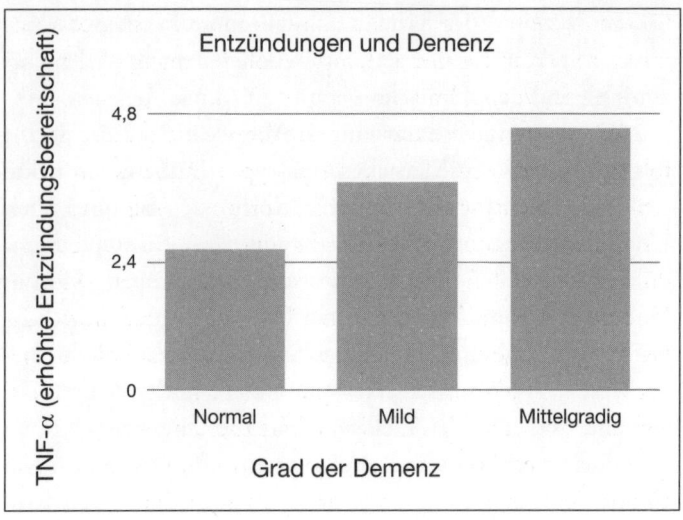

Proteine werden als fortgeschrittene Glykierungsendprodukte oder AGE bezeichnet (advanced glycation end products). Der Körper kann AGE nicht richtig erkennen, was Entzündungen verursacht. Im Gehirn verbinden sich Zuckermoleküle und Gehirnproteine zu tödlichen neuen Gebilden, die zur Degeneration des Gehirns und seiner Funktionen führen.

Insbesondere der Zusammenhang zwischen schlechter Blutzuckerkontrolle und der Alzheimer-Krankheit ist so frappierend, dass die Alzheimer-Krankheit in der englischsprachigen Fachliteratur bereits als Typ-3-Diabetes eingestuft wurde.[12] Während die Studien, die dieses Phänomen dokumentieren, bereits zehn Jahre zurückliegen, schält sich das Gesamtbild erst jetzt anhand neuer Erkenntnisse heraus. Scheinbar öffnen Veränderungen in der Darmflora der Entwicklung von Diabetes und der Ausbreitung der AGE Tür und Tor und erhöhen dabei auch das Risiko für die Alzheimer-Krankheit. Wie dies möglich ist, erkläre ich im Einzelnen in Kapitel 4. An dieser Stelle erhalten Sie nur einen kleinen Vorgeschmack.

2012 veröffentlichte das Journal *Nature* eine Studie, der zufolge im Darm von Menschen mit Typ-2-Diabetes ein bakterielles Ungleichgewicht (Dysbiose) vorliegt.[13] Aufgrund dieses Ungleichgewichts fehlen diesen Personen wichtige Nebenprodukte der Darmbakterien, die für die Gesundheit der Zellen im Verdauungstrakt erforderlich sind. Dabei ist zu bedenken, dass bei Typ-2-Diabetes erheblicher Stoffwechselstress besteht, weil der Körper Glukose nicht erfolgreich aus dem Blut in die Zellen schleusen kann. In den Körperbereichen, die kein Glukosetransportsystem besitzen – zum Beispiel den Nerven und dem Gehirn –, lassen sich andere Hinweise auf metabolischen Stress nachweisen, beispielsweise jene AGE, die wiederum Beschwerden wie die periphere Neuropathie (Schwäche, Taubheitsgefühle und Schmerzen aufgrund von Nervenschäden) sowie Schäden an Blutgefäßen und Gehirnfunktion auslösen können.

Diese Entdeckung hat meine Welt in ihren Grundfesten erschüttert. Zu wissen, dass der Dominoeffekt, der zu Diabetes und Gehirnerkrankungen führt, mit einer gestörten Darmflora beginnt, ist (zumindest für mich) eine bahnbrechende Erkenntnis. Mich begeistert, wie ein chinesisches Forschungsteam diese Fakten kürzlich in einem Bericht im angesehenen Journal *Food Science and Human Wellness* erklärte:[14]

In den letzten Jahren gab es große Fortschritte auf dem Gebiet der mikrobiotischen Besiedelung bei Typ-2-Diabetes. Mikroben tragen nicht nur zur latenten Entzündungsbereitschaft zu Beginn der Typ-2-Diabetes bei, sondern auch zur weiteren

Entwicklung der Typ-2-Diabetes durch Entzündungskomponenten. Einbezogen werden hierbei inzwischen auch verschiedene Komplikationen im Zusammenhang mit Typ-2-Diabetes, darunter die diabetische Retinopathie, Nierenschäden, Plaqueablagerungen in den Gefäßen, Bluthochdruck, diabetisches Fußsyndrom, zystische Fibrose und Alzheimer-Krankheit. Gemeinsam unterstützen diese Studien, dass den Mikroben bei der Erhaltung der intakten Darmschranke und einer normalen Stoffwechselhomöostase, dem Schutz des Wirts vor Infektionen mit pathogenen Keimen, der Stärkung des Abwehrsystems des Wirts und dem Einfluss auf das Nervensystem bei Typ-2-Diabetes eine zentrale Rolle zukommt.

Anschließend diskutieren die Forscher den Einfluss von Ernährungsentscheidungen auf eine positive Veränderung des Mikrobioms und ein geringeres Risiko für die genannten Erkrankungen. Sie weisen auch darauf hin, dass bestimmte Kräuter und Ergänzungsmittel mit nachweislich antidiabetischen Wirkeigenschaften die Blutzuckerkontrolle über das Mikrobiom verbessern. Mit anderen Worten: Diese Substanzen nehmen möglicherweise nicht direkt Einfluss auf Insulin und Glukose, sondern haben eine positive Wirkung auf das Mikrobiom. Die antidiabetischen Eigenschaften der traditionellen chinesischen Kräutermittel Berberin und Ginseng, aber auch von Inhaltsstoffen aus Tee, Kaffee, Wein und Schokolade beruhen auf ihrem Einfluss auf die Darmbakterien. Teilweise bewirken diese Substanzen eine positive Veränderung in der Zusammensetzung der Darmbakterien, teilweise werden sie von diesen vor der Aufnahme in den Körper verstoffwechselt. Nach mehreren Tausend Jahren erhält die uralte chinesische Kräutermedizin damit endlich die Erklärung, die sie verdient. Es sind die Darmkeime, die diese Kräuterkomponenten zuerst verwerten, damit wir von ihnen profitieren können.

Dr. James M. Hill ist Professor für Neurowissenschaften an der medizinischen Hochschule der Lousiana State University und Leiter eines Forschungslabors, das wie diverse andere High-Tech-Labore die Zusammenhänge zwischen der Darmflora und dem Risiko für Gehirnerkrankungen erforscht. Kürzlich veröffentlichte er einen Bericht zu den diversen Einflüssen der Vorgänge im Darm auf das Gehirn und seine Funktionen.[15] Über Versuche mit Labormäusen untersuchte er, wie es guten Darmbakterien gelingt, wichtige Stoffe für das Gehirn – unter anderem BDNF, Gamma-Aminobuttersäure (GABA) und Glutamat – zu erzeugen. Der Spiegel dieser Chemikalien ist ein direkter Hinweis auf den Status der Darmflora: Als die Wissenschaftler die Darmbakterien der Mäuse veränderten, kam es nicht nur zu Verhaltensänderungen, sondern auch zu Veränderungen bei den Mengen dieser Chemikalien.

Ich habe bereits dargelegt, dass der Faktor BDNF ein entscheidendes Protein für das Gehirnwachstum ist. BDNF ist an der Neurogenese beteiligt, also dem Prozess, bei dem neue Nervenzellen (Neuronen) entstehen. Gleichzeitig schützt BDNF vorhandene Nervenzellen, indem er ihr Überleben sicherstellt und Verbindungen (Synapsen) zwischen ihnen fördert. Solche Synapsenbildungen sind für das Denken, Lernen und höhere Hirnfunktionen entscheidend. Bei zahlreichen neurologischen Erkrankungen wie der Alzheimer-Krankheit, Epilepsie, Magersucht, Depression, Schizophrenie und Zwangsstörungen ist der BDNF-Spiegel erniedrigt. Bisher war bekannt, dass sich BDNF über Ausdauersport und die Omega-3-Fettsäure DHA erhöhen lässt, doch nun zeigt sich, dass die Darmflora für diese wichtige Substanz von entscheidender Bedeutung ist.

Ein Team der medizinischen Hochschule der Universität Boston publizierte 2013 im Journal *JAMA Neurology* einen Bericht zu den Zusammenhängen zwischen der BDNF-Menge im Blut und dem Demenzrisiko.[16] Diese Studie nutzt Informationen aus der mittlerweile berühmten Framingham-Herzstudie, einer der größten epidemiologischen Studien aller Zeiten, und nahm bei einer Gruppe von 2131 Erwachsenen den BDNF-Blutspiegel unter die Lupe. Die Personen waren anfangs nicht dement und wurden über einen Zeitraum von bis zu zehn Jahren untersucht.

Dabei stellten die Forscher der Universität Boston fest, dass diejenigen, die zu Beginn am meisten BDNF aufzuweisen hatten, im Vergleich zu der Gruppe mit dem niedrigsten BDNF-Spiegel nicht einmal halb so oft eine Demenz entwickelten. Daraus folgerten die Forscher: »Unsere Befunde legen nahe, dass BDNF in der Biologie und möglicherweise auch in der Prävention von Demenz und Alzheimer-Krankheit eine Rolle spielt.« Sie kamen zu dem Schluss, dass BDNF »auch bei gesunden Menschen, die später an Demenz oder Alzheimer-Krankheit erkranken, reduziert sein kann«[17].

Ein anderer wichtiger chemischer Stoff, den die Darmbakterien erzeugen, ist die Aminosäure GABA, die im zentralen Nervensystem als Neurotransmitter fungiert. GABA ist im Gehirn der zentrale Botenstoff zur Beruhigung der Nervenaktivität durch Hemmung der Reizübertragung und Normalisierung der Gehirnwellen, mit anderen Worten, GABA versetzt das Nervensystem wieder in einen stabileren Zustand, in dem man besser mit Stress umgehen kann. 2012 identifizierten Wissenschaftler vom Baylor College of Medicine und der Kinderklinik Texas einen Stamm Bifidobakterien, der große Mengen GABA erzeugt, und überlegten, dass dieser Stamm bei der Prävention oder Behandlung sowohl von Hirnerkrankungen wie auch von entzündlichen Darmerkrankungen wie Morbus Crohn eine Rolle spielen könnte.[18] Da GABA die neuronale Aktivität bremst, kann sie Angst in Schach halten, und Angst ist bekanntlich ein häufiger Auslöser für entzündlich bedingte Magen-Darm-Erkrankungen.

Ein anderer wichtiger Neurotransmitter, der von den Darmbakterien erzeugt wird, ist Glutamat, das an vielen Aspekten der normalen Hirnfunktion beteiligt ist, darunter Kognition, Lernen und Gedächtnis. In einem gesunden Gehirn gibt es jede Menge Glutamat. Umgekehrt scheint eine Fülle an neurologischen Problemen, von Angst und Verhaltensstörungen bis hin zu Depressionen und Alzheimer-Krankheit, auf einen Mangel an GABA und Glutamat zurückzugehen.

Zu den wichtigsten Erkenntnissen aus der jüngeren Forschung zu den Verbindungen zwischen Mikroben und dem gesunden Gehirn gehört wohl, dass es bei einer »Darmstörung« nicht nur darum geht, dass die schädlichen Bakterien überhandnehmen und die guten verdrängen, wodurch sie Entzündungen auslösen und den Körper wichtiger Substanzen berauben, die von den erwünschten Bakterien erzeugt werden. Bei Millionen Menschen beruht die gestörte Darmfunktion vielmehr auf einer erhöhten Durchlässigkeit der Darmwand, die eine ständige unterschwellige Entzündungsbereitschaft nährt. Lassen Sie mich diesen Punkt näher erläutern.

Wenn der Darm leckt

Der Verdauungstrakt ist von der Speiseröhre bis zum Anus von einer einzigen Schicht Epithelzellen überzogen. Diese Zellschicht bildet eine wichtige Schnittstelle zwischen uns und unserer Umgebung (»innen« und »außen«). Letztlich sind alle Schleimhäute des Körpers, auch die von Augen, Nase, Rachen und Verdauungstrakt, eine Rieseneintrittspforte für diverse Krankheitserreger und müssen daher vom Körper gut geschützt werden. (Bei den Schleimhäuten handelt es sich um Gewebe, das Schleim erzeugen kann, daher der Name.) Die Darmschleimhaut erfüllt als größte Schleimhautoberfläche des Körpers in erster Linie drei Funktionen: Erstens schleust sie Nährstoffe aus der Nahrung in den Körper. Zweitens verhindert sie, dass potenziell gesundheitsschädliche Partikel, chemische Stoffe, Bakterien und andere Organismen ins Blut gelangen. Drittens enthält sie chemische Substanzen (Immunoglobuline), die sich mit Bakterien und Fremdproteinen verbinden können, damit diese sich nicht an die Darmschleimhaut anheften. Bei diesen Substanzen handelt es sich um Antikörper, die von Immunzellen auf der anderen Seite der Darmschleimhaut erzeugt werden und über die Darmwand in den Darm wandern. Dadurch verbleiben krankmachende Keime und Proteine im Darm und werden letztlich ausgeschieden.

Die Nährstoffaufnahme aus dem Darm erfolgt auf zwei Wegen. Auf dem transzellulären Pfad wandern Nährstoffe durch die Epithelzellen. Auf dem parazellulären Pfad passieren sie zwischen den Epithelzellen hindurch. Die Schnittstellen zwischen den Zellen, die sogenannten Tight Junctions, sind stark regulierte, komplexe Gebilde. Wenn wir über die Frage der erhöhten Darmdurchlässigkeit, auch Leaky Gut genannt, sprechen, geht es um Probleme an diesen Schnittstellen, die zwischen 10 und 15 Å messen (Å ist die Abkürzung für Ångström, eine derart kleine Einheit, dass man sich dafür einen mikroskopisch kleinen Raum vorstellen müsste, der Millionen Mal kleiner ist als ein Stecknadelkopf, erheblich kleiner als ein normales Virus oder ein Bakterium). Wenn die Tight Junctions nicht richtig funktionieren, können sie nicht mehr angemessen unterscheiden, was sie durchlassen dürfen (Nährstoffe) und was nicht (potenziell Gefährliches). Als Türsteher haben diese Schnittstellen großen Einfluss auf den Sollwert, also den Grundzustand, der Entzündungsbereitschaft im Körper. Inzwischen ist gut dokumentiert, dass eine übermäßig durchlässige Darmschleimhaut über eine erhöhte Entzündungsbereitschaft die Anfälligkeit für bestimmte gesundheitliche Probleme wie rheumatoide Arthritis, Nahrungsmittelallergien, Asthma, Ekzem, Zöliakie, entzündliche Darmerkrankungen allgemein, HIV, zystische Fibrose, Diabetes, Autismus, Alzheimer-Krankheit und Parkinson-Krankheit steigert.[19]

Es ist schwer vorstellbar, warum wir uns einen solchen Zustand wünschen sollten, doch es gibt Zeitpunkte, wo dies tatsächlich hilfreich ist. Bestimmte Darminfekte wie Cholera, die durch das Bakterium Vibrio cholerae entsteht, zeichnen sich durch erhöhte Durchlässigkeit des Darms in die Gegenrichtung aus: Hier kann in erster Linie mehr Flüssigkeit aus dem Blut in den Darm gelangen, um die Konzentration der Bakterien und ihrer Toxine zu verdünnen. Das macht es dem Körper letztlich möglich, die unerwünschten Keime über jene Diarrhö auszuscheiden, die diese Krankheit so gefährlich macht.

Interessanterweise gestattete genau dieses Modell – die erhöhte Durchlässigkeit der Darmschleimhaut, die mit Cholera einhergeht – Dr. Alessio Fasano von der Universität Harvard die Identifikation der inzwischen anerkannten Beziehung zwischen Glutenverzehr, Darmdurchlässigkeit und Entzündungen im ganzen Körper.[20] Ich hatte mehrfach Gelegenheit, entsprechende Vorträge von Dr. Fasano zu diesem Thema zu hören. Vor einigen Jahren erzählte er, wie ein glücklicher Zufall ihn auf die richtige Spur führte. Auf der Suche nach Möglichkeiten, einen Choleraimpfstoff zu entwickeln, stieß er zufällig auf diesen überraschenden Zusammenhang, der den Lehrbüchern zu erhöhter Darmdurchlässigkeit, Gluten und Entzündungen ein neues Kapitel bescherte. Ein Beweis, dass Forschung unerwartete Ergebnisse zeitigen kann!

Der Einfluss einer erhöhten Darmdurchlässigkeit erscheint inzwischen noch gefährlicher, denn neueste Forschungsergebnisse deuten darauf hin, dass die Entzündungen infolge des angeschlagenen Darms auch das Gehirn beeinträchtigen: Es droht ein Leaky Brain. Lange sind wir davon ausgegangen, dass das Gehirn irgendwie absolut von dem abgeschottet ist, was im restlichen Körper vor sich geht – so als wäre es ein unberührbares Heiligtum. Vermutlich haben auch Sie von der Blut-Hirn-Schranke gehört, die als unüberwindliches Hindernis alle negativen Substanzen vom Gehirn fernhält. Bisher stellte man sich diese Schranke als undurchdringliche Wand vor, die jede potenzielle Bedrohung strikt ausschließt. Erst vor Kurzem stellte sich heraus, dass viele Substanzen die Integrität der Blut-Hirn-Schranke bedrohen, wodurch verschiedene unerwünschte Moleküle hindurchtreten können, darunter Proteine, Viren und sogar Bakterien, die normalerweise draußen bleiben müssten.[21] Denken Sie darüber nach: Veränderungen an der Darmumgebung können die Fähigkeit des Gehirns, sich gegen potenziell toxische Eindringlinge zu wehren, beeinträchtigen.

Noch alarmierender ist die jüngste Entdeckung von Dr. Fasano, die zeigt, dass beim Kontakt mit Gliadin, einem Protein, das in Gluten vorkommt, nicht nur die Darmdurchlässigkeit steigt, sondern auch die Blut-Hirn-Schranke bei Gliadinkontakt durchlässiger wird.[22] Das ist, als würde das versehentliche Öffnen einer Tür dazu führen, dass auch eine andere plötzlich offen steht. Eindringlinge in Hülle und Fülle!

An dieser Stelle kommt nun meist die Frage auf: Wie weist

man einen Leaky Gut nach? Ich führe täglich bei Patienten einfache Blutuntersuchungen durch, aus denen ich Rückschlüsse auf die Gesundheit ihrer Darmschleimhaut ziehen kann. Dafür greife ich auf den Cyrex Array 2 zurück, den derzeit differenziertesten Test in Amerika (der Test stammt von den Cyrex Labs; www.CyrexLabs.com), der die Antikörper misst, die das Immunsystem bei Konfrontation mit dem Molekül LPS (Lipopolysaccharid) erzeugt. Bei einem Gespräch über Mikrobiom, Entzündungen und das gesunde Gehirn darf der Einfluss dieses Moleküls niemals unerwähnt bleiben.

LPS: Das Entzündungsvehikel

Wenn es je einen eindeutigen biologischen Sündenbock gegeben hat, der die Entzündungskaskaden im Körper aktiviert, dann das Lipopolysaccharid. Diese Kombination aus Lipid (Fett) und Zuckermolekülen ist ein Hauptbestandteil der äußeren Membran bestimmter Bakterien. LPS verleiht Bakterien nicht nur viel von ihrer strukturellen Integrität, sondern schützt sie auch vor der Verdauung durch die Gallensalze. Solche gram-negativen Bakterien – eine Bakterienklasse, die bei der Gram-Färbung nicht rötlich anläuft – kommen im Darm normalerweise in Massen vor und stellen 50 bis 70 Prozent der Darmflora. Dass LPS bei Tieren eine heftige Entzündungsreaktion auslöst, wenn es ins Blut gelangt, ist seit Langem bekannt. Diese Reaktion ist so heftig, dass die Substanz als »Endotoxin« gilt, ein Toxin, das aus dem Inneren der Bakterienzelle stammt.

Im Labor wird LPS genutzt, um sofort eine Entzündung zu erzeugen. Tiermodelle, anhand derer so unterschiedliche Erkrankungen wie Alzheimer-Krankheit, Multiple Sklerose, entzündliche Darmkrankheiten, Diabetes, Parkinson-Krankheit, ALS, rheumatoide Arthritis, Lupus erythematodes, Depression und sogar Autismus erforscht werden, greifen zu LPS, weil die Substanz im Körper quasi den Entzündungsknopf drückt. So können Forscher diese Krankheitsbilder und ihren Bezug zu Entzündungen näher beleuchten. Studien am Menschen zeigen, dass bei vielen dieser Erkrankungen erhöhte LPS-Marker vorliegen.

Normalerweise verhindern die Tight Junctions zwischen den Zellen der Darmschleimhaut, dass LPS ins Blut gelangt. Wenn diese Punkte jedoch angegriffen sind und die Schleimhaut durchlässiger wird, kann LPS ins Blut übergehen, wo es Schäden anrichtet und Entzündungen Vorschub leistet. Der LPS-Spiegel im Blut deutet somit nicht nur auf die generelle Entzündungsbereitschaft hin, sondern auch auf die Durchlässigkeit des Darms.

In einer besonders alarmierenden Studie zum Thema LPS konnten Marielle Suzanne Kahn und ihre Kollegen von der Texas Christian University belegen, dass LPS-Injektionen in den Körper (nicht ins Gehirn!) bei Labortieren zu einem frappierenden Rückgang der Lernbereitschaft führten.[23] Darüber hinaus stieg bei diesen Tieren der Beta-Amyloid-Anteil im Hippocampus, dem Sitz des Gedächtnisses. Beta-Amyloide sind Proteine, die eng mit der Pathologie der Alzheimer-Krankheit verknüpft sind. Aktuell laufen Forschungen zu der Frage, wie man Beta-Amyloid im Gehirn reduzieren oder seine Bildung ganz verhindern kann.

Das heißt: Ein erhöhter LPS-Spiegel im Blut könnte viel zu der erhöhten Beta-Amyloid-Ansammlung im Gehirn beitragen, die für die Alzheimer-Krankheit so charakteristisch ist. Andere Studien konnten zeigen, dass Mäuse, denen LPS in den Bauch gespritzt wurde, erhebliche Gedächtnisprobleme entwickelten.[24] Daneben senkt LPS auch die Produktion von BDNF[25], und es

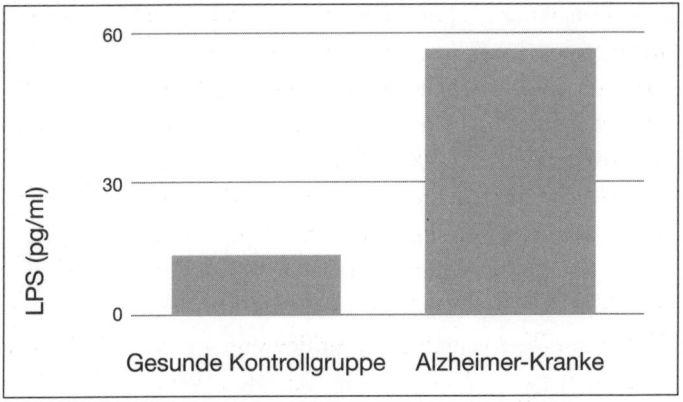

gibt mittlerweile Belege, dass das Plasma von Alzheimer-Patienten dreimal so viel LPS enthält wie das von Probanden aus der gesunden Kontrollgruppe.[26] Diese wichtige Information spricht erneut für die Verbindung zwischen Darm und Gehirn und den Einfluss von Entzündungen und Darmdurchlässigkeit. Einerseits hat jeder Mensch LPS im Darm, weil es ein wichtiger struktureller Bestandteil der dortigen Bakterien ist. Allerdings sollte diese Substanz nicht ins Blut gelangen, wo sie großes Unheil anrichten kann.

Amyotrophe Lateralsklerose (ALS oder auch Lou-Gehrig-Krankheit) ist eine fast immer tödlich verlaufende, zerstörerische Erkrankung, für die es keine wirksame Behandlung gibt. Jahr für Jahr kommen auf 100 000 Menschen eine bis zwei Neuerkrankungen;[27] allein in Deutschland sind das pro Jahr 800 bis 1600 neue Fälle. Inzwischen untersucht man auch bei dieser Erkrankung einen möglichen Zusammenhang mit LPS und Darmdurchlässigkeit. Immerhin liegt bei ALS-Patienten nicht nur mehr LPS im Plasma vor, sondern dessen Menge korreliert auch direkt mit dem Schweregrad der Erkrankung. Diese neuen

Daten veranlassen manche Experten zu der Frage, ob die Hauptursache für ALS womöglich nicht im Gehirn oder im Rückenmark zu suchen ist, sondern im Darm. Unter Umständen hat man also lange Jahre am falschen Ort gesucht. Die Hinweise auf LPS und die dadurch verursachten Entzündungen sind so deutlich, dass Wissenschaftler der Universität San Francisco erklärten, dieses Wissen könne »neue Ziele für therapeutische Interventionen bei Patienten mit ALS eröffnen«.[28]

Ein letztes Beispiel zum Einfluss von LPS: Dr. Christopher Forsyth und seine Kollegen am Rush University Medical Center in Chicago haben LPS und die Darmdurchlässigkeit im Hinblick auf die Parkinson-Krankheit untersucht und tatsächlich direkte Korrelationen entdeckt.[29] Patienten mit der Parkinson-Krankheit wiesen deutlich höhere LPS-Spiegel auf als die gesunde Kontrollgruppe.

Im nächsten Kapitel werden wir noch sehen, dass neue Erkenntnisse zur Depression zeigen, dass ein erhöhter LPS-Spiegel als Auslöser für diese affektive Störung zum engsten Kreis der Verdächtigen zählt.

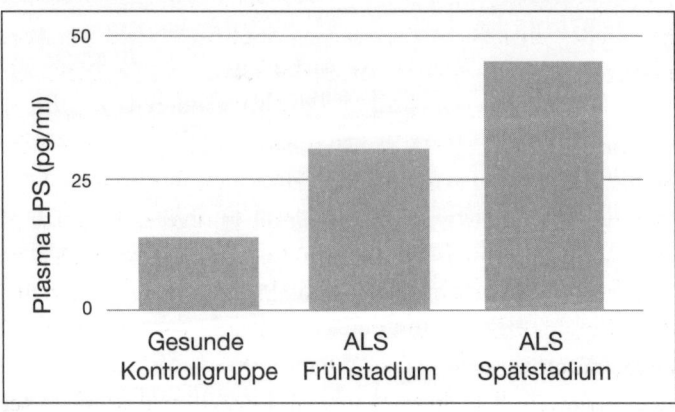

Regelt der Darm die Hirngesundheit?

Inzwischen sollten Sie zu derselben Schlussfolgerung gelangt sein wie ich. Wir müssen wirklich aufpassen, wie wir unsere Bakterienstämme ernähren und hüten. Außerdem sollten wir darauf achten, dass die Darmschleimhaut intakt bleibt. In *Dumm wie Brot* habe ich die wichtigsten Entzündungsfaktoren im Körper unter die Lupe genommen, die neurologische Funktion und Hirngesundheit beeinträchtigen können – allgegenwärtige Belastungen wie Gluten und Zucker sowie zu wenig der klassischen Gegengifte wie gesunde Fette, Bewegung und guter Schlaf. Inzwischen zeigen neue Forschungsergebnisse, dass die Geschichte nicht erst mit der entzündlichen Reaktion auf Brot und Brezeln beginnt. Sie beginnt vielmehr mit einer gestörten Darmflora und den katastrophalen Wirkungen von Molekülen wie LPS, die Amok laufen, sobald sie ins Blut gelangen.

Wie Sie noch erfahren werden, leiden Vielfalt und Gleichgewicht der Darmbakterien unter Faktoren wie Antibiotika, gechlortem Wasser, falscher Ernährung und sogar Medikamenten und Stress, die alle ihren Teil dazu beitragen, unsere Entzündungsbereitschaft zu steigern. Die Darmmikroben beeinflussen nicht nur unser inneres Milieu, sondern gestalten es auch durch die Erzeugung bestimmter Substanzen, welche die Gesundheit des Gehirns sowie des ganzen Nervensystems betreffen. Sie legen die Stärke und Widerstandskraft der Darmwand fest, und sie können sogar Vitamine erzeugen, die für die Hirngesundheit unverzichtbar sind, darunter Vitamin B_{12}. Ein niedriger B_{12}-Spiegel ist nachweislich ein erheblicher Risikofaktor für Demenz und andere neurologische Erkrankungen wie Depressionen.[30] Ich weiß nicht, wie oft ich schon erlebt habe, wie die klinische Depression eines Patienten allein durch B_{12}-Supplementierung deutlich besser wurde. Laut der repräsentativen Nationalen Verzehrsstudie von 2008 sind in Deutschland quer durch alle Altersgruppen sieben bis zehn Prozent der männlichen Teilnehmer und 23 bis 33,5 Prozent aller weiblichen Teilnehmer mit Vitamin B_{12} unterversorgt.[31] Hier könnte durchaus ein Zusammenhang mit Veränderungen der Darmflora infolge von Fehlernährung und eben jenen Medikamenten vorliegen, mit deren Hilfe man doch eigentlich gesünder leben möchte. Der Zusammenhang ist überdeutlich: Die B_{12}-Synthese erfolgt vornehmlich im Dünndarm, wo Darmbakterien hierfür Kobalt und andere Nährstoffe benötigen. Weder tierische noch pflanzliche Lebensmittel enthalten von Natur aus Vitamin B_{12}. Es kann nur von bestimmten Bakterien im Darm erzeugt werden, sofern das nötige Material dafür vorliegt.

Ich kann diesen Punkt nicht oft genug betonen: Die Gesundheit und Vielfalt Ihrer Darmflora beruht unmittelbar auf der Nahrung, die Sie verzehren. Lebensmittel mit vielen Fasern, von denen die Darmbakterien leben, und wenig raffiniertem Zucker unterstützen eine robuste Mischung an Bakterienarten, die zur Aufrechterhaltung der Darmwand beitragen, den Blutzucker in Schach halten, Entzündungen eindämmen und all jene wichtigen Substanzen und Moleküle erzeugen, die wir für ein gesundes, funktionierendes Gehirn brauchen. Darüber hinaus besteht ein großer Unterschied zwischen Fetten, die Entzündungen anfeuern, und solchen, die zur Eindämmung von Entzündungen beitragen. Die westliche Ernährung ist heute von Omega-6-Fetten dominiert, jenen Fetten, die in vielen pflanzlichen Ölen vorkommen, Entzündungen begünstigen und mit einem erhöhten Risiko für Hirnerkrankungen und Herzprobleme in Verbindung stehen. Omega-3-Fette hingegen, die beispielsweise in Olivenöl, Fisch, Leinöl und dem Fleisch von Weidetieren oder Wild vorkommen, fördern die Hirnfunktionen, dämmen Entzündungen ein und können die schädlichen Wirkungen der Omega-6-Fette ausgleichen. Anthropologischen Untersuchungen zufolge verzehrten unsere Urahnen in Jäger-und-Sammler-Gesellschaften Omega-6- und Omega-3-Fette im Verhältnis von ungefähr 1:1.[32] Heute hingegen nehmen wir etwa zehn- bis 25-mal mehr Omega-6-Fette zu uns als evolutionär vorgegeben.

Lassen Sie mich noch kurz auf die Frage eingehen, inwiefern Kaffee das Gehirn schützt, weil dies ein noch überzeugenderes Beispiel ist, welche Wirkung die Ernährungsauswahl auf die Darmbakterien hat. Im *Journal for Alzheimer's Disease* erschien 2009 eine Studie, die eine eindrucksvolle Risikoreduzierung für die Krankheitsentwicklung bei Kaffeetrinkern belegt. Diese finnische Studie in Zusammenarbeit mit dem schwedischen Karolinska-Institut beobachtete 1409 Teilnehmer im Alter von 65 bis 79 Jahren über 21 Jahre hinweg.[33] Diejenigen, die zwischen null und zwei Tassen Kaffee pro Tag zu sich nahmen, wurden als Menschen mit geringem Kaffeekonsum eingestuft. Bei drei bis fünf Tassen galt man als »mäßiger« Kaffeetrinker, und über fünf Tassen pro Tag waren ein »hoher« Konsum. Wer in der Lebensmitte mäßige Kaffeemengen genossen hatte, hatte im Vergleich zu den Wenig-Kaffee-Trinkern ein 65 Prozent geringeres Risiko für die Alzheimer-Krankheit. (Auch diejenigen, die über fünf Tassen pro Tag tranken, hatten ein geringeres Demenzrisiko, doch war diese Gruppe für eine statistisch signifikante Auswertung nicht groß genug.) Studienleiterin Dr. Miia Kivipelto, Professorin für Klinische Geriatrische Epidemiologie am Karolinska-Institut, kommentierte die Ergebnisse mit der Aussage: »Angesichts des hohen Kaffeekonsums auf der Welt könnten die Ergebnisse wichtige Hinweise auf die Prävention oder das Hinauszögern des Einsetzens von Demenz beziehungsweise Alzheimer-Krankheit liefern. Die Daten bedürfen noch der

Bestätigung durch weitere Studien, eröffnen jedoch die Möglichkeit, dass Ernährungsumstellungen das Risiko für Demenz beziehungsweise Alzheimer-Krankheit beeinflussen könnten.«[34]

Ich möchte noch einen Schritt weitergehen. Auf welche Weise Kaffee das Gehirn schützt, ist bisher allenfalls ansatzweise geklärt, und jüngste Forschungen zeigen deutlich, dass dies auf der Ebene des Mikrobioms abläuft. Es gibt bereits umfangreiche Arbeiten zu diesem Thema, die eindeutig demonstrieren, dass Kaffee – über die Aktivitäten der Darmflora – das Risiko für Typ-2-Diabetes, Schlaganfall, Alzheimer-Krankheit, Parkinson-Krankheit und sogar Krebs und Herzgefäßkrankheiten senkt.[35] Dafür sind diverse Mechanismen verantwortlich, auch die Darmbakterien.[36] Zum Beispiel können die Darmbakterien die Kaffeefasern aus aufgebrühtem Kaffee leicht verdauen und ihnen Energie für ihr eigenes Wachstum und ihre Gesundheit entziehen. Außerdem sinkt offenbar der Anteil von Firmicutes-Bakterien zugunsten von mehr Bacteroidetes-Bakterien. Wie dieses veränderte Verhältnis mit einem geringeren Risiko für Diabetes und Übergewicht und somit auch Entzündungen insgesamt zusammenhängt, werden wir später noch beleuchten. Und wir verstehen inzwischen, dass Kaffee jede Menge gesundheitsfördernde Polyphenole liefert, und diese Moleküle zählen zu den häufigsten Antioxidanzien in der menschlichen Ernährung. Wir nehmen pro Tag rund ein Gramm Polyphenole zu uns – etwa das Zehnfache der üblichen Versorgung mit Vitamin C und hundertmal mehr als die tägliche Vitamin-E- und Vitamin-A-Zufuhr. Polyphenole stecken nicht nur in Kaffee, sondern auch in Rotwein und anderen Lebensmitteln. Sie sind ein beliebtes Forschungsthema.

Das Dumme daran: Wie gut der Körper die verzehrten Polyphenole extrahieren und nutzen kann, hängt weitgehend von den Darmbakterien ab. Auch hier übernehmen unsere winzigen

Mitbewohner eine zentrale Rolle bei der biologischen Koordinierung zugunsten unserer Gesundheit. Die gesundheitlichen Vorzüge der Polyphenole aus unserer Nahrung können wir nur über ein gesundes Mikrobiom genießen.

Dreifachschutz für das Gehirn

1) Die hilfreiche Darmflora trägt zur Steuerung der Entzündungsbereitschaft bei. Gleichgewicht und Vielfalt der Darmbakterien regulieren, wie viele Entzündungen im Körper ablaufen. Eine gesunde Vielfalt guter Bakterien begrenzt die Produktion entzündungsfördernder Stoffe in Körper und Gehirn. Wie Sie bereits wissen, sind entzündliche Prozesse die Basis für alle degenerativen Erkrankungen im menschlichen Körper, darunter Diabetes, Krebs, koronare Herzkrankheit und Alzheimer-Krankheit.

2) Die hilfreiche Darmflora stärkt die Festigkeit der Darmwand und schützt vor erhöhter Durchlässigkeit. Wenn der Darm aufgrund eines bakteriellen Ungleichgewichts zu durchlässig wird, können verschiedene Proteine, die normalerweise im Darm bleiben, durch die Darmwand treten und das Immunsystem herausfordern. Dieser Kontakt bringt eine Immunreaktion in Gang, die wiederum Entzündungen hervorruft. Die Darmdurchlässigkeit kann sich durch diverse Faktoren erhöhen, zum Beispiel durch bestimmte Medikamente, Krankheitserreger, Stress, Umweltgifte, erhöhten Blutzucker und Nahrungsbestandteile wie Gluten.

3) Die hilfreiche Darmflora erzeugt wichtige Substanzen für ein gesundes Gehirn. Hierzu zählen BDNF, verschiedene Vitamine wie Vitamin B_{12} und sogar Neurotransmitter wie Glutamat und GABA. Außerdem vergärt sie bestimmte Inhaltsstoffe aus der Nahrung (wie Polyphenole) zu kleineren, entzündungshemmenden Substanzen, die ins Blut übertreten und so letztlich das Gehirn schützen können.

Entzündungen, der Darm und die Macht der Mitochondrien

Um die Frage nach der Entzündungsbereitschaft vollständig zu beantworten, werfen wir noch einen Blick auf die Aufgaben unserer Mitochondrien. Die Mitochondrien sind winzige Organellen, die in jeder Zelle außer den roten Blutkörperchen vorkommen und chemische Energie in Form von ATP (Adenosintriphosphat) erzeugen. Sie haben ihre eigene DNA, und gegenwärtig wird vermutet, dass sie aus Bakterien entstanden sind, das heißt, sie waren einst freilebende Bakterien, die irgendwann unsere Zellen bezogen haben und seither für sie Energie produzieren. Wie bakterielle DNA ist auch die DNA der Mitochondrien kreisförmig angeordnet – ganz im Gegensatz zu dem genetischen Material im Zellkern.

Dass diese intrazellulären Organellen noch weit mehr Aufgaben erfüllen als die reine Energieerzeugung, wissen wir erst jetzt. Die Mitochondrien haben eine beträchtliche Kontrolle über die DNA im Zellkern. Da die Mitochondrien von Bakterien abstammen und eine einzigartige DNA besitzen, sollten sie als Teil des menschlichen Mikrobioms betrachtet werden. Gesunde Mitochondrien sorgen für einen gesunden Menschen. Und inzwischen wissen wir auch, dass ihnen bei degenerativen Krankheiten wie Alzheimer, Parkinson und sogar Krebs eine Schlüsselrolle zukommt.

Entdeckt wurden diese kleinen Zellbestandteile, die wie feine, fadenförmige Körnchen aussehen, im Jahr 1897 von dem deutschen Arzt Carl Benda. Der Name Mitochondrien leitet sich von den griechischen Begriffen mitos (Faden) und chondros (Korn) ab. (Nebenbei bemerkt: Während der Zellkern genau zwei Kopien seiner DNA enthält, können die Mitochondrien fünf bis zehn Kopien ihrer DNA besitzen.)

Erst 1949 konnten zwei amerikanische Wissenschaftler, Eugene Kennedy und Albert Lehninger, die Rolle der Mitochondrien als »Kraftwerke« der Zellen vollständig erklären. Grundsätzlich sind diese Organellen dazu in der Lage, aus Kohlenhydraten Treibstoff zu machen und sie in die Energieform zu verwandeln, welche die meisten Zellfunktionen in Gang setzt. Dieser Vorgang der Energiegewinnung nennt sich oxidativer Stoffwechsel oder auch aerobe Energiegewinnung, weil er – ähnlich wie bei einem Feuer – Sauerstoff verbraucht. Im Unterschied zu einem Feuer, das diese Energie unkontrolliert freisetzt, geben die Mitochondrien die Energie jedoch in Form eines speziellen Moleküls, dem Adenosintriphosphat (ATP), ab. Dieser Energieträger lässt sich dann durch die ganze Zelle transportieren und setzt die gespeicherte Energie erst beim Vorliegen bestimmter Enzyme bei Bedarf frei. Eine Zelle im Gehirn, in der Skelettmuskulatur, im Herzen, in der Niere oder in der Leber kann Tausende an Mitochondrien enthalten. Manche Zellen bestehen zu bis zu 40 Prozent aus Mitochondrien! Laut Professor Enzo Nisoli von der Universität Mailand besitzt ein erwachsener Mensch über zehn Billiarden Mitochondrien, die volle zehn Prozent unseres Körpergewichts ausmachen.[37]

Wichtig ist hierbei die grundlegende Tatsache, dass die Verwendung von Sauerstoff bei der Energieerzeugung ein hohes Maß an Effizienz garantiert. Ohne Sauerstoff können Zellen ATP auch über andere chemische Wege produzieren, doch der anaerobe Stoffwechsel ist nur 1/18tel Mal so effizient wie der oxidative Stoffwechsel. Andererseits hat Sauerstoffeinsatz seinen Preis.

Ein wichtiges Nebenprodukt der Mitochondrientätigkeit ist die Produktion von sauerstoffabhängigen Substanzen, die als reaktive Sauerstoffspezies (ROS) oder »freie Radikale« bekannt sind. (Wissenschaftlich betrachtet bezieht sich der Ausdruck

»freie Radikale« nicht nur auf reaktive Sauerstoffspezies, sondern auch auf eine ähnlich reaktionsfreudige Radikalenfamilie,
die reaktiven Stickstoffspezies. Der Einfachheit halber – und
weil dies in nichtwissenschaftlichen Publikationen mittlerweile üblich ist – setzen wir den Begriff »freie Radikale« in diesem
Buch mit den reaktiven Sauerstoffspezies gleich.)

Von freien Radikalen hat jeder schon einmal gehört, denn sie
werden auch in der Laienpresse, in Schönheitsveröffentlichungen und in der Werbung für Anti-Aging-Hautpflegeprodukte
verwendet. Freie Radikale werden gern wegen ihrer negativen
Auswirkungen auf den Körper verteufelt, spielen aber durchaus
eine sinnvolle Rolle in der menschlichen Physiologie. Sie tragen
zur Regulierung der Apoptose bei, dem programmierten Zelltod
durch Selbstzerstörung (Suizid). Es mag auf den ersten Blick rätselhaft erscheinen, was daran so positiv ist, doch die Apoptose ist
tatsächlich eine wichtige und notwendige Zellfunktion. Die erstmalige Erwähnung wird Hippokrates zugeschrieben und wurde
ursprünglich auf die Bedeutung »das Fallen der Blätter« bezogen.
Erst eine Veröffentlichung von Alastair R. Currie im *British Journal of Cancer* führte 1972 dazu, dass dieser Begriff in der wissenschaftlichen Literatur an Bedeutung gewann. Danach diente das
Wort in der wissenschaftlichen Literatur der Beschreibung eines
Prozesses, bei dem Zellen gezielt ausgeschaltet werden.

Ohne Apoptose hätten wir beispielsweise keine unterschiedlichen Finger, denn nur dadurch können sich unsere Finger im
Laufe der Embryonalentwicklung aus den angelegten Knospen
differenzieren, bis wir am Ende nicht Pfoten, sondern menschliche Hände haben. Lebenswichtig ist die Apoptose, wenn der
Körper damit die vielen Krebszellen ausschaltet, die ständig
spontan in uns entstehen. Tagtäglich weichen zehn Milliarden
Zellen neuen, gesünderen Zellen. Und die freien Radikalen, die

bei der Energieerzeugung abfallen, spielen bei diesem Prozess eine wichtige Rolle.

Doch wie so vieles im Leben hat auch die Apoptose ihre Schattenseiten. In zahlreichen Fällen hat es seinen Sinn, die zerstörerischen Gene einer Zelle zu aktivieren, doch bei einer Behinderung der Mitochondrienfunktion kann auch in ansonsten normalen, gesunden Zellen der Zelltod angestoßen werden. Dieser Mechanismus liegt bei praktisch jeder neurogenerativen Erkrankung wie Alzheimer-Krankheit, Multipler Sklerose, Parkinson-Krankheit und ALS der Zerstörung von Nervenzellen zugrunde. Die Apoptose der Gehirnzellen ist jedoch nicht auf solche krankhaften Prozesse begrenzt. Sie findet lebenslang bei jedem Menschen statt und ist dafür verantwortlich, dass die Gehirnfunktion im Alter allgemein nachlässt.

Bis vor Kurzem glaubten Wissenschaftler an den Lehrsatz, dass alle Zellfunktionen, auch die Apoptose, vom Zellkern gesteuert werden. Der britische Biochemiker Nick Lane bemerkt jedoch in seinem faszinierenden Buch *Power, Sex, and Suicide*, »… die Betonung hat sich geradezu revolutionär verändert und stellt das aufkeimende Paradigma auf den Kopf. Dieses Paradigma lautete, dass der Zellkern die operative Zentrale der Zelle war und ihr Schicksal steuerte. In vielerlei Hinsicht stimmt das natürlich, doch im Fall der Apoptose ist es nicht wahr. Denn auch Zellen ohne Zellkern sind zur Apoptose in der Lage. Die radikale Entdeckung war, dass die Mitochondrien über das Schicksal der Zelle entscheiden: Sie bestimmen, ob eine Zelle lebt oder stirbt.«[38]

Damit sind Mitochondrien weit mehr als einfache Organellen, die Treibstoff in Energie umsetzen. Sie schwingen das Damoklesschwert. Und es sollte niemanden überraschen, dass sie auf Entzündungen sehr empfindlich reagieren, und zwar besonders auf solche, die aus chaotischen Zuständen in der bakteriellen Gemeinschaft im Darm herrühren. Schließlich ist der Darm mit seinem komplexen Wechselspiel zwischen Mikroben und Immunsystem der Ausgangspunkt des Entzündungsgeschehens. Auf diese Weise erreichen entzündliche Prozesse, die von Darmbakterien reguliert werden und zur Bildung entzündungsfördernder Moleküle führen, die im Blut zirkulieren, Zellen und Gewebe und greifen am Ende die Mitochondrien an.

Zudem können die Nebenprodukte einer unausgewogenen Darmflora die Mitochondrien auch unmittelbar schädigen und so wiederum stärkere Entzündungen anfachen. Gegenwärtig laufen Studien, in denen die Verbindung zwischen dem menschlichen Mikrobiom und mitochondrialen Erkrankungen erforscht wird, insbesondere von solchen Erkrankungen, die an künftige Generationen weitergegeben werden. Mitochondriale Erkrankungen umfassen verschiedene neurologische, muskuläre und Stoffwechselkrankheiten, die auf eine Dysfunktion der Mitochondrien zurückgehen. So unterschiedliche Krankheiten wie Diabetes, Autismus und Alzheimer werden mit Störungen der Mitochondrienfunktion in Verbindung gebracht. In Kapitel 5 werden wir sehen, wie eine Fehlfunktion der Mitochondrien bei Kindern mit Autismus Hinweise auf diese Zusammenhänge liefert, aber auch, welche Rolle die Darmbakterien möglicherweise bei der Entwicklung dieser Hirnkrankheit spielen.

Angesichts dieser Erkenntnisse über den Wert der Mitochondrien ist es umso aufregender, dass jeden Tag neue Mitochondrien wachsen. Und noch wichtiger ist, dass wir das Wachstum der Mitochondrien, die mitochondriale Biogenese, durch persönliche Entscheidungen verbessern und damit einen wichtigen Teil des menschlichen Mikrobioms stärken können. Zu den Faktoren, die diesen Prozess anregen, gehört eine Ernährung, die mehr Energie (Kalorien) aus Fett als aus Kohlenhydraten bezieht (ein zentrales Thema in *Dumm wie Brot*), aber auch eine Reduzierung der Kalorienzufuhr und aerobes Training. Wie Sie Ihre Mitochondrien und dadurch auch das gesamte Mikrobiom stärken können, wird später noch im Detail erklärt.

Aus meiner Sicht gibt es aber noch eine weitere Eigenschaft der Mitochondrien-DNA, die eine große Bedeutung hat: Unsere gesamte Mitochondrien-DNA stammt einzig und allein aus der mütterlichen Linie. Wenn die DNA in den Spermien mit der aus der Eizelle verschmilzt, bleiben die männlichen Mitochondrien außen vor. Denken Sie darüber nach! Die Mitochondrien als Quelle der Energie, die unser Leben erhält, verkörpern einen rein weiblichen genetischen Code. Dieses Konzept führte in der Wissenschaft zur Idee der »mitochondrialen Eva«, der ersten menschlichen Mutter, von der alle Menschen einen Teil ihrer mitochondrialen DNA übernommen haben. Die mitochondriale Eva scheint vor rund 170 000 Jahren in Ostafrika gelebt zu haben, zu dem Zeitpunkt, als sich der Homo sapiens als Spezies von anderen Hominiden wegentwickelte. Bedenkt man, dass Bakterien die ursprünglichen Bewohner dieses Planeten waren, so verwundert es wenig, dass wir bereits zum Zeitpunkt der Entstehung der Menschheit mit vielen von ihnen eine symbiotische Beziehung entwickelt hatten, bei der einige schließlich in unseren Zellen landeten und unserem genetischen Fingerabdruck eine Art »dritte Dimension« hinzufügten.

Geheimnisvolle Krankheiten besiegen

Wie ungewöhnlich man die Macht der Darmbakterien nutzen kann, um entzündliche Erkrankungen zu besiegen, zeigt ein Patient wie Carlos.

Carlos war 43, als er mich im Juni 2014 aufsuchte. Er musste sich auf einen Stock stützen und hatte gelegentlich das Gefühl, als würden seine Beine ihn im Stich lassen und als würde er das Gleichgewicht verlieren. Bei der Anamnese erzählte er mir von einem Morgen 1998, als er sich beim Aufwachen »schwindelig und wie betrunken« fühlte. Der Neurologe ließ ein MRT von seinem Gehirn anfertigen, aber alle Ergebnisse schienen normal. Zwei Wochen blieb Carlos ziemlich wackelig auf den Beinen, bis schließlich eine Besserung einsetzte. Zwei Wochen darauf hatte er beim Sport ein Gefühl, als würden Ameisen über seinen Rücken laufen. Er konnte nur noch verschwommen sehen, und auf der Suche nach einer zweiten Meinung zu seiner Symptomatik landete er bei einem Naturheilkundler. Damals begann er mit der Einnahme verschiedener Nahrungsergänzungsmittel, woraufhin es ihm tatsächlich bald etwas besser ging.

Drei Jahre später verspürte er plötzlich »Taubheit in beiden Beinen, von der Taille abwärts«. Wieder erhielt er Nahrungsergänzungsmittel, und nach drei Monaten ging es ihm besser. Zwei Jahre danach folgte die nächste Episode, die erneut mit weiteren Ergänzungsmitteln behandelt wurde und verging. 2010 jedoch bemerkte er einen fortschreitenden Verlust des Gleichgewichts, der sich trotz verschiedener Ergänzungsmittel rasch verschlimmerte. Schließlich unterzog sich Carlos 2014 weiteren neurologischen Tests und einer neuerlichen MRT-Aufnahme. Diesmal waren deutliche Veränderungen erkennbar, insbesondere in der tiefen weißen Masse in beiden Gehirnhälften und sogar im Hirnstamm. Zusammen mit den Auffälligkeiten in einer MRT-Aufnahme seines Rückenmarks, einer Lumbalpunktion und den Ergebnissen elektrischer Tests deutete alles auf Multiple Sklerose (MS) hin.

MS ist eine entzündliche Erkrankung, bei der die Nerven in Gehirn und Rückenmark angegriffen werden. Die isolierende Myelinschicht, die diese Nervenzellen umhüllt, wird geschädigt, wodurch das Nervensystem zusammenbricht, was sich in vielerlei Symptomen ausdrückt, ob körperlich, kognitiv oder auch psychiatrisch. Was die Multiple Sklerose verursacht, gibt der Wissenschaft seit langem Rätsel auf, doch man geht allgemein von einer Fehlfunktion des Immunsystems aus. Wir wissen einfach nicht, was diese Störung bewirkt, die dazu führt, dass der Körper die eigenen Nervenzellen attackiert. Epidemiologische Studien zeigen jedoch, dass ein urbanes Umfeld ein wichtiger Risikofaktor für diese Autoimmunkrankheit ist. Auch die Alzheimer-Krankheit entwickelt sich eher in einer urbanen Umgebung nach westlichem Vorbild.[39]

Könnte Multiple Sklerose – und mit ihr jede andere neurologische Erkrankung – unmittelbar mit Veränderungen in der Darmflora zusammenhängen? In den letzten Jahren fiel mir auf, dass MS-Patienten fast immer per Kaiserschnitt zur Welt kamen, nicht gestillt oder schon früh mit Antibiotika behandelt wurden. (Laut neueren Studien, die 2013 veröffentlicht wurden, ist das Risiko für MS bei Menschen, die gestillt wurden, 42 Prozent niedriger.[40]) Bei der Prüfung der frühen Erfahrungen von Carlos fiel mir dieses Muster erneut auf: Er war nur einige Tage lang gestillt worden.

Ich erklärte ihm, dass wir die Rolle der Darmbakterien bei der Anpassung des Immunsystems inzwischen besser verstehen, und dass Tierversuche deutlich zeigen, dass Veränderungen der Darmflora bei dieser Krankheit eine wichtige Rolle spielen könnten. Dann bot ich ihm eine Behandlung an. Ich wollte ihm mehrere probiotische Einläufe verabreichen, eine Technik, die in Kapitel 9 näher beschrieben wird. Er stimmte sofort zu, sich zwei- bis dreimal pro Woche Einläufe mit Probiotika zu verabreichen. Zwei Wochen später rief er mich an. Carlos sagte, er könne jetzt besser laufen und hätte mehrere Tage keinen Stock gebraucht. Einen Monat später sprachen wir wieder miteinander. Er führte weiterhin dreimal pro Woche Probiotikaeinläufe durch und hatte das Gefühl einer »Stabilisierung«.

Daraufhin besprachen wir die Frage, ob er nicht durch eine revolutionäre neue Heilmethode, die Fäkaltransplantation (FMT), eine gesunde Darmflora aufbauen wolle. Er war einverstanden. (Zu dieser Technik, die für die MS-Behandlung bisher nur experimentell eingesetzt wird, erfahren Sie später mehr.) Er wählte eine Klinik in England, wo dieses Verfahren bei diversen Immunerkrankungen und entzündlichen Krankheiten regelmäßig angewendet wird. Bevor er ging, bat ich Carlos, seine Erfahrungen genau zu protokollieren und mir später Bericht zu erstatten.

Einen Monat nach seiner Rückkehr aus England telefonierten wir erneut. Carlos meldete, dass er nach der zweiten Fäkaltransplantation (insgesamt erhielt er zehn) bemerkt hätte, dass er erheblich besser laufen konnte. Das sei auch so geblieben. Er sagte mir: »Ich laufe so gut, dass andere Leute nicht merken, dass etwas nicht stimmt.«

Seine Fortschritte begeisterten ihn derart, dass er mir ein Video schickte, damit ich sehen könne, wie er ohne jede Hilfe lief. Ich war begeistert. Die Besserung war frappierend, und ich bin dankbar, dass ich dieses Video sowohl in Vorträgen als auch auf meiner Website nutzen darf (www.DrPerlmutter.com). Mit dieser Geschichte schließt sich der Kreis.

Ich bin seit über 30 Jahren Neurologe und habe bei meinen Patienten mit Multipler Sklerose noch nie eine derart bemerkenswerte Besserung erlebt wie heute mit diesen revolutionären neuen Techniken. Jeden Monat suche ich in den medizinischen Publikationen nach den neuesten Erkenntnissen zur Behandlung dieser zerstörerischen Erkrankung. Es schockiert mich, dass schulmedizinisch orientierte Neurologen diesen Ansatz nicht nutzen, obwohl er – wenn man die Puzzleteile zusammensetzt und anerkennt, wie viele Daten die Forschung bereits zusammengetragen hat – absolut einleuchtend erscheint.

Carlos jedenfalls hat er geholfen, nachdem es mit ihm immer weiter bergab ging, bis wir sein Immunsystem endlich auf Neustart stellten. Für mich sind diese Erfahrungen beglückend. Immerhin hatte ich gelernt, dass eine Krankheit wie Multiple Sklerose nur mit Hilfe neuer Medikamente zu beherrschen oder gar zu heilen wäre. Stattdessen wird immer klarer, dass es für die womöglich mächtigste Therapie dieser Krankheit kein Patent geben wird – niemand kann sie für sich beanspruchen. Es ist an der Zeit, der Welt einen neuen Blickwinkel auf MS und andere bisher unverstandene neurologische Erkrankungen nahezubringen.

Nachdem wir all dies wissen, sollten wir uns den Gefühlen zuwenden. Stellen wir die Verbindung zwischen einem missgelaunten Bauch und einem übellaunigen Gehirn her. Was Sie nun erfahren, dürfte alles, was Sie über Depressionen, Angst und ADHS zu wissen glauben, auf den Kopf stellen.

KAPITEL 3

Der depressive Bauch:
Der Darm als Spaßbremse und Angstmacher

Als Mary mich aufsuchte, nahm sie seit über einem Jahr Antidepressiva und angstlösende Medikamente ein. Zu mir kam sie nun, weil sie außerdem unter ernsten Gedächtnislücken litt, sodass sie sich mittlerweile fragte, ob sie womöglich von einer früh einsetzenden Form der Alzheimer-Krankheit betroffen war. Diese Möglichkeit konnte ich anhand von Tests zu ihrer geistigen Leistungsfähigkeit und einigen Fragen zu ihrer Vorgeschichte und Lebensweise rasch ausräumen.

Hatte sie wiederholt Antibiotika eingenommen? Ja. Nahm sie viele Kohlenhydrate zu sich? Ja (sie kämpfte mit einer fettreduzierten Diät gegen ihr Übergewicht an). Nahm sie noch andere Medikamente ein? Tatsächlich nahm sie Statine zur Cholesterinsenkung, ein Mittel gegen sauren Reflux und ein Schlafmittel gegen ihre Schlafstörungen. Damit war mir klar, dass das Mikrobiom dieser Frau krank war und dringend einer Kur bedurfte.

Drei Monate später konnte Mary ihre Medikation nach ein paar einfachen Ernährungsumstellungen – die in Teil III nachzulesen sind – schrittweise absetzen und fühlte sich »wie ein ganz neuer Mensch«. Ihr scharfer, klarer Verstand kehrte zurück, sie konnte nachts ruhig schlafen, und sie galt nicht mehr als depressiv. Sogar das Übergewicht, das ihr seit rund zehn Jahren zu schaffen machte, hatte sie abbauen können. War das eine ungewöhnliche Verwandlung? Ganz und gar nicht. Zu meinen bemerkenswertesten Fallstudien zählen Menschen, die durch einfache, gehirnfördernde Veränderungen ihrer Ernährungsauswahl ihrem Leben und ihrer Gesundheit eine positive Wende gegeben hatten. Diese Menschen haben Kohlenhydrate reduziert und gesunde Fette ergänzt, vor allem Cholesterin, das für Gehirn und Psyche eine zentrale Rolle spielt. Ich konnte miterleben, wie diese grundlegende Ernährungsumstellung Depressionen und deren engste Begleiter wie chronische Angst, Gedächtnisstörungen und sogar ADHS beheben konnte. In diesem Kapitel geht es um die Zusammenhänge zwischen geistig-psychischer Gesundheit und Darmfunktion. Denn wenn der Magen grollt, schmollt offenbar auch das Gehirn.

Depression als Volkskrankheit

Wenn Sie das nächste Mal irgendwo in Europa auf einer größeren Veranstaltung mit vielen Besuchern sind, dann sehen Sie sich bitte in der Konzerthalle oder im Stadion um: Jeder zehnte bis zwanzigste Anwesende nimmt ein Medikament gegen affektive Störungen ein. Besonders hoch ist dabei der Anteil der Frauen zwischen 45 und 54 Jahren.[1] In Amerika nimmt bereits jede vierte Frau mittleren Alters Arzneimittel gegen Symptome, die einer klinischen Depression zugeordnet werden, also Dauerstress, allgemeines Krankheitsgefühl, Angst, innere Unruhe, Müdigkeit, fehlende Libido, Gedächtnisstörungen, Reizbarkeit, Schlafstörungen, Hoffnungslosigkeit, emotionale Gleichgültigkeit, Überforderung und das Gefühl, in der Falle zu sitzen. Bei der letzten Erhebung nahmen 14 Prozent der weißen Männer (ohne Latino-Hintergrund) Antidepressiva, aber nur vier Prozent der Schwarzen (ohne Latino-Hintergrund) und drei Prozent der Mexikaner in Amerika. Dabei ist der Einsatz von Antidepressiva interessanterweise nicht vom Einkommen abhängig.[2]

Wie bereits in der Einleitung bemerkt, zählen Depressionen mittlerweile zu den führenden Ursachen für eine Behinderung und betreffen weltweit 350 Millionen Menschen. (Laut Angaben der WHO werden die Kosten für die gesundheitliche Versorgung von depressiven Patienten im Jahr 2020 die Kosten für die Versorgung Herzkranker erreichen.) Zumindest in Amerika steigt die Zahl der Betroffenen nach wie vor an. Im vergangenen Jahr erhielten 30 Millionen Amerikaner Antidepressiva im Wert von zwölf Milliarden US-Dollar. Diese Ausgaben übersteigen das Bruttonationalprodukt von mehr als der Hälfte der Staaten dieser Welt![3] Und auch in Deutschland greifen immer mehr Menschen zu Antidepressiva. Von 2000 bis 2013 hat sich der Antidepressiva-Konsum hierzulande verdoppelt.[4]

Seit der Zulassung von Serotonin-Wiederaufnahmehemmern (SSRI) vor knapp 30 Jahren hat sich allmählich der gesellschaftliche Konsens herausgebildet, dass Arzneimittel insbesondere bei Depressionen, Angststörungen und Panikattacken (auf die unsere Medikamente hauptsächlich abzielen) die Symptomatik psychischer Erkrankungen lindern oder gar »heilen« können. Gleichzeitig ist der Einsatz dieser Mittel in den letzten 20 Jahren um volle 400 Prozent gestiegen. 2005 waren Antidepressiva die meistverordneten Arzneimittel in den USA.[5]

Trotzdem behandeln sie keine Depressionen. Unabhängig von Name und Hersteller wirken all diese Mittel lediglich gegen die Symptome, und auch dies nur geringfügig. Antidepressiva werden aggressiv vermarktet und verordnet, wobei die Werbung in den USA sich sogar direkt an den Verbraucher richten darf. Dies gilt auch für Medikamente gegen Aufmerksamkeitsstörung mit Hyperaktivität (ADHS). 85 Prozent der Mittel gegen ADHS werden in den USA verbraucht. Nach wie vor stehen dabei Kinder im Mittelpunkt, doch die Zahl der erwachsenen Anwender ist inzwischen rasch am Steigen. Der Prozentsatz der medikamentös behandelten Kinder stieg zwischen 2008 und 2012 um 18 Prozent. Gleichzeitig schnellte der Prozentsatz der behandelten, privat versicherten Erwachsenen um 53 Prozent in die Höhe.

Auch in Deutschland stiegen die Diagnoseraten für ADHS zwischen 2006 und 2011 erheblich an, und zwar um 49 Prozent. Im Jahr 2011 waren es insgesamt 750 000 Personen. Am stärksten betroffen ist die Altersgruppe der etwa Zehnjährigen: 2011 wurde bundesweit bei knapp 12 Prozent der Jungen und 4,4 Prozent der Mädchen ADHS diagnostiziert. Auch die Verordnungsraten des Wirkstoffs Methylphenidat (Ritalin) stiegen im Untersuchungszeitraum von 2006 bis 2010 deutlich. Bundesweit erhielten nach Schätzung der Forscher rund 10 Prozent der männlichen und 3,5 Prozent der weiblichen Personen mindestens einmalig Methylphenidat.[6]

Mich bedrückt es, dass die milliardenschwere Pharmabranche ganz darauf setzt, psychische Symptome mit Pillen zu behandeln, ohne die eigentliche Ursache anzugehen. Damit wird man sich nie ernsthaft darauf konzentrieren, der Krankheit wirklich auf den Grund zu gehen, geschweige denn, Menschen von ihren Medikamenten zu befreien.

Aus geschäftlicher Sicht ist das natürlich sinnvoll, denn so bindet man Kunden, die das Produkt ihr Leben lang immer wieder brauchen. Und man redet uns ein, dass wir genau damit rechnen sollten. Als Mediziner lese ich täglich Fachzeitschriften, in denen es vor Antidepressivawerbung nur so wimmelt. Angesichts der Rationalisierungsbestrebungen im Gesundheitswesen mit der Vorgabe, möglichst viele Patienten durchzuschleusen, ist der Griff zum Rezeptblock für die schnelle Abhilfe zur Norm geworden. Dieser Ansatz ist jedoch grundfalsch und kann katastrophale Folgen nach sich ziehen. Verstörend ist dabei auch, dass die meisten Verordnungen für Antidepressiva in den USA vom Hausarzt stammen, nicht vom Psychiater.

Wir müssen uns mit den Ursachen psychischer Erkrankungen beschäftigen, damit wir echte Heilmittel finden, die nicht aus teilweise gefährlichen Substanzen mit ernsten Nebenwirkungen bestehen. Sie wissen bereits, worauf ich hinauswill: Inzwischen ist klar, dass die Vorgänge im Darm (zumindest bis zu einem bestimmten Grad) festlegen, was im Gehirn geschieht. Studien zur Verbindung zwischen Darm und psychischen Erkrankungen konzentrieren sich mittlerweile auf das Mikrobiom. Dabei sind diverse Mechanismen im Spiel, mit denen Sie schon weitgehend vertraut sind, unter anderem der unmittelbare Einfluss der Darmbakterien auf die Darmschranke, aber auch auf die Produktion von Neurotransmittern, die psychisches Wohlbefinden vermitteln.

Alle Antidepressiva, die gegenwärtig auf dem Markt sind, sollen die Neurotransmitteraktivität im Gehirn auf künstliche Weise verändern. Wenn wir jedoch bedenken, dass diese Botenstoffe im Gehirn auch im Darm erzeugt werden, und dass ihre Verfügbarkeit vor allem durch die Aktivität der Darmbakterien gesteuert wird, müssen wir anerkennen, dass der Darm der wahre Ausgangspunkt für die Regulierung der Psyche ist.

Als Neurologe fasziniert mich beispielsweise, dass heutige Antidepressiva angeblich die Verfügbarkeit des Neurotransmitters Serotonin erhöhen,[7] während der Vorläufer von Serotonin – Tryptophan – sehr genau von den Darmbakterien reguliert wird. Wir wissen jetzt, dass ein bestimmtes Bakterium, Bifidobacterium infantis, Tryptophan hervorragend bereitstellen kann.[8]

Im vorherigen Kapitel haben Sie einen Überblick über die

Macht des Mikrobioms aus der Perspektive der Entzündungsbereitschaft erhalten. Fragt man auf der Straße einen Passanten,
was eine Depression ist, so lautet die Antwort wahrscheinlich:
»Das ist ein chemisches Ungleichgewicht im Gehirn.« Ich sage
Ihnen: Das stimmt nicht. 20 Jahre lang hat die Wissenschaft
die Rolle der Entzündungen bei psychischen Erkrankungen von
Depressionen bis Schizophrenie herausgearbeitet. In der Psychiatrie war die Beteiligung des Immunsystems am Ausbruch einer Depression bereits im 20. Jahrhundert wohlbekannt. Doch
die Zusammenhänge begreifen wir erst seit Kurzem dank besserer technischer Möglichkeiten und Langzeitstudien. Unsere
Darmflora kontrolliert nämlich nicht nur die Produktion entzündungsfördernder Substanzen im Körper, die auf die psychische Gesundheit einwirken, sondern auch unsere Fähigkeit, bestimmte Nährstoffe – wie Omega-3-Fette – aufzunehmen, sowie
die Erzeugung wichtiger Vitamine für die psychische Stabilität.
Begeben Sie sich mit mir auf einen Streifzug durch neueste Erkenntnisse.

Depression ist eine entzündliche Erkrankung

Die Verbindung zwischen Depression und Darm ist keine neue
Erkenntnis.[9] Anfang des 20. Jahrhunderts haben Wissenschaftler und Ärzte sich intensiv mit diesem Thema befasst, weil sie
der Ansicht waren, dass giftige Stoffe aus dem Darm Psyche und
Hirnfunktion beeinflussen könnten. Dieser Prozess bekam sogar einen Namen, nämlich Autointoxikation (Selbstvergiftung).
Vor über 80 Jahren schrieb eine Forschungsgruppe: »Es liegt uns
fern, alle psychischen Erkrankungen auf denselben ätiologischen
Faktor zurückzuführen, doch wir halten es für gerechtfertigt, die

Existenz von Fällen psychischer Krankheiten anzuerkennen, denen als grundlegender ätiologischer Faktor ein toxischer Zustand aus dem Verdauungstrakt gemein ist.«[10]

Leider galt die Erforschung der Zusammenhänge von Darm und Ernährungsweise bald darauf als »unwissenschaftlich«. Mitte des 20. Jahrhunderts wich die Vorstellung, dass der Darminhalt Einfluss auf die Psyche haben könnte, der Auffassung, dass Depression und Angst wichtige Faktoren seien, die den Darm beeinträchtigen können, nicht etwa umgekehrt. Mit dem Siegeszug der Pharmaindustrie gerieten jene früheren Forscher in Misskredit. Erst über 80 Jahre später schließt sich nun der Kreis.

Heute konzentriert man sich auf Studien, die Verbindungen zwischen Darmstörungen und dem Gehirn herstellen, insbesondere zwischen dem Vorliegen von Entzündungsmarkern im Blut (ein Hinweis auf eine Alarmbereitschaft des Immunsystems) und dem Depressionsrisiko. Eine stärkere Entzündungsbereitschaft erhöht das Depressionsrisiko nämlich dramatisch.[11] Und je höher der Spiegel der Entzündungsmarker ausfällt, desto schlimmer ist die Depression.[12] Damit reiht sich die Depression nahtlos in den Reigen anderer entzündlicher Erkrankungen wie Parkinson-Krankheit, Multiple Sklerose und Alzheimer-Krankheit ein.

Depressionen können also nicht länger als Krankheiten eingestuft werden, die lediglich im Gehirn wurzeln. Einige neuere Studien haben uns die Augen geöffnet. Zum Beispiel konnte man bei gesunden Probanden ohne Anzeichen für eine Depression über die Infusion einer entzündungsfördernden Substanz (mehr dazu später) praktisch sofort klassische depressive Symptome hervorrufen.[13] In ähnlicher Weise zeigte sich, dass bei Patienten, die zur Behandlung einer Hepatitis C Interferon erhalten, das die entzündungsfördernden Zytokine erhöht, jeder Vierte eine klinische Depression entwickelt.[14] Interferone sind natürliche Proteine, die im Immunsystem eine wichtige Rolle spielen und zur Behandlung bestimmter Virusinfektionen auch als Medikament verabreicht werden können.

Noch überzeugender erscheinen neue Studien, denen zufolge Antidepressiva bei manchen Menschen offenbar über den Umweg einer Senkung entzündungsfördernder Substanzen wirken.[15] Anders gesagt: Die tatsächliche Wirkweise moderner Antidepressiva hat womöglich gar nichts mit ihrer Wirkung auf das Serotonin zu tun, sondern beruht vielmehr auf einer Senkung der Entzündungen. Was leider immer noch nicht heißt, dass Antidepressiva immer wirken. Selbst wenn sie über ihre entzündungshemmenden Eigenschaften Symptome lindern, können sie das Problem nicht an der Wurzel packen und das Feuer löschen. Es handelt sich vielmehr um notdürftige Pflaster für nicht heilende Wunden.

Wenn ich unsere gigantischen Depressionsraten bedenke, frage ich mich, welchen Anteil sitzende Lebensweise und eine Ernährung mit viel entzündungsförderndem Zucker, zu vielen entzündungsfördernden Omega-6-Fetten und zu wenig entzündungshemmenden Omega-3-Fetten daran hat. Zum Beispiel wissen wir, dass die typisch westliche Ernährungsweise (jede Menge leicht verfügbare Kohlenhydrate und industriell verarbeitete Fette) mit höheren CRP-Spiegeln einhergeht, einem typischen Entzündungsmarker.[16] Bei einer Ernährung mit vielen Lebensmitteln mit hohem glykämischen Index steigt der CRP-Spiegel ebenfalls an.[17] Der glykämische Index (GI) ist eine Skala von 0 bis 100, bei der höhere Werte Lebensmittel kennzeichnen, die den Blutzucker am schnellsten und hartnäckigsten anheben. Der Vergleichswert ist reine Glukose (Traubenzucker) mit einem GI von 100. Lebensmittel mit einem hohen glykämischen Index verstärken offenkundig die Entzündungsbereitschaft.

Ein hoher Blutzucker ist sogar einer der Hauptrisikofaktoren für Depressionen (genau wie für die Alzheimer-Krankheit).[18] Früher glaubte man, Diabetes und Depression wären zwei unterschiedliche Erkrankungen, doch diese Einschätzung ändert sich allmählich. Eine bahnbrechende Zehn-Jahres-Studie mit über 65 000 Probandinnen, die 2010 in den *Archives of Internal Medicine* veröffentlicht wurde, wirft ein neues Licht auf diese Verbindung: Frauen mit Diabetes hatten ein 30 Prozent höheres Depressionsrisiko.[19] Dies galt sogar, nachdem andere Risikofaktoren wie Gewicht und Bewegungsmangel ausgeklammert wurden. Insulinpflichtige Diabetikerinnen hatten sogar ein 53 Prozent höheres Depressionsrisiko. Ich glaube, das erklärt, weshalb in den letzten 20 Jahren nicht nur die Diabetesfälle, sondern auch Depressionen enorm zugenommen haben. Dabei sollte es niemanden überraschen, dass auch Übergewicht mit erhöhten Entzündungsmarkern einhergeht. Starkes Übergewicht korreliert mit einem 55 Prozent erhöhten Risiko für Depressionen; bei Depressionen wiederum besteht ein 58 Prozent erhöhtes Risiko für Fettleibigkeit.[20]

Der Zusammenhang zwischen Depressionen und Entzündungen ist so auffällig, dass man inzwischen prüft, ob Depressionen auf Mittel ansprechen, die das Immunsystem verändern. Aber woher kommen diese Entzündungen? Eine belgische Forschungsgruppe kam zu dem Schluss:»Inzwischen gibt es Belege, dass eine schwere Depression (Major Depression) mit einer Aktivierung des Entzündungssystems einhergeht und dass entzündungsfördernde Zytokine und Lipopolysaccharide (LPS) depressive Symptome einleiten können.«[21] Sicher haben Sie es sofort bemerkt: LPS ist genau der Entzündungsfaktor, den ich im letzten Kapitel vorgestellt habe. 2008 dokumentierte diese Gruppe einen signifikanten Anstieg der Antikörpermenge gegen LPS bei Menschen mit schweren Depressionen. (Interessanterweise kommentierten die Autoren auch die Tatsache, dass schwere Depressionen häufig mit Verdauungsbeschwerden einhergehen. Eine mögliche Erklärung könnten die Abfallprodukte einer gestörten Darmflora sein.) Ihre Ergebnisse waren so unumstößlich, dass die Autoren einfühlsam nahelegten, bei Patienten mit schweren Depressionen durch Messung dieser Antikörper das eventuelle Vorliegen eines Leaky Gut zu ermitteln und dieses Problem gegebenenfalls zu behandeln.

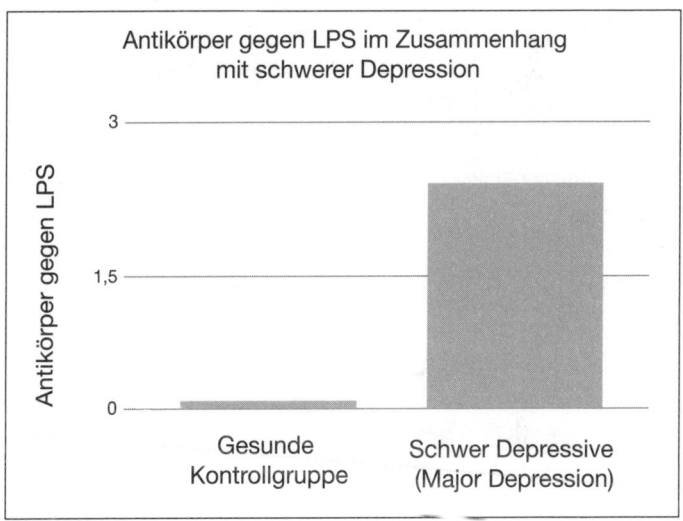

Seither wendet sich die Forschung auf der ganzen Welt endlich LPS und seinem Beitrag zu Depressionen zu.[22] Wie wir besprochen haben, korrelieren Entzündungsmarker mit Depressionen, und LPS erhöht die Produktion entzündungsfördernder Substanzen. An dieser Stelle wird es richtig spannend, denn LPS macht nicht nur die Darmschleimhaut durchlässiger, sondern kann auch die Blut-Hirn-Schranke durchdringen und entzündungsfördernden Substanzen gestatten, das Gehirn zu attackieren. Das gilt auch für Demenz, und 2013 hielten die Autoren einer Studie fest: »Unter Depressiven ist das spätere Risiko für Demenz oder leichte kognitive Einschränkungen bis zu doppelt so hoch, und die Forschung prüft immer noch, ob unterschwellige Entzündungen als Haupttriebfeder für kognitiven Abbau in Frage kommen.«[23]

Meiner Ansicht nach ist man mit derartigen Studien auf der richtigen Fährte. Wenn LPS durch die Darmwand dringt, wird in Körper und Gehirn ein Feuer geschürt, das zu Depressionen und langfristig zu Demenz führen kann. In der Tat sind Depressionen bei Menschen mit anderen entzündlichen und autoimmunbedingten Krankheiten wie Reizdarmsyndrom, chronischem Müdigkeitssyndrom, Fibromyalgie, Insulinresistenz und Fettleibigkeit deutlich häufiger. All diese Erkrankungen zeichnen sich durch eine verstärkte Entzündungsbereitschaft sowie eine höhere Darmdurchlässigkeit aus. Genau deshalb müssen wir uns auf den Darm konzentrieren.

Aktuell untersuchen zahlreiche Studien, inwiefern unsere Ernährung für eine erhöhte Darmdurchlässigkeit und einen Verlust an bakterieller Vielfalt verantwortlich sein kann. Zugleich verknüpft man endlich Ernährung und Depressionsrisiko. Wissenschaftlich belegt ist, dass Menschen, die einer Mittelmeerdiät mit vielen gesunden, entzündungshemmenden Fetten und Proteinen folgen, deutlich seltener an Depressionen leiden.[24] Umgekehrt fördert eine kohlenhydrat- und zuckerreiche Ernährung ein »entzündliches Mikrobiom«. Selbst die Wirkung bestimmter Inhaltsstoffe auf die körpereigenen Entzündungswege lassen sich nachweisen. Zum Beispiel erhöht Fruktose das zirkulierende LPS nachweislich um 40 Prozent.[25] Dieser Befund norma-

lisiert sich jedoch, sobald die Fruktosezufuhr abgesetzt oder stark
eingeschränkt wird und das mikrobielle Gleichgewicht sich neu
einpendelt. 42 Prozent aller süßen Kalorien stammen aktuell
aus fruktosereichem Maissirup. Auch dies könnte die hohen De-
pressions- und Demenzzahlen erklären. Welche anderen Lebensmittel und Nährstoffe (zum Beispiel Kakao, Kaffee und Kurku-
min) die gegenteilige Wirkung haben und das Depressionsrisiko
senken, indem sie das Gleichgewicht des Mikrobioms fördern,
besprechen wir später.

Autoimmunkrankheit, Infektionen und Depressionen

Eine Verbindung zwischen Autoimmunkrankheiten und Depressionsrisiko habe ich bereits angedeutet. 2013 berichtete ein
Forschungsteam aus verschiedenen Institutionen in Dänemark
und der Johns Hopkins School of Public Health von einer großen Personengruppe, die von 1945 bis 1996 beobachtet wurde.[26]
Von den 3,56 Millionen Teilnehmern wurden in diesem Zeitraum 91 637 Menschen wegen affektiver Störungen im Krankenhaus behandelt. Mittels eleganter Berechnungen kamen die
Wissenschaftler zu dem Schluss, dass diejenigen, die wegen einer
Autoimmunkrankheit behandelt worden waren, ein 45-fach höheres Risiko hatten, wegen einer affektiven Störung in die Klinik
zu kommen. Zudem erhöhte jegliche Aufnahme wegen einer
Infektion das Risiko für die spätere Diagnose einer affektiven
Störung um erstaunliche 62 Prozent. Bei den Teilnehmern, die
sowohl eine Autoimmunkrankheit als auch eine solche Infektion hinter sich hatten, lag das Risiko für eine affektive Störung
mehr als doppelt so hoch.

Wir neigen dazu, solche Resultate isoliert zu betrachten. Wo ist der Zusammenhang zwischen einer Grippe als junger Erwachsener und späteren Depressionen? Doch Arbeiten wie diese belegen erneut, welche Verbindung hier besteht: Entzündungen. Bei einer Infektion facht das Immunsystem die Entzündungsreaktionen an, um die Infektion zu besiegen. Sobald Antibiotika ins Spiel kommen, setzen sie dem Mikrobiom zu und erleichtern damit entzündliche Prozesse. Auch Medikamente gegen Autoimmunkrankheiten, zum Beispiel Steroide, können das bakterielle Gleichgewicht im Darm kippen lassen und die Immunfunktion beeinträchtigen.

Die Autoren der Studie, die im *JAMA Psychiatry* erschien, einer Sonderausgabe des Journals der amerikanischen Ärztevereinigung AMA, folgerten daraus, dass Autoimmunkrankheiten und Infektionen als Risikofaktoren für affektive Störungen einzustufen sind. Tatsächlich beeinflusst die persönliche Krankengeschichte des gesamten Lebens, ob jemand aktuell oder künftig damit rechnen muss, eine psychische Störung zu entwickeln. So legen eine Handvoll Studien nahe, dass bereits der Umstand, ob jemand gestillt wurde oder nicht, mit einem höheren Risiko für eine schwere Depression im Erwachsenenalter zusammenhängen könnte. In einer Untersuchung an 52 Erwachsenen mit einer schweren Depression und 106 gesunden Personen in der Kontrollgruppe, die noch nie depressiv waren, waren 72 Prozent derer, die niemals Depressionen entwickelt hatten, gestillt worden – aber nur 46 Prozent der Patienten mit Depressionen.[27]

Glück im Darm, Glück im Kopf

Obwohl die ersten Studien zum Zusammenhang zwischen Darm und Gehirn beziehungsweise der Darmflora und der psychischen Gesundheit schon viele Jahre alt sind, scheint die Wissenschaft erst in jüngster Zeit wieder tiefer in diese Verbindung und die Frage einzutauchen, wie man über eine Verbesserung der Darmflora auf das Gehirn einwirken kann. Eine Studie der McMaster University in Ontario, Kanada, erbrachte 2011 Nachweise, dass der Darm selbst mit dem Gehirn kommunizieren und unser Verhalten beeinflussen kann.[28] In dieser Arbeit wurde das Verhalten von Mäusen mit einem mikrobenfreien Darm mit dem normaler Mäuse verglichen. Die bakterienfreien Mäuse gingen nicht nur höhere Risiken ein, sondern wiesen auch einen höheren Spiegel des Stresshormons Kortisol und weniger BDNF auf. Ein niedriger BDNF-Spiegel wird beim Menschen schon lange mit Angst und Depressionen assoziiert.

Weitere Studien der Forschergruppe konnten diese Ergebnisse bestätigen. In einer zweiten Veröffentlichung, die in *Gastroenterology* erschien, demonstrierten die Forscher, dass der Austausch des Mikrobioms einer Maus gegen das einer anderen deren Verhalten signifikant veränderte.[29] Sie transplantierten beispielsweise Mikroorganismen einer ängstlichen Mäusegruppe in die Gedärme risikofreudiger Mäuse und beobachteten die Veränderungen der Persönlichkeit. Schüchterne Mäuse wurden offener; mutige Mäuse wurden ängstlicher. Die federführende Autorin der Studie, Jane Foster, fasste dies so zusammen: »Das ist ein klarer Beweis, dass ihr Verhalten vom Mikrobiom ausgeht.«[30]

Ein kalifornisches Forschungsteam der UCLA berichtete 2013 ebenfalls in *Gastroenterology* von einem schlauen kleinen Experiment, das erstmals beweisen konnte, dass Bakterien, die wir über die Nahrung aufnehmen, unsere Gehirnfunktion beeinflussen können.[31] Trotz der geringen Teilnehmerzahl sorgten die Ergebnisse unter Medizinern für Aufsehen, weil sie belegten, dass unsere Wahrnehmung von der Welt bereits auf kleine Veränderungen der Darmbakterien reagiert.

Bei diesem Experiment wurden 36 Frauen in drei Gruppen aufgeteilt. Gruppe 1 bekam vier Wochen lang zweimal täglich eine Joghurtzubereitung mit verschiedenen Probiotika. Gruppe 2 erhielt ein Milchprodukt, das wie Joghurt aussah und schmeckte, aber keine Probiotika enthielt. Gruppe 3 aß kein spezielles Produkt. Zu Beginn der Studie wurden alle Teilnehmerinnen einer funktionellen Magnetresonanztomographie (fMRT) des Gehirns unterzogen. Nach vier Wochen wurde diese Untersuchung wiederholt. Bei der fMRT geht es weniger um die Gehirnstruktur, sondern vielmehr um die Hirnaktivität: So kann man herausfinden, welche Bereiche im Gehirn aktiv sind und wie aktiv sie zu bestimmten Zeitpunkten sind. Wenn wir Neurologen solche Aktivitäten sehen, sprechen wir von »Erregbarkeit«. Damit meinen wir, wie leicht das Gehirn auf Reize oder Veränderungen in der Umgebung reagiert. Nach vier Wochen zeigte man den Teilnehmerinnen Bilder, die eine emotionale Reaktion auslösen sollten. Insbesondere ging es dabei um eine Serie von ärgerlichen oder erschrockenen Menschen, die sie anderen Gesichtern mit derselben Gefühlslage zuordnen sollten.

Die Ergebnisse waren bemerkenswert. Die Frauen, die den probiotikahaltigen Joghurt gegessen hatten, wiesen bei der emotional anspruchsvollen Aufgabe eine erhöhte Aktivität in der Insula und im somatosensorischen Kortex auf. Die Insula ist der Teil im Gehirn, der innere Körperwahrnehmungen verarbeitet und integriert, zum Beispiel solche aus dem Gehirn. Diese Frauen zeigten zugleich eine geringere Erregbarkeit in dem weit gefächerten

Verbindungsnetz im Gehirn, das mit Emotionen, Kognition und der Verarbeitung von Sinneseindrücken zusammenhängt. Bei den Frauen in den anderen beiden Gruppen war diese Aktivität dagegen stabil oder auch erhöht, ein Hinweis darauf, dass sie durch die Bilder emotional beeinträchtigt wurden. Darüber hinaus bemerkten die Forscher auf Gehirnscans derjenigen Gruppe, bei der die emotionale Reaktionsfähigkeit nicht herausgefordert wurde, also bei den Frauen, die Probiotika erhielten, stärkere Verbindungen zwischen einer wichtigen Region im Hirnstamm und Arealen im präfrontalen Kortex, die mit der kognitiven Wahrnehmung zusammenhängen. Bei den Frauen, die kein derartiges Produkt bekamen, lag hingegen eine stärkere Verbindung zu Regionen im Gehirn vor, die mit Emotion und Empfindung assoziiert werden. Die Gruppe, die ein Milchprodukt ohne Probiotika verzehrt hatte, lag bei den Ergebnissen dazwischen.

Dr. Emeran Mayer, Professor für Medizin, Physiologie und Psychiatrie und Leiter der Studie, fasste die Bedeutung dieser Ergebnisse in der Presseerklärung der UCLA perfekt zusammen: »Das Wissen, dass der Darm Signale an das Gehirn sendet und dass diese Signale sich durch eine Ernährungsumstellung verändern lassen, dürfte zu einer Ausweitung der Forschung auf der Suche nach neuen Strategien zur Vorbeugung oder Behandlung von Verdauungskrankheiten sowie psychischen und neurologischen Erkrankungen führen.«[32] Anschließend kam er zu der zentralen Schlussfolgerung: »Studien belegen bereits, dass wir über die Ernährung Zusammensetzung und Produkte der Darmflora verändern können – besonders dass das Mikrobiom oder die Darmumgebung bei Menschen mit einer sehr gemüse- und faserreichen Ernährung anders zusammengesetzt ist als bei solchen, die sich nach typisch westlicher Art fett- und kohlenhydratreich ernähren. Nun wissen wir, dass sich dies nicht nur auf den Stoffwechsel, sondern auch auf die Hirnfunktion auswirkt.« Vor Kurzem hatte ich auf einer Konferenz Gelegenheit, mit Dr. Mayer zu sprechen und ihm zu seinen Ergebnissen zu gratulieren. Er bestätigte bescheiden, dass die Ergebnisse tatsächlich spannend seien, aber weiterer Forschungen bedürften.

Dass Veränderungen im Darm unsere Reaktion auf unangenehme Eindrücke oder emotional aufwühlende Bilder beeinflussen, ist eine verblüffende und zugleich wegweisende Erkenntnis. Es bedeutet, dass das, was wir in den Mund stecken und womit wir unsere Darmbakterien füttern, in der Tat Einfluss auf die Gehirnfunktion hat.

Wechselwirkungen

Man sollte bei diesem Thema im Hinterkopf behalten, dass die Wirkung des Darms auf das Gehirn in der Medizin noch nicht lange erforscht wird und dass das Gehirn natürlich auch umgekehrt auf den Darm einwirkt.[33] Daraus kann ein Teufelskreis erwachsen, über den psychischer Stress und Angst wiederum die Darmdurchlässigkeit erhöhen und die Zusammensetzung der Darmbakterien verändern können, sodass der Darm noch »löchriger« wird und die Entzündungsbereitschaft weiter ansteigt. In letzter Zeit gab es viele Studien zur Achse Hypothalamus-Hypophyse-Nebennieren (HPA-Achse). Vereinfacht ausgedrückt veranlasst die HPA-Achse bei Stress die Nebennierendrüsen zur Ausschüttung von Kortisol, dem wichtigsten Stresshormon des Körpers. Dieses Hormon entsteht in den Nebennieren, die auf den Nieren sitzen, und unterstützt die Kampf-oder-Flucht-Reaktion, mit der unser Körper instinktiv auf bedrohliche Situationen reagiert. Leider wird es leicht zu viel des Guten. Höhere

Kortisolspiegel gehen mit diversen Gesundheitsproblemen einher, darunter auch Depressionen und Alzheimer-Krankheit.

Doch auch der Darm kann Schaden nehmen. Zunächst einmal verändert Kortisol die Zusammensetzung der Darmflora. Dann erhöht es die Durchlässigkeit der Darmschleimhaut, indem es die Freisetzung chemischer Stoffe aus den Zellen anregt. Etliche Studien konnten belegen, dass diese Substanzen, unter anderem TNF-α, die Darmschleimhaut auch unmittelbar angreifen.[34] Und drittens erhöht Kortisol die Produktion entzündungsfördernder Substanzen aus den Immunzellen. Diese Zytokine fachen im Darm Entzündungen an, was erneut die Durchlässigkeit erhöht und gleichzeitig das Gehirn direkt negativ stimuliert und für affektive Störungen prädestiniert.

Dass Stress auf die Verdauung schlägt, Übelkeit erzeugt oder auch Magen-Darm-Krankheiten auslösen kann, weiß jeder aus Erfahrung. Inzwischen können wir das Geschehen auch wissenschaftlich erklären. Jüngste Ergebnisse deuten darauf hin, dass chronischer Stress für die Darmdurchlässigkeit und die Entzündungsbereitschaft wahrscheinlich schädlicher ist als akuter Stress. Außerdem verraten sie, dass die Darmbakterien großen Einfluss auf die Stressreaktion des Körpers haben. Bereits 2004 erschien eine besonders eindrucksvolle Studie im *Journal of Physiology*. Japanische Forscher hatten die Wirkung von Stress auf Mäuse ohne Mikrobiom (»keimfreie Mäuse«) dokumentiert.[35] Diese Mäuse waren ausgesprochen stressanfällig. Sie wiesen eine erhöhte HPA-Reaktion auf, das heißt, in ihrem Körper kursierte mehr schädliches Kortisol. Erfreulicherweise ließ sich dieser Zustand normalisieren, indem man sie mit probiotischen Bifidobacterium infantis fütterte. Dass meine Darmbakterien meine Reaktion auf Stress besser regulieren können als mein Gehirn, finde ich höchst erstaunlich.

Darmbakterien und Schlaf

Das Stresshormon Kortisol ist eng an den zirkadianen Rhythmus gebunden, das Auf und Ab der Hormone im Laufe von 24 Stunden, das unsere Biologie und unseren Schlaf-Wach-Rhythmus beeinflusst. Schlafstörungen sind eine typische Begleiterscheinung affektiver Störungen, und auch sie hängen mit dem Mikrobiom zusammen. Aktuelle Forschungen belegen, dass viele Zytokine, zum Beispiel bestimmte Interleukine und TNF-α, für das Einschlafen und die besonders erholsamen, tiefen, traumlosen Nicht-REM-Phasen wichtig sind. Die Produktion dieser Substanzen wird in Abhängigkeit vom Kortisolspiegel durch Darmbakterien angestoßen.[36]

Von Natur aus sollte der Kortisolspiegel nachts besonders niedrig sein und erst in den frühen Morgenstunden wieder ansteigen. Der zirkadiane Rhythmus der Zytokine wird von Darmbakterien diktiert. Wenn der Kortisolspiegel am Morgen ansteigt, hemmen die Darmbakterien die Produktion der Zytokine, was den Übergang von Nicht-REM-Schlaf zu REM-Schlaf definiert. Eine gestörte Darmflora kann sich daher sehr negativ auf den Schlaf und den zirkadianen Rhythmus auswirken. Umgekehrt hingegen fördert die gesunde Darmflora einen ungestörten Schlaf.

Feige Bande

Nachdem wir all dies wissen, sollten wir uns der Angst zuwenden, einer Schwester der Depression. Häufig gehen beide Hand in Hand. Jemand, der unter chronischer Angst leidet, kann auch Depressionen haben und bekommt dann nicht nur angstlösende Mittel, sondern zusätzlich Antidepressiva. Mitunter führen anhaltende Ängste auch zu depressiven Symptomen, weil sie das Leben so stark einschränken. Der Hauptunterschied zwischen beiden Erkrankungen besteht darin, dass Angst durch Furcht, Ängstlichkeit, Nervosität und übertriebene Sorgen gekennzeichnet ist. Depressionen hingegen umfassen keine derartigen Ängste, sondern erzeugen eher ein Gefühl von Hoffnungslosigkeit. Bei einer Depression fürchten die Betroffenen also nicht so sehr, dass ihnen der Himmel auf den Kopf fallen könnte, sondern sie glauben, er wäre bereits eingestürzt, ihr Leben sei schlecht, und es ginge alles schief.

Weil zwischen Angst und Depression psychologisch ein Zusammenhang besteht (beide sind mit vielen negativen Gedanken verknüpft) und beide mit ähnlichen körperlichen Symptomen einhergehen (wie Kopfschmerzen, Schmerzen allgemein, Übelkeit, Verdauungsstörungen), werden sie häufig im gleichen Zug genannt. Es gibt diverse Angststörungen sowie ein breites Spektrum an Depressionen, und sie alle gehen mit gewissen Veränderungen der Darmflora einher. Auch bei Angst ist ein deutlicher Zusammenhang mit einem gestörten Mikrobiom im Darm nachweisbar. Die Gemeinsamkeiten von Menschen mit Angststörungen und Menschen mit Depressionen wurden in zahlreichen Studien nachgewiesen: höhere Entzündungswerte im Darm, verstärkte systemische Entzündungsbereitschaft, weniger Wachstumshormon BDNF (besonders im Hippocampus), höherer Kortisolspiegel sowie verstärkte Stressreaktion und eine erhöhte Durchlässigkeit der Darmwand.[37] Klingt das inzwischen vertraut?

Dass man gelegentlich ängstlich oder niedergeschlagen reagiert, ist ganz normal. Wenn solche Emotionen jedoch nicht mehr nachlassen und derart in den Vordergrund treten, dass sie die Lebensqualität beeinträchtigen, sprechen wir von einer psychischen Störung. Derzeit leiden jedes Jahr 40 Millionen erwachsene Amerikaner an Angststörungen einschließlich Panikattacken, Zwangsstörungen, Sozialphobie und generalisierter Angststörungen.[38] Die Forschung steckt noch in den Kinderschuhen, aber offensichtlich gehen Angststörungen genau wie Depressionen auf diverse Faktoren zurück, zu denen definitiv auch der Zustand und die Funktion des Darms und seiner Bewohner zählen.

Der Tropfen, der das Fass am Ende zum Überlaufen bringt, könnte zwar eine Fehlinterpretation derjenigen Zentren im Gehirn sein, die Furcht und andere Emotionen kontrollieren, doch es lässt sich nicht abstreiten, dass solche Impulse teilweise von der Gesundheit des Mikrobioms abhängig sind. Wenn die Darmflora aus dem Gleichgewicht gerät, gilt dies auch für andere biologische Signalwege, ob Hormone, Immunsystem oder Nerven. Dabei kann die Verarbeitung dieser Reize im Gehirn, auch die von Emotionen, in Mitleidenschaft gezogen werden. Ich kenne Patienten, die erst Ängste und depressive Verstimmungen entwickelten, nachdem ihre Verdauung durcheinandergeriet. Ein Zufall? Sicher nicht. Zum Glück gibt es inzwischen Studien zu diesem Thema.

So erschien 2011 eine Untersuchung in *Proceedings of the National Academy of Sciences*, für die man Mäuse mit Bakterien gefüttert hatte. Diese Mäuse wiesen signifikant weniger von dem Stresshormon Corticosteron auf und zeigten ebenfalls deutlich weniger Verhalten, das auf Stress, Angst und Depressionen hindeutete, als Mäuse, die nur reine Brühe bekamen.[39] Interessant ist dabei, dass Studien am Tier und am Menschen zeigen konnten, dass bestimmte Probiotika, die ich in Kapitel 10 beschreibe, Angst lindern können, indem sie das Mikrobiom neu ausbalancieren.[40] In einer brandneuen Untersuchung zeigen Neurobiologen der Universität Oxford, dass Probanden, die Präbiotika erhielten, also Nahrung für die erwünschten Bakterien, psychisch positiv darauf reagierten.[41] Dafür verzehrten 45 gesunde Erwachsene zwischen 18 und 44 Jahren drei Wochen lang entweder ein Präbiotikum oder ein Placebo. Nach den drei Wochen wurden die Teilnehmer gezielten Tests zur Verarbeitung von emotionalen Informationen unterzogen. Der theoretische Ansatz besagt dabei, dass eine eher ängstliche Person stärker auf negative Einflüsse reagiert, beispielsweise emotionsgeladene Bilder oder Wörter.

Tatsächlich dokumentierten die Wissenschaftler, dass die Probanden, die Präbiotika erhalten hatten, im Gegensatz zu der Placebogruppe, stärker auf positive Informationen achteten und weniger auf negative. Diese Wirkung, die auch bei Patienten zu beobachten ist, die Antidepressiva oder angstlösende Medikamente einnehmen, deutet darauf hin, dass die Präbiotikagruppe bei negativen Reizen weniger Angst empfindet. Interessanterweise stellten die Forscher bei der Präbiotikagruppe auch geringere Kortisolwerte im Speichel fest (bei der Morgenmessung, wenn das Kortisol seinen Höchststand erreichen sollte). Eine Studie der kalifornischen Universität UCLA kam mit einem gegorenen Milchprodukt zu ähnlichen Ergebnissen, sodass diese Untersuchung einfach ein weiterer Beleg dafür ist, dass zwischen Darmbakterien und der Psyche eine Verbindung besteht, insbesondere in Bezug auf Angst.

An dieser Stelle muss ich ein weiteres wichtiges Element erwähnen, das wirklich hilfreich ist, wenn wir verstehen wollen, was im Körper eines ängstlichen (und vermutlich depressiven) Menschen abläuft. Wir wissen, dass der Neurotransmitter Serotonin viel mit unserem Wohlbefinden zu tun hat. Serotonin wird aus der Aminosäure Tryptophan synthetisiert, doch wenn Tryptophan im Körper von bestimmten Enzymen zerlegt wird, steht es für die Serotoninerzeugung nicht mehr zur Verfügung. Zu den Nebenprodukten der Tryptophanzerlegung zählt Kynurenin, und größere Mengen Kynurenin sind ein guter Indikator für einen niedrigen Tryptophanspiegel.

Ein hoher Kynureninspiegel ist ein regelmäßiger Befund bei Patienten mit Depressionen und Angststörungen, aber auch bei Alzheimer-Krankheit, Herzgefäßerkrankungen und Menschen mit Tics. Ich hoffe, dass wir bei diesen Erkrankungen künftig zunächst mit Probiotika ansetzen können, denn man weiß schon jetzt, dass das bereits erwähnte Probiotikum Bifidobacterium infantis – das auch die Stressreaktion dämpft – mit geringeren Mengen Kynurenin einhergeht.[42] Das bedeutet, dass mehr Tryptophan für die Serotoninproduktion verfügbar ist, das nicht nur Depressionen, sondern auch Angststörungen entgegenwirkt.

Ein Beispiel hierfür ist meine Patientin Martina, eine 56-Jährige, die von Ängsten und Depression geplagt wurde. Ihre Geschichte illustriert die Verbindung zwischen psychischer Gesundheit und dem Mikrobiom.

Martina nahm seit zehn Jahren vergeblich Medikamente, wagte aber nicht, diese eigenmächtig abzusetzen. Als sie mich aufsuchte, nahm sie ein Antidepressivum sowie einen nichtsteroidalen Entzündungshemmer gegen die chronischen Arm- und Beinschmerzen, die als Fibromyalgie diagnostiziert worden waren. Bei der Anamnese bemerkte ich, dass ihre Depressionen schon Anfang 20 begonnen hatten, während ihre Medikation erst Mitte 40 eingesetzt hatte. Sie war auf natürlichem Weg zur Welt gekommen, aber nicht gestillt worden. Als Kind hatte sie immer wieder Halsentzündungen gehabt und deswegen Antibiotika bekommen, bis man ihr die Rachenmandeln entfernt hatte. In ihrer Jugend hatte sie 18 Monate lang wegen Akne das Antibiotikum Tetrazyklin bekommen. Die Verdauung war immer problematisch gewesen. Laut Martinas Angaben hatte sie stets an chronischer Verstopfung oder aber Diarrhö gelitten – »solange ich denken kann«.

Meine erste Amtshandlung waren einige Labortests. So fanden wir heraus, dass sie deutlich auf Gluten reagierte. Sie hatte wenig Vitamin D, und ihr LPS-Spiegel – als Marker für Darmdurchlässigkeit und Entzündungsbereitschaft – war enorm hoch.

Ich erklärte Martina, dass wir zunächst einmal ihren Darm sanieren müssten. Dazu empfahl ich eine glutenfreie Diät sowie reichlich orale Probiotika, präbiotische Nahrungsmittel und ergänzend Vitamin D. Zusätzlich legte ich ihr regelmäßiges Ausdauertraining und viel Schlaf nahe.

Sechs Wochen später kam Martina wieder zu mir. Schon bevor das Gespräch begann, war klar ersichtlich, dass sie wie verwandelt war. Sie sah blendend aus. In meiner Praxis fotografieren wir alle Patienten bei der Erstuntersuchung. Jetzt machte ich ein zweites Foto, und wir setzten beide nebeneinander. Der Vergleich war bemerkenswert (auf www.DrPerlmutter.com/martina können Sie ihn selbst sehen).

Obwohl ich ihr nicht dazu geraten hatte, hatte Martina vier Wochen vor unserem Termin ihre Antidepressiva abgesetzt und benötigte inzwischen gar keine Medikamente mehr. »Es ist, als hätte sich der Nebel endlich gelichtet«, sagte sie. Auch die chronische Angst war verflogen. Sie schlief ausgeglichen, hatte Freude am Sport und hatte zum ersten Mal seit Jahrzehnten regelmäßigen Stuhlgang. Als ich mich nach ihren Schmerzen erkundigte, sagte sie, die hätte sie nicht erwähnt, weil sie sie ganz vergessen hätte.

Jung, abgelenkt und zugedröhnt

Die Beziehung zwischen einem launischen Bauch und einer instabilen Psyche lässt sich vielleicht am besten anhand einer bestimmten Patientengruppe schildern, nämlich Kindern mit ADHS. Inzwischen ist ADHS auch bei Erwachsenen eine häufige Diagnose, doch Kinder sind meines Erachtens besonders gefährdet, weil ihr Gehirn noch mitten im Aufbau ist. Bei ADHS denkt man nicht automatisch an Depressionen und umgekehrt, doch beide haben viel gemeinsam. Hierzu zählen bestimmte Symptome, aber auch bestimmte Grundbedingungen, nämlich eine starke Entzündungsbereitschaft.[43] Zudem werden beide Erkrankungen lieber mit starken Psychopharmaka als über die Ernährung behandelt. Mitunter werden gegen ADHS sogar Antidepressiva eingesetzt.

In den USA werden derzeit über elf Prozent aller Kinder zwischen vier und 17 Jahren als hyperaktiv eingestuft, und zwei Drittel davon medikamentös behandelt. In Deutschland stieg die Zahl der diagnostizierten ADHS-Fälle laut einer Studie der Barmer GEK bei den unter 19-Jährigen zwischen 2006 und 2011 um 42 Prozent. Im Alter von elf Jahren bekamen rund sieben Prozent der Jungen und zwei Prozent der Mädchen das Medikament Ritalin verordnet. 2011 wurde rund 750 000 Menschen in Deutschland die Diagnose ADHS gestellt, im selben Jahr wurden 156 Millionen Tagesdosen Methylphenidat (Ritalin) verschrieben, während es 2002 noch 17 Millionen gewesen waren.[44]

Auf der Website der amerikanischen Gesundheitsbehörde CDC findet man Fakten zu Symptomen und zur Diagnose von ADHS, anschließend folgen Behandlungsvorschläge, jedoch keine Hinweise zur Ernährung. Prävention wird überhaupt nicht erst erwähnt.

Amerikanische oder deutsche Kinder unterscheiden sich genetisch nicht sonderlich von Kindern aus anderen Ländern, wo ADHS selten vorkommt. Die entscheidende Frage wird gar nicht erst gestellt: Warum haben Kinder in der westlichen Leitkultur Probleme mit Aufmerksamkeit, Lernfähigkeit und Impulskontrolle? Was hier vorgeht, muss doch von der Umgebung beeinflusst sein. Etwas hat sich verändert – etwas, das modifizierbar ist. Erschreckenden neuen Daten zufolge erhalten inzwischen über 10 000 amerikanische Kleinkinder (Zwei- bis Dreijährige!) Medikamente gegen ADHS.[45] Eine Behandlung von Kindern dieser Altersgruppe liegt in der Pädiatrie jenseits aller etablierten Leitlinien. Es gibt praktisch keine Daten zu der Frage, was derart mächtige Arzneimittel mit dem sich entwickelnden Gehirn anstellen. Noch verstörender ist, dass Kinder mit schwierigem sozialen Hintergrund eher stimulierende Substanzen wie Ritalin oder Adderall erhalten als Kinder aus Familien der Mittel- und Oberschicht.[46] Kinder aus ärmeren Familien werden also deutlich häufiger mit »Drogen« behandelt.

Bedenken zum Einsatz dieser Medikamente haben die Nachfrage nach sogenannten nichtstimulierenden Behandlungsalternativen für ADHS angekurbelt, doch diese Mittel erscheinen nicht weniger problematisch. Arzneimittel wie Atomoxetin (Strattera) gehen mit einem ganzen Bündel an unerwünschten Nebenwirkungen einher, darunter Benommenheit, Schlappheit, Appetitverlust, Übelkeit, Erbrechen, Magenkrämpfe, Schlafstörungen, Mundtrockenheit und so weiter. Abgesehen davon wurde nachgewiesen, dass dieses Mittel die Expression von 114 Genen stimuliert, während es elf andere stilllegt.[47] Dennoch wird es weiterhin verschrieben. Ein Forscherteam, dessen Studie diese genetischen Veränderungen herausarbeitete, konstatierte: »Über die molekulare Basis für den therapeutischen Effekt ist wenig bekannt.«[48]

Ich habe im Laufe meiner Arbeit schon viele Kinder mit ADHS behandelt. Zur medizinischen Untersuchung gehört eine gründliche Anamnese, bei der die Eltern hyperaktiver Kinder mir oft erzählen, dass ihr Kind viele Ohrenentzündungen hatte, gegen die Antibiotika verordnet wurden. Einigen wurden die Mandeln entfernt, und viele wurden nur kurz oder gar nicht gestillt. Nicht wenige von ihnen waren auch Kaiserschnittgeburten.

Im *American Journal of Clinical Nutrition* erschien 2000 eine Studie, in der Dr. Laura J. Stevens von der Universität Purdue nachwies, dass Stillkinder deutlich seltener ADHS entwickeln und dass zwischen der Stilldauer und dem ADHS-Risiko ein Zusammenhang besteht.[49] Noch aufschlussreicher ist ihre Beobachtung, dass häufige Ohreninfektionen mit vielen Antibiotika das ADHS-Risiko deutlich erhöhten. Laut einer weiteren bekannten Studie, die bereits in Kapitel 1 zitiert wurde, haben Kaiserschnittkinder ein dreimal so hohes ADHS-Risiko. Das heißt, ADHS ist keineswegs reines Pech.[50]

All diese Zusammenhänge deuten auf Veränderungen in der Darmflora hin. Die Art der Geburt und ob ein Kind gestillt wird, sind entscheidende Faktoren für das Bakteriengleichgewicht im Darm, das eine stabile Umgebung für eine angemessene Reaktion des Körpers auf Krankheitserreger erzeugt. Antibiotika verändern die Zusammensetzung der Darmbakterien, beeinträchtigen damit die Darmwand und ändern die Reaktion des Gehirns auf die Vorgänge im Bauch. Dies kann bedeuten, dass sich die Menge wichtiger Neurotransmitter verändert und mehr entzündungsfördernde Substanzen erzeugt werden, die das Gehirn reizen und die Gehirnfunktion beeinträchtigen. Gleichzeitig wird die Produktion essenzieller Vitamine gestört, die für die Gehirnfunktion benötigt werden. Der kumulative Einfluss all dieser Vorgänge mündet in Entzündungen, die kurzfristig und langfristig dem Gehirn schaden. Bei ADHS sind Menschen mit einer genetischen Prädisposition für dieses Syndrom und chronischen Entzündungen besonders gefährdet. Es überrascht mich nicht, dass der zahlenmäßige Zuwachs der ADHS-Diagnosen parallel zur wachsenden Zahl übergewichtiger Kinder verläuft, denn starkes Übergewicht ist ebenfalls eine entzündliche Erkrankung, die mit der Darmflora zu tun hat und mit der wir uns in Kapitel 4 auseinandersetzen werden.

Auch dass meine ADHS-Patienten so oft unter Verdauungsstörungen leiden, wundert mich gar nicht mehr. Normalerweise liegt eine chronische Verstopfung vor, auch bei denen, die nicht medikamentös behandelt werden (was Verstopfung hervorrufen kann). Ich bin keineswegs der Einzige, dem dies auffällt. Für eine Veröffentlichung im Journal *Pediatrics* hatte ein Forscherteam eine Gruppe von 742 939 Kindern ausgewertet, von denen 32 773 die Diagnose ADHS erhalten hatten.[51] Bei den hyperaktiven Kindern war die Verstopfungsquote fast dreimal höher als bei den anderen. Die Fäkalinkontinenz (mangelnde Darmkontrolle) lag bei der ADHS-Gruppe 67 Prozent höher. Dabei machte es keinen Unterschied, ob die Kinder Medikamente gegen ADHS bekamen oder nicht.

Derart umfangreiche Daten zeigen, dass im Verdauungssystem dieser Kinder etwas schiefläuft, und dass dabei eine direkte Verbindung zur Gehirnfunktion besteht. Deutsche Forscher konnten kürzlich nachweisen, dass Kinder mit ADHS besonders häufig glutensensitiv reagieren. Nach der Umstellung der glutensensitiven Kinder auf eine glutenfreie Ernährung berichteten sie: »Nach Beginn der glutenfreien Ernährung vermeldeten die Patienten oder ihre Eltern eine signifikante Verbesserung ihres Verhaltens und ihrer Fähigkeiten im Vergleich zum vorherigen

Zustand.«[52] Daher empfahlen die Autoren, im Rahmen einer ADHS-Diagnose auch auf Lebensmittelunverträglichkeiten zu testen. Sie erklärten, man solle ADHS nicht als eigenständiges Krankheitsbild, sondern eher als Symptom für verschiedene andere Probleme betrachten. Das würde ich jederzeit unterschreiben. ADHS ist lediglich ein Anzeichen dafür, dass aufgrund von Auslösern wie Gluten und den Auswirkungen eines kranken Mikrobioms das Entzündungssystem Amok läuft.

Für die Entstehung von ADHS wurde immer wieder allein die Ernährung verantwortlich gemacht. Neben den bereits bekannten Auswirkungen der Ernährung auf das Mikrobiom wurde nachgewiesen, dass eine Ernährungsumstellung das problematische Verhalten bei vielen Kindern positiv beeinflusst. 2011 berichteten Forscher in der Lancet von einer beeindruckenden Symptomverbesserung bei ADHS durch eine Ernährungsumstellung.[53] Das war zwar keineswegs das erste Mal, dass die Ernährung für die Entwicklung (und den Erhalt) von ADHS verantwortlich gemacht wurde, aber doch die erste Studie, welche den Einfluss der Ernährung auf eine Hirnerkrankung wie ADHS beleuchtete. Diesmal wagten die Wissenschaftler die Behauptung, dass 64 Prozent der Kinder mit ADHS in Wahrheit an einer Lebensmittelunverträglichkeit litten und auf Milchprodukte, Weizen sowie stark verarbeitete Nahrung mit künstlichen Farb- und Zusatzstoffen reagierten. Obwohl diese Studie durchaus kritisiert wird und wir mehr Arbeiten und Untersuchungen brauchen, eröffnet sie immerhin die Diskussion über den Einfluss der Ernährung auf ADHS. Auch solche Ergebnisse lassen es möglich erscheinen, dass eine Verhaltensstörung wie ADHS durch externe Faktoren, zum Beispiel über die Ernährung, entsteht und durch Veränderungen der persönlichen Umgebung behandelbar ist. Hierzu zählen auch Veränderungen des Mikrobioms, denn eine Ernährungsumstellung führt zu Verschiebungen der Darmflora und kann so wiederum das Verhalten beeinflussen.

Es gibt noch eine weitere Erkenntnis, die zum Darm zurückführt. Sie betrifft den bereits angesprochenen Neurotransmitter GABA, der bei Kindern mit ADHS im Gehirn nicht ausreichend vorhanden ist. Eine geniale Studie von Dr. Richard Edden, Professor für Radiologie an der Medizinischen Hochschule der Johns Hopkins Universität, eröffnete mittels Magnetresonanzspektroskopie ein »Fenster zum Gehirn«, über das man bei lebenden Probanden verschiedene Substanzen messen konnte.[54] Diese Technik wurde für eine Gruppe acht- bis zwölfjähriger Kinder eingesetzt, in deren Gehirnen signifikante Unterschiede der GABA-Konzentration auffielen. Die ADHS-Gruppe hatte deutlich weniger GABA im Gehirn als die Kontrollgruppe. Daraus ließe sich folgern, dass ADHS auf einen Mangel an GABA zurückgeht.

Aber wie kommt es zu diesem Mangel, und wie kann man die GABA-Menge im Gehirn dieser Kinder erhöhen? GABA (Gamma-Aminobuttersäure) wird im Körper aus der Aminosäure Glutamin erzeugt. Die Umwandlung von Glutamin in GABA funktioniert allerdings nur, wenn bestimmte Kofaktoren vorliegen, die für spezielle chemische Reaktionen benötigt werden, in diesem Fall Zink und Vitamin B6. Beides muss der Körper über die Nahrung aufnehmen. GABA kann erst entstehen, wenn bestimmte Arten Darmbakterien diese Kofaktoren verarbeitet haben. Inzwischen wird nach den Bakterienstämmen gefahndet, die an der GABA-Produktion beteiligt sind. Laut einer Meldung im *Journal of Applied Microbiology* ließ sich inzwischen nachweisen, dass bestimmte Varianten von Lactobacillus und Bifidobacterium GABA im Überfluss produzieren.[55]

Zudem erbrachten Studien, die diese Bakterien in Form von Probiotika verabreichten, bereits vielversprechende Ansätze zur Angstbehandlung.[56]

Zu Gamma-Aminobuttersäure und deren Beziehung zu den spezifischen Symptomen von ADHS (wie Impulsivität) wurde bereits viel geforscht.[57] Man arbeitet auch an möglichen Zusammenhängen von GABA und einer anderen Gehirnerkrankung, nämlich dem Tourette-Syndrom.[58] Warum ein Mangel an GABA das Gehirn derart beeinträchtigen kann, scheint nach allgemeinem Konsens daran zu liegen, dass GABA ein hemmender Neurotransmitter ist: Er setzt die elektrische Ladung einer Nervenzelle herab, sodass sie umliegende Nervenzellen nicht so leicht reizen kann. Eine mangelnde GABA-Aktivität würde bedeuten, dass bestimmte Gehirnareale nicht mehr gebremst werden – das passt natürlich zu Kindern mit der überschießenden motorischen Aktivität, die für das Tourette-Syndrom charakteristisch ist und den Verlust der Impulskontrolle. (Mehr zum Tourette-Syndrom in Kapitel 9.)

Wie ich bereits erwähnte, müssen wir uns von dem Gedanken verabschieden, dass wir Hirnprobleme durch pharmazeutische Mittel lösen können, die Symptome behandeln, ohne die eigentliche Ursache anzugehen – ganz besonders in Bezug auf Kinder. Stellen Sie sich vor, wir könnten Kinder mit ADHS mit gesunder Ernährung, Probiotika und Nahrungsergänzungsmitteln anstatt mit Ritalin behandeln! Bereits 2003, also fünf Jahre vor Beginn des Human Microbiome Project, erschien eine vielversprechende Studie zu diesem Thema, an der 20 Kinder mit ADHS teilnahmen.[59] Die Hälfte der Kinder erhielt Ritalin, die andere Hälfte hingegen Probiotika wie Lactobacillus acidophilus sowie Nahrungsergänzungsmittel, zum Beispiel essenzielle Fettsäuren.

Überraschenderweise waren Probiotika und Ergänzungsmittel gemeinsam ebenso erfolgreich wie Ritalin. Die Autoren kamen zu dem Schluss, dass »essenzielle Fette« die Darmschleimhaut reparieren, was zusammen mit einer »Wiederherstellung einer freundlichen Darmflora und der Verabreichung von Probiotika« die positive Entwicklung dieser Kinder erklären könnte. Diese Information, die schon vor zehn Jahren veröffentlicht wurde, eröffnet eine Alternative zur Verwendung potenziell gefährlicher Arzneimittel. Obwohl es sich lediglich um eine kleine Studie handelt und hier mehr Forschungen erforderlich sind, erwarte ich auf diesem Gebiet noch viele weitere Arbeiten, welche den engen Zusammenhang zwischen ADHS und einer gesunden, ausgewogenen Darmflora belegen.[60] Schon jetzt können wir auf 35 Jahre Forschungen zu Lebensmittelunverträglichkeiten und Hyperaktivitätssymptomen zurückblicken.[61] Damit müssen wir die Rolle der Darmbakterien nur noch in großem Rahmen weiterhin dokumentieren.

Ich habe bereits erwähnt, wie die zunehmenden ADHS-Fallzahlen die steigende Übergewichtsspirale bei Kindern widerspiegeln. In den letzten 20 Jahren beobachten wir bei beiden Problematiken massive Zuwächse. Und wie ich gezeigt habe, liegt hier mit größter Wahrscheinlichkeit eine Verbindung zum Mikrobiom vor. Nachdem Sie nun einen Eindruck haben, wie die Darmbakterien affektive Störungen und Angststörungen beeinflussen, wird es Zeit, sich einem naheliegenden Thema zuzuwenden: Ist die zunehmende Verfettung der gesamten Gesellschaft womöglich weniger auf unseren Hang zu Kuchen und Cola zurückzuführen, sondern eher auf unser Mikrobiom? Sehen wir uns das einmal an.

KAPITEL 4

Dick und dumm durch falsche Freunde:
Die überraschenden Verbindungen zwischen Darmbakterien, Appetit, Übergewicht und Gehirn

Dass wir rasend schnell immer dicker werden, weiß jeder, der die Augen aufmacht. Man kann die Fakten nicht mehr ignorieren. Weltweit ist die Anzahl der übergewichtigen und fettleibigen Menschen von 857 Millionen im Jahr 1982 auf 2,1 Milliarden im Jahr 2013 gestiegen, also um mehr als 145 Prozent.[1] 1990 waren in den meisten US-Bundesstaaten nicht einmal 15 Prozent der Bevölkerung stark übergewichtig. 2010 lag der Prozentsatz der stark Übergewichtigen in 36 Staaten bei mindestens 25 Prozent, in zwölf Staaten sogar bei 30 oder mehr Prozent. Zwei von drei Amerikanern sind aktuell übergewichtig, jeder Dritte sogar stark übergewichtig.[2]

Das Statistische Bundesamt vermeldete für Deutschland im Jahr 2013, dass 52 Prozent der erwachsenen Bevölkerung, davon 62 Prozent der Männer und 43 Prozent der Frauen, an Übergewicht litten. Im Vergleich zu 1999 waren die Zahlen gestiegen; damals rechnete man insgesamt 48 Prozent der Erwachsenen zu den Übergewichtigen, davon 56 Prozent der Männer und 40 Prozent der Frauen.[3]

Dabei gilt man mit einem Body Mass Index (BMI, ein Wert, der das Gewicht ins Verhältnis zur Körpergröße setzt) von 25 bis 29,9 als »übergewichtig«, ab einem BMI von 30 als »stark übergewichtig« oder »fettleibig« oder auch »fettsüchtig«.

In Amerika sind mehr Frauen als Männer stark übergewichtig;

in Europa haben die Männer die Nase vorn. Dadurch entstehen jährlich allein in den USA Behandlungskosten in Höhe von 147 Milliarden Dollar. Weltweit gehen 3,4 Millionen Todesfälle auf das Konto von Übergewicht und Fettleibigkeit.[4] Dabei gehen die gesundheitlichen Folgen weit über die psychologische Belastung durch das unerwünschte Körperfett hinaus. Übergewicht und Fettleibigkeit erhöhen das Risiko für Herz-Kreislauf-Erkrankungen, Krebs, Diabetes, Arthrose, chronische Nierenleiden und natürlich neurodegenerative Leiden einschließlich Demenz. Was starkes Übergewicht für das Gehirn bedeutet, wird leider oft ausgeklammert – zu Unrecht. Inzwischen liegen unwiderlegbare wissenschaftliche Beweise vor, dass Übergewicht und Fettsucht die Gefahr für kognitiven Abbau, Verlust von Gehirngewebe und für das ganze Arsenal an Hirnerkrankungen von Depressionen bis hin zu Demenz signifikant erhöhen. Schon im Mutterleib kann das Kind dadurch Schaden nehmen: Anfang 2014 erschien eine Studie im Journal *Cell*, der zufolge starkes Übergewicht während der Schwangerschaft die neuronalen Schaltkreise des Ungeborenen so verdrahten kann, dass dieses später ein höheres Risiko für Gewichtszunahme und Diabetes hat.[5]

Seit Jahrzehnten bemüht sich die Wissenschaft um eine Lösung für dieses Problem. Pharmakonzerne wenden Milliarden auf, weil sie auf eine Wunderpille hoffen, die ohne Nebenwirkungen raschen, sicheren Gewichtsverlust gestattet. Und die Verbraucher geben Unsummen aus, ob für Bücher und Zeitschriften oder für Ergänzungsmittel und Diätnahrung, um ihre Taille zu straffen. Ohne sichtbaren Erfolg. Doch ich glaube, es gibt eine Lösung. Und Sie ahnen wahrscheinlich schon, worauf ich hinauswill: Wir müssen das Mikrobiom verändern. Alle neueren wissenschaftlichen Erkenntnisse weisen auf die Macht des Mikrobioms über Appetitkontrolle, Stoffwechsel und Gewicht hin. Die Suche nach dem Idealgewicht beruht offenbar darauf, ob in uns »fette« Keime wachsen.

Die dicken und die dünnen Stämme

Bevor ich näher auf die Zusammenhänge zwischen Mikrobiom und Fettleibigkeit eingehe, sollten wir noch einmal überlegen, was ein durchschnittliches Kind im Westen von einem Kind aus dem ländlichen Raum in Afrika, südlich der Sahara, unterscheidet. Übergewicht und Fettleibigkeit sind in diesem Teil der afrikanischen Gesellschaft praktisch unbekannt. Natürlich hat diese Diskrepanz durchaus mit der Verfügbarkeit von Nahrung zu tun, doch ich möchte mich an dieser Stelle auf die Zusammensetzung der Darmbakterien konzentrieren. In einer viel zitierten Harvard-Studie von 2010 wurde den Auswirkungen der Ernährung auf das Mikrobiom nachgegangen, indem man die Darmbakterien von Kindern aus dem ländlichen Afrika untersuchte.[6] Die faserreiche Kost dieser Kinder ähnelt der aus der Zeit, in der der Mensch sesshaft wurde und zum Ackerbau überging. Die Wissenschaftler unterzogen den Stuhl und die darin vorhandenen Bakterienstämme genetischen Tests. Außerdem ermittelte man die Menge der kurzkettigen Fettsäuren, die bei der Verdauung von Pflanzenfasern (Polysacchariden) von Darmbakterien erzeugt werden. Wie schon früher erläutert, sind die Firmicutes und die Bacteroidetes die größten Bakteriengruppen, die bis zu 90 Prozent unserer Mitbewohner stellen. Das Verhältnis dieser beiden Gruppen zueinander hat entscheidenden Einfluss auf die Entzündungsbereitschaft und steht in direktem Bezug zu Gesundheitsproblemen wie starkem Übergewicht, Diabetes und koronarer Herzkrankheit. Zwar gibt es kein perfektes Verhältnis für optimale Gesundheit, doch wir wissen, dass ein höherer Anteil an Firmicutes bei weniger Bacteroidetes mit mehr Entzündungen und mehr Übergewicht einhergeht.

Wie kommt das? Die Firmicutes sind besonders geschickt darin, der Nahrung Kalorien zu entziehen, und gestatten so eine erhöhte Kalorienaufnahme. Wenn der Körper die Kalorien aus der Nahrung bei der Verdauung leichter aufnehmen kann, nimmt er logischerweise leichter zu. Im Gegensatz dazu sind Bacteroidetes darauf spezialisiert, pflanzliche Stärke und Fasern in kürzere Fettsäuren umzuwandeln, aus denen der Körper Energie gewinnen kann. Mittlerweile gilt das F:B-Verhältnis als Biomarker für starkes Übergewicht.[7]

Dieser Harvard-Studie zufolge ist der Darm von Menschen aus dem Westen eher von Firmicutes besiedelt, der von Afrikanern hingegen von mehr Bacteroidetes. Sehen Sie selbst:

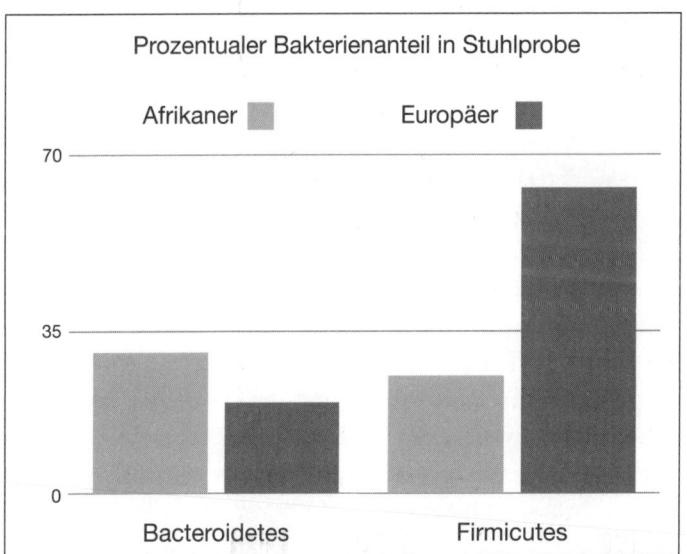

Prozentualer Bakterienanteil in Stuhlprobe

Wenn im Darm die Firmicutes das Sagen haben, hat dies ungute Folgen, denn diversen Studien zufolge regulieren diese Darmbakterien auch die Stoffwechselgene des Menschen. Genau jene Bakterien, die bei Übergewichtigen in Massen vorkommen, steuern also die Gene, die unseren Stoffwechsel negativ beeinflussen. Letztlich kapern sie unsere DNA und gaukeln dem Körper vor, er müsse dringend Kalorien einlagern.

Die Autoren einer Studie von 2011 formulierten dies so: »Die Mikroorganismen erhöhen nicht nur die Energieausbeute im Darm, sondern nehmen auch Einfluss auf die Regulierung zur Speicherung dieser Energie und auf die Funktion des Immunsystems. Letzteres ist wichtig, weil ein Ungleichgewicht in der Zusammensetzung der Mikrobengemeinschaft im Darm entzündliche Erkrankungen nach sich ziehen kann, die wiederum mit starkem Übergewicht in Verbindung stehen.«[8] Anfang 2015 publizierte das *American Journal of Clinical Nutrition* dann eine Studie, die erneut belegte, dass ein höherer Firmicutes-Anteil unsere Genexpression verändert und hierüber Fettleibigkeit, Diabetes, Herzgefäßerkrankungen und Entzündungen den Weg ebnet. Allerdings zeigte diese Studie auch, dass wir dies ändern können. Bereits eine Erhöhung der Ballaststoffzufuhr kann das Verhältnis verbessern.[9]

Bei der Untersuchung der Unterschiede der kurzkettigen Fettsäuren (Short Chain Fatty Acid/SCFA) beider Gruppen (Europäer und Afrikaner) stellte sich ein weiterer bemerkenswerter Unterschied heraus.[10]

In Kapitel 5 werden wir uns mit der genaueren Bedeutung dieser Vergleiche befassen. Vorläufig müssen Sie nur wissen, dass wir mehr Buttersäure und Essigsäure und weniger Propionsäure anstreben. Ein höherer Anteil an Propionsäure bedeutet, dass im Darm die nicht so freundlichen Bakterien vorherrschen.

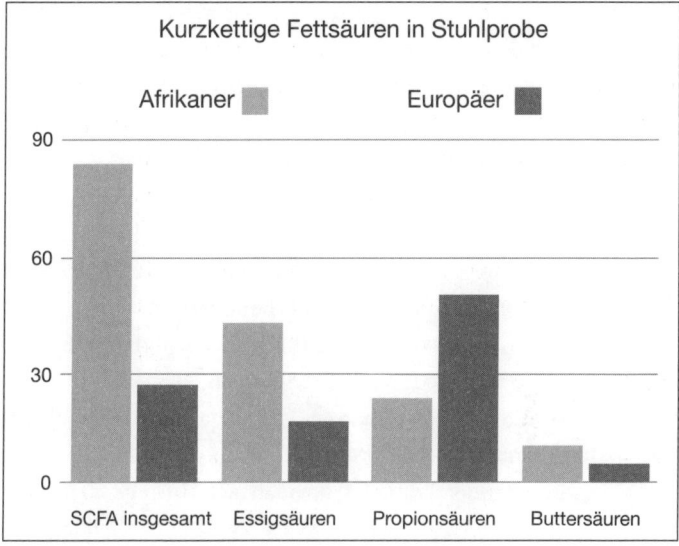

Kurzkettige Fettsäuren in Stuhlprobe

Afrikaner ▧   Europäer ▨

Das afrikanische Profil reflektiert also tatsächlich ein gesünderes Mikrobiom als das europäische. Und diese Unterschiede liegen vor allem an der Ernährung. Die traditionelle afrikanische Ernährung ist faserreich und zuckerarm. Die europäische Ernährung ist genau das Gegenteil. Könnte das ein Grund sein, weshalb starkes Übergewicht und Krankheiten wie Asthma im ländlichen Afrika nicht vorkommen?

In Vorlesungen über Fettleibigkeit und die Darmflora führe ich gern eine bahnbrechende Zwillingsstudie an, die 2006 in *Nature* erschien und erstmals solche Verbindungen enthüllte.[11] Als Wissenschaftler der Universität Washington Darmbakterien von einem übergewichtigen menschlichen Zwilling in den Verdauungstrakt schlanker Mäuse übertrugen, wurden diese Mäuse fett. Und als man schlanken Mäusen das Mikrobiom des schlanken Zwillings einimpfte, blieben diese schlank. Gleichzeitig registrierten die Untersucher auffällige Unterschiede in der Zusammensetzung der Bakterien von fettleibigen und normalgewichtigen Probanden. Die fettleibigen Personen hatten 20 Prozent mehr Firmicutes als die Normalgewichtigen und fast 90 Prozent weniger Bacteroidetes. Andere Studien konnten bestätigen, dass Diabetiker und stark übergewichtige Menschen meist eine geringere Bakterienvielfalt aufweisen.[12] Zudem meldete die Cleveland Clinic, dass bestimmte Bakterien Bestandteile von Fleisch und Eiern in einen Stoff umwandeln, der die Arterienverkalkung begünstigt.[13] Wer also zu viele dieser Bakterien beherbergt, hat ein größeres Risiko für Herzgefäßerkrankungen. Das könnte erklären, warum manche Menschen so viel »gefäßschädliche« Nahrung essen können, wie sie wollen, ohne dass ihr Herz darunter leidet, während andere, deren Mikroben aus dem Gleichgewicht geraten sind, durchaus in Gefahr sind. Das soll nicht heißen, dass Sie Fleisch und Eier meiden sollten – im Gegenteil, beides liefert wichtige Nährstoffe und gehört zu einer gehirnfreundlichen Ernährung. Es geht vielmehr darum, dass eine unausgewogene Darmflora der Grund für gesundheitliche Probleme sein kann. Wenn also jemand an Herzkrankheiten schuld sein muss, dann beschuldigen Sie die schlechten Bakterien in Ihrem Darm.

Bevor wir uns den wissenschaftlichen Aspekten von Darmkolonien und Taillenumfang widmen, sollten wir noch ein paar Grundlagen betrachten, um die Verbindung zwischen Gehirn, Gesundheit und Übergewicht insbesondere in Bezug auf Blutzucker, Insulinresistenz und Diabetes zu begreifen.

Fettsucht und Hirnerkrankungen sind entzündlich bedingt

Es erscheint schwer vorstellbar, dass Fettsucht genau wie Demenz oder Depressionen auf Entzündungen beruht, doch genau dies trifft zu. Zunächst einmal werden bei starkem Übergewicht erhöhte Mengen entzündungsfördernder Zytokine produziert.[14] Diese Moleküle stammen weitgehend aus dem Fettgewebe selbst, das wie ein Organ Hormone und Entzündungssubstanzen in den Körper pumpt. Fettzellen dienen nämlich keineswegs nur als Depot für überzählige Kalorien. Vielmehr sind sie intensiver in die menschliche Physiologie integriert, als wir bisher dachten. Sobald jemand mehr Fett mit sich herumträgt, als er braucht, insbesondere rund um die Eingeweide (Leber, Herz, Nieren, Bauchspeicheldrüse und Darm), wird der Stoffwechsel beeinträchtigt.

Dieses tiefe Bauchfett, auch Eingeweidefett oder viszerales Fett genannt, steht bei starkem Übergewicht häufig im Vordergrund und aktiviert auf ganz spezielle Weise bestimmte Entzündungskaskaden im Körper sowie Botenstoffe, welche die normale Hormonregulierung stören.[15] Doch Eingeweidefett setzt nicht nur rein biologisch die generelle Entzündungsbereitschaft herauf, sondern es kann sich auch selbst entzünden. Diese Sorte Fett beherbergt Horden entzündungsfreudiger weißer Blutkörperchen. Wenn das Bauchfett nun Hormone und Entzündungsmoleküle ausschüttet, landen diese weißen Blutkörperchen direkt in der Leber, die daraufhin ein Sperrfeuer auslöst (in Form von Entzündungsreaktionen und Botenstoffen, welche die Hormonregulierung stören).

Langer Rede kurzer Sinn: Bauchfett ist nicht nur ein lauerndes Raubtier im Unterholz, sondern ein gefährlicher, bewaffneter Feind. Die Zahl der Erkrankungen, die heute mit Bauchfett in Verbindung gebracht werden, reicht von den offensichtlichen (Fettleibigkeit und metabolisches Syndrom) bis zu den weniger naheliegenden (Krebs, Autoimmunkrankheit und Hirnerkrankung). Die Gefährlichkeit des Bauchfetts erklärt, weshalb der Taillenumfang gern als Messwert für die Gesundheit insgesamt herangezogen wird. Er ist ein guter Anhaltspunkt für spätere Gesundheitsrisiken und die Mortalität: Je größer der Taillenumfang ist, desto höher ist das Risiko, krank zu werden oder früher zu sterben. Der Taillenumfang weist aber auch auf unerwünschte strukturelle Veränderungen im Gehirn hin.

In einer weiteren häufig zitierten Studie von 2005 prüften Forscher der Universitäten Berkely und Davis in Kalifornien sowie der Universität Michigan das Taille-Hüft-Verhältnis von über 100 Probanden und verglichen das Ergebnis mit strukturellen Hirnveränderungen.[16] Es ging dabei um die Frage, ob zwischen Hirnstruktur und Bauchumfang ein Zusammenhang existiert oder nicht. Die Ergebnisse lösten unter Medizinern heftige Diskussionen aus: Je dicker der Bauch (und desto unausgeglichener damit das Taille-Hüft-Verhältnis), desto kleiner ist das Erinnerungszentrum im Gehirn, der Hippocampus. Die Funktion des Hippocampus hängt von seiner Größe ab. Wenn der Hippocampus schrumpft, geht auch das Gedächtnis zurück.

Noch spannender ist, dass mit schlechterem Taille-Hüft-Verhältnis auch das Risiko für kleinere Schlaganfälle ansteigt. Solche kleinen Schlaganfälle gehen mit zunehmenden Einschränkungen bei der Hirnfunktion einher. Die Autoren kamen zu dem Schluss: »Diese Ergebnisse stimmen mit der wachsenden Zahl an Belegen überein, die starkes Übergewicht, Gefäßkrankheiten und Entzündungen mit kognitivem Abbau und Demenz in Verbindung setzen.« Andere Studien konnten dies bestätigen, zum Beispiel eine Arbeit der Universität Boston von 2010: Überschüssige Pfunde bedeuten weniger Hirnvolumen.[17] Manch einer möchte nun vielleicht lieber andere Körperteile zum Vergleich heranziehen, doch in Bezug auf den Hippocampus kommt es tatsächlich auf die Größe an.

Immerhin zählen fettgenerierte Zytokine zu den Substanzen, die bei allen entzündlichen Erkrankungen – von Arthritis und Herzkrankheit bis zu Autoimmunkrankheiten und Demenz – erhöht sind. Die Entzündungsbereitschaft lässt sich bekanntlich über bestimmte Marker wie das C-reaktive Protein (CRP) bestimmen. Laut dem *New England Journal of Medicine* korreliert ein erhöhter CRP-Wert mit einem dreifach erhöhten Risiko für Demenz und Alzheimer-Krankheit. Außerdem bestehen Zusammenhänge mit kognitiven Einschränkungen und allgemeinen Denkproblemen.[18]

Man braucht also nur eins und eins zusammenzuzählen: Wenn das Risiko für neurologische Erkrankungen durch das Entzündungsniveau beeinflusst wird und Körperfett die Entzündungsbereitschaft erhöht, ist starkes Übergewicht ein Risikofaktor für Hirnerkrankungen. Dabei sind Entzündungen für weit mehr Krankheiten verantwortlich, die wir gemeinhin dem Übergewicht zuschreiben. Sie spielen zum Beispiel eine Schlüsselrolle bei Diabetes und Bluthochdruck. Diese Krankheiten mögen mit separaten Symptomen daherkommen und anders eingestuft sein (Diabetes gilt als Stoffwechselkrankheit, wohingegen Bluthochdruck als kardiovaskuläres Problem angesehen wird), haben aber eines gemeinsam: Entzündungen.

Blutzucker und Gehirn

Wenn starkes Übergewicht das Ergebnis einer Stoffwechselfehl-funktion ist, darf man das Thema Blutzuckerkontrolle nicht aus-klammern. Zu Beginn dieser Diskussion sollten wir uns kurz mit dem Insulin beschäftigen, das immerhin eines der wichtigsten Hormone im Körper ist. Es spielt im Stoffwechsel eine Haupt-rolle, indem es dazu beiträgt, Energie aus der Nahrung zur Wei-terverwertung in die Zellen zu schleusen. Dieser Prozess ist aus-gesprochen komplex. Die Zellen können Glukose nur mit Hilfe von Insulin aufnehmen, das wie ein Transportmedium wirkt und von der Bauchspeicheldrüse erzeugt wird. Insulin befördert Glu-kose aus dem Blut in die Zellen, wo der Zucker als Brennstoff dienen kann.

Eine normale, gesunde Zelle hat reichlich Insulinrezeptoren und spricht bereitwillig auf das Hormon an. Wenn eine Zel-le jedoch aufgrund des ständigen Vorhandenseins von Zucker (durch zu hohen Kohlenhydrat- und Zuckerverzehr) gnadenlos hohen Insulinmengen ausgesetzt ist, passt sie sich irgendwann auf geniale Weise an: Sie reduziert die Anzahl der Rezeptoren auf der Zelloberfläche, die auf das Insulin ansprechen. Das ist, als würde die Zelle ein paar Klingeln abstellen, damit sie das Klopfen des Insulins nicht mehr wahrnimmt. Auf diese Wei-se wird sie unempfindlich gegenüber Insulin, und man spricht von Insulinresistenz. Insulinresistente Zellen lassen die Gluko-se im Blut. Wie bei den meisten biologischen Prozessen weiß der Körper sich jedoch zu helfen. Der Körper will das Problem beheben, denn ihm ist klar, dass nicht zu viel Glukose im Blut herumschwimmen sollte. Deshalb fordert er die Bauchspeichel-drüse auf, die Insulinproduktion zu erhöhen, um die Glukose fortzuschaffen. Daraufhin schüttet die Bauchspeicheldrüse tapfer so viel Insulin aus, wie benötigt wird, um die Glukose in die Zellen zu zwingen. Bald ist noch mehr Insulin erforderlich, weil die Zellen noch mehr Kanäle dicht machen.

So beginnt ein Teufelskreis, der am Ende zu Typ-2-Diabetes führt. Die Definition von Diabetes ist, dass der Blutzucker zu hoch ist, weil der Körper die Glukose nicht mehr in die Zellen schleusen kann. Wenn der Zucker jedoch im Blut bleibt, ist er dort zerstörerisch wie Glasscherben. Er richtet jede Menge Schaden an. Diabetes ist eine führende Ursache von vorzeitigem Tod, koronarer Herzkrankheit, Schlaganfall, Nierenschäden, Blindheit und neurologischen Problemen. Wir könnten sogar behaupten, dass er eine Hauptursache der Alzheimer-Krankheit ist, wenn er lange Jahre unbehandelt bleibt. Während die meisten Menschen mit Typ-2-Diabetes übergewichtig sind, laufen heute viele normalgewichtige und sogar schlanke Menschen mit chronischen Blutzuckerschwankungen herum. Der Weg zur Diabetes – und irgendwann zu Hirnschäden – beginnt unabhängig vom Gewicht mit diesen Schwankungen. Und über die Kette der Ereignisse toben irgendwann Entzündungen im ganzen Körper.

Als anaboles Hormon regt Insulin das Zellwachstum, die Fettbildung und Fetteinlagerung sowie weitere Entzündungen an. Ein hoher Insulinspiegel kann andere Hormone hochputschen oder drosseln und damit das gesamte Hormonsystem aus dem Gleichgewicht bringen. Und all diese Fehlsteuerungen haben Nachwirkungen, die den Körper sozusagen auf eine biologische Rampe schieben.

Blutzuckerspitzen haben eine unmittelbare negative Wirkung auf das Gehirn. Wenn der Blutzucker steigt, geht automatisch die Menge der Neurotransmitter Serotonin, Adrenalin, Noradrenalin, GABA und Dopamin zurück. Auch das Ausgangsmaterial für diese Substanzen, zum Beispiel B-Vitamine, ist schnell verbraucht.

Zugleich sinkt bei hohem Blutzucker der Magnesiumspiegel, was Nervensystem und Leber beeinträchtigt. Noch wichtiger ist, dass der hohe Blutzucker die in Kapitel 2 beschriebene Glykierungsreaktion in Gang setzt. Zur Wiederholung: Bei der Glykierung binden sich Zuckermoleküle über einen biologischen Prozess an Proteine und bestimmte Fette. Dabei entstehen gefährliche neue Strukturen, die AGE, die mehr als alles andere zur Degeneration des Gehirns und seiner Funktion beitragen. Schon dieser Prozess kann wichtiges Gehirngewebe schrumpfen lassen. Heute wissen wir, dass Insulinresistenz der Bildung jener tückischen Plaques vorausgehen kann, die im Gehirn von Alzheimer-Kranken vorliegen. Diabetiker haben ein mindestens doppelt so hohes Alzheimer-Risiko wie Nichtdiabetiker, und Übergewichtige haben ein deutlich höheres Risiko für eine gestörte Hirnfunktion.

Natürlich ist Diabetes keine unmittelbare Ursache der Alzheimer-Krankheit, doch beide haben eine gemeinsame Entstehungsgeschichte: Diabetes und Alzheimer-Krankheit resultieren aus einer Fehlernährung, die den Körper zwingt, sich mittels biologischer Signalwege anzupassen, die irgendwann zu Fehlfunktionen führen und schließlich krank machen. Diabetes und sogar leicht erhöhte Blutzuckerwerte unterhalb der Schwelle zur Diabetes werden direkt mit einem erhöhten Risiko für Hirnschrumpfung und Alzheimer-Krankheit in Verbindung gebracht. Der parallele Anstieg von Typ-2-Diabetikern, stark Übergewichtigen und Alzheimer-Patienten in den letzten zehn Jahren ist kein Zufall.

Was aber erzeugt so viel Diabetes? Den Zahlen zufolge besteht ein unbestreitbarer Zusammenhang zwischen hohem Kohlenhydratverzehr und Diabetes. Seit die amerikanische Diabetes-Gesellschaft ADA den Bürgern 1994 empfahl, 60 bis 70 Prozent ihres Energiebedarfs über Kohlenhydrate zu decken, nimmt die Diabetesepidemie ihren Lauf (und die Fettsucht ebenfalls). Von

1997 bis 2007 hat sich die Zahl der Diabetiker verdoppelt. Von 1980 bis 2011 hat sie sich sogar verdreifacht. Schätzungen zufolge ist in Amerika heute jeder Elfte Diabetiker, wobei 28 Prozent der Betroffenen nichts von ihrer Erkrankung wissen.[19] In Deutschland geht man von sieben bis acht Prozent der Bevölkerung und einer Dunkelziffer von etwa zwei Prozent aus.[20] Man kann sicher mit Fug und Recht behaupten, dass die Zahl der Prädiabetiker, bei denen der Blutzucker bereits stark schwankt, ohne dass sie dies ahnen, ähnlich hoch ist.

Schuld sind die Bakterien

Bitte keine falsche Vorfreude: Zur Erhaltung der Hirnfunktion und zur Abwehr der Alzheimer-Krankheit müssen wir in erster Linie den Blutzucker regulieren. Denn der Blutzucker spiegelt nicht nur die Zucker- und Kohlenhydrataufnahme, sondern auch das Gleichgewicht im Darm. Forschungsergebnisse aus den letzten Jahren verraten, dass bestimmte Bakterienarten die Blutzuckerkontrolle unterstützen. (Einzelheiten hierzu erkläre ich in Kürze.)

Inzwischen untersucht die Forschung, wie bestimmte Probiotika Typ-2 Diabetes und die möglichen neurologischen Folgeschäden zurückdrängen können. Beim Harvard-Symposium zum Mikrobiom 2014 staunte ich über die Arbeit von Dr. M. Nieuwdorp von der Universität Amsterdam, der unglaubliche Forschungsergebnisse zu Übergewicht und Typ-2-Diabetes präsentierte.[21] Mittels Fäkaltransplantation hatte er bei über 250 Patienten mit Typ-2-Diabetes den entgleisten Zuckerstoffwechsel erfolgreich verbessert. Dabei hatte sich auch die Insulinsensitivität wieder erhöht.

Solche Erfolge sind in der traditionellen Medizin praktisch unbekannt. Es gibt kein Medikament, das Diabetes rückgängig machen oder die Insulinsensitivität signifikant verbessern kann. Dr. Nieuwdorps Präsentation verschlug seinen Zuhörern schlichtweg die Sprache. Besonders geschickt war sein Kontrollansatz: Zunächst implantierte er Faeces, also Kot, von einem gesunden, schlanken Nichtdiabetiker in einen Diabetiker. Der Kontrollgruppe transplantierte er einfach wieder ihr eigenes Mikrobiom in den Darm, sodass sie nicht wussten, ob sie nun behandelt wurden oder nicht. Für diejenigen unter uns, die tagtäglich sehen, was Diabetes auf die Dauer bei den Patienten anrichtet, sind Ergebnisse wie die von Dr. Nieuwdorp mehr als ein Silberstreifen am Horizont. Einem Neurologen wie mir, dem der enge Zusammenhang zwischen erhöhtem Blutzucker und Hirnzerstörung bewusst ist, eröffnen derart bahnbrechende Studien eine ganz neue Welt an Präventions- und Behandlungsmöglichkeiten für Gehirnerkrankungen.

Jeden Tag kommt eine neue Diät oder ein neues Ergänzungsmittel auf den Markt, welches das Abnehmen unterstützen soll. Fettleibige Menschen werden wegen ihrer Gewichtsprobleme verachtet, weil sie sich angeblich nicht beherrschen können und Dinge essen, von denen man nun einmal dick wird. Wir sind uns durchaus einig, dass die westliche Ernährungsweise mit vielen Kohlenhydraten, weißem Zucker und stark verarbeiteten Fetten für das um sich greifende Übergewicht verantwortlich ist. Zugleich neigen wir zu der Auffassung, dass Übergewichtige faul sind und im Vergleich zu ihrer Kalorienaufnahme nicht genug Energie verbrauchen.

Wenn Übergewicht oder Fettleibigkeit nun aber gar nichts mit Willenskraft oder den Genen zu tun haben, sondern vielmehr von unserer Darmflora abhängig sind? Ist es denkbar, dass unsere Gewichtsprobleme auf ein krankes, unausgeglichenes Konglomerat von Darmbakterien zurückgehen?

Millionen Menschen dürften erleichtert aufatmen, wenn sie hören, dass ihr Übergewicht womöglich nicht ihre Schuld ist. Neue Studien demonstrieren, dass unsere Darmflora keineswegs nur die Verdauung unterstützt. Vielmehr ist sie entscheidend am Stoffwechsel beteiligt und hat unmittelbar damit zu tun, ob wir zunehmen oder abnehmen. Die Darmbakterien sind sozusagen die Zeremonienmeister des Körpers, die festlegen, wie wir Fett einlagern und auf Sättigungshormone reagieren, die an der Blutzuckerregulierung beteiligt sind und Einfluss auf stoffwechselrelevante Gene nehmen. Von Geburt an bereiten sie den Weg dafür, ob wir eines Tages fette, hirnkranke Diabetiker sind oder schlank und rank mit einem gesunden Gehirn ein langes, erfülltes Leben führen.

Fest steht zumindest, dass die Darmgesellschaft schlanker Menschen eher einem artenreichen Regenwald ähnelt, wohingegen die von stark übergewichtigen Menschen weit eintöniger ist. Früher hielt man Übergewicht für ein mathematisches Problem: Die Betroffenen nahmen einfach mehr Kalorien auf, als sie verbrauchten. Neue Ergebnisse zeigen jedoch, dass das Mikrobiom großen Einfluss auf den Energieumsatz hat, der wiederum für die Gleichung zwischen Kalorienzufuhr und Kalorienverbrennung zuständig ist. Ein Mensch, der zu viele Bakterien beherbergt, die wunderbar Kalorien verwerten können, nimmt mehr Kalorien auf, als er braucht, und lagert daher mehr Fett ein.

Die Arbeiten von Jeffrey Gordon und seinen Kollegen an der Washington University in St. Louis vermitteln einen guten Einblick in die Abläufe, mit deren Hilfe die Unterschiede in der Darmflora von schlanken und dicken Menschen und der Zusammenhang mit dem Körpergewicht analysiert werden.[22] Hier wurden jene wegweisenden Experimente mit den »humanisierten« Mäusen durchgeführt, die in *Science* vorgestellt wurden.[23]

Nachdem man Mäusen das Mikrobiom einer fettleibigen Frau oder umgekehrt das ihrer schlanken Zwillingsschwester einge-impft hatte, erhielten diese Mäuse dieselbe Nahrung in dersel-ben Menge. Es zeigte sich, dass bald eine unterschiedliche Ge-wichtsentwicklung einsetzte. Die Tiere, die Bakterien von einer stark übergewichtigen Frau erhalten hatten, wurden nicht nur dicker als die Mäuse mit den Bakterien einer schlanken Frau, sondern hatten auch ein weniger vielfältiges Mikrobiom.

Bei der Wiederholung des Experiments beließ Gordons Team beide Gruppen im selben Käfig, was man vorher nicht getan hat-te. Jetzt konnten die Mäuse, die Mikroben von der stark überge-wichtigen Frau in sich trugen, von ihren schlanken Mitbewoh-nern neue Mikroben bekommen (hauptsächlich indem sie den Kot der schlanken Mäuse fraßen, was zum normalen Mäusever-halten gehört). Das Ergebnis? Beide Gruppen blieben schlank. Gordon führte sein Experiment fort, indem er 54 Bakterien-stämme von schlanken Mäusen auf solche mit dem »dicken« Mikrobiom übertrug. Daraufhin entwickelten die Mäuse, die normalerweise dick geworden wären, ein gesundes Gewicht. Gordon wird mit den Worten zitiert: »Insgesamt liefern diese Experimente einen ziemlich deutlichen Beweis für einen ursäch-lichen Zusammenhang und dafür, dass man die Entwicklung von starkem Übergewicht verhindern konnte.«[24]

Welche Erklärungen fanden die Forscher für ihre Beobach-tung? Gordon zufolge fehlen im Mikrobiom fettleibiger Mäuse bestimmte Mikroben, die maßgeblich zu einem normalen Stoff-wechsel und einem gesunden Körpergewicht beitragen. Seine und andere Studien stellen neue Informationen bereit, welche Rollen dabei zu vergeben sind. Eine der fehlenden Mikroben beispiels-weise, Helicobacter pylori, beeinflusst das Hungergefühl und die Appetitregulierung, denn sie wirkt auf den Spiegel des appetitstimulierenden Hormons Ghrelin im Blut ein. H. pylori ist seit mindestens 58 000 Jahren Dauergast im menschlichen Körper. Nur in den Bäuchen im Westen ist er wegen hygienischerer Lebensumstände und großzügigem Antibiotikaeinsatz selten geworden.

Gordons Team zählt zu den Pionieren in der Wissenschaft, die bei ihren Überlegungen Verbindungen zwischen Nahrungsqualität, Qualität und Vielfalt der Darmflora und Übergewichtsrisiko berücksichtigen. Ebenfalls am Mausmodell zeigte Gordon, dass die Mäuse mit dem »dicken« Menschenmikrobiom bei einer westlichen Ernährungsweise (wenig Fasern, Früchte und Gemüse, viel Fett) auch dann zunahmen, wenn sie mit ihren schlanken Artgenossen zusammengesperrt waren. Mit anderen Worten hindert die ungesunde Ernährung die »schlankmachenden« Bakterien daran, einzuziehen und einen positiven Beitrag zu leisten. Solche Ergebnisse unterstreichen noch mehr, welche Macht die Ernährungsweise über die Zusammensetzung der Darmbakterien und letztlich über das Körpergewicht hat. Hier werden weitere Studien benötigt, besonders am Menschen, doch Gordons Arbeiten haben im Gesundheitswesen viel Aufsehen erregt und neue Ansätze angestoßen.

2013 ergänzte ein Team vom MIT und der Aristoteles-Universität Thessaloniki ein weiteres Puzzleteil, als man der Frage nachging, warum ein probiotikareicher Joghurt das Abnehmen so gut unterstützen kann.[25] Dafür erhielten Mäuse, die genetisch auf Übergewicht gezüchtet waren, ein unterschiedliches Nahrungsangebot. Die Mäuse, die praktisch Fastfood fraßen (mit vielen ungesunden Fetten und Zucker bei wenig Fasern, B-Vitaminen und Vitamin D), wurden rasch dicker. Schon wenige Wochen nach Einführung der neuen Nahrung veränderten sich ihre Darmmikroben. Die Mäuse hingegen, die dreimal pro Woche kommerziellen probiotischen Joghurt bekamen, blieben schlank.

Aber jetzt kommt der Hammer: Diese Joghurtmäuse durften so viel Fastfood fressen, wie sie wollten! Die Überschriften des Artikels sagen eigentlich alles: »Fastfood nach westlichem Vorbild strukturiert die Darmflora um und beschleunigt altersabhängige Adipositas bei Mäusen«, sowie »Probiotikaergänzung über angereicherten Joghurt hemmt Adipositas«. Natürlich möchte ich nicht den Eindruck vermitteln, dass die Einnahme von Probiotika ein Freifahrtschein für ungesunde Ernährung ist. Dennoch sind diese Resultate von großer Bedeutung.

Zu den tückischsten Feinden des Mikrobioms, die später noch näher erläutert werden, zählt künstlich erzeugte Fruktose (Fruchtzucker). Ein typischer Amerikaner nimmt mittlerweile 132 bis 312 Kalorien pro Tag in Form von fruktosereichem Maissirup zu sich.[26] (Und der Maissirupkonsum hat parallel zu den Übergewichtszahlen stetig zugenommen.) Viele Wissenschaftler meinen, dass Fruktose zum epidemischen Anwachsen der Fettsucht beiträgt und einer der Hauptfaktoren für die Entstehung der sogenannten westlichen Darmflora ist, die zu wenig verschiedene Bakterien und zu viele von den fetterzeugenden Bakterien enthält.

Doch warum ist Fruktose so schädlich? Nun, Fruktose nährt nicht nur pathogene Darmbakterien und stört damit das gesunde Gleichgewicht, sondern sie bewirkt im Gegensatz zu Glukose keine Insulinausschüttung. Stattdessen wird sie sofort in die Leber geschleust, worauf die körpereigene Leptinproduktion absinkt. Leptin jedoch zügelt den Appetit, und wenn das Sättigungsgefühl ausbleibt, essen wir weiter. Derselbe Effekt tritt auch bei künstlichen Süßungsmitteln auf. Früher dachten wir, dass Zuckeraustauschstoffe wie Saccharin, Sucralose und Aspartam den Stoffwechsel nicht beeinflussen, weil sie das Insulin nicht anheben. Dummerweise können sie den Stoffwechsel aber extrem negativ beeinflussen (und dadurch dieselben Erkrankungen hervorrufen wie echter Zucker). Woran das liegt? Diese Substanzen verändern das Mikrobiom in einer Weise, die einer Dysbiose, Blutzuckerschwankungen und einem insgesamt ungesunden Stoffwechsel Vorschub leisten. Besondere Kopfschmerzen bereitete der Lebensmittel- und Getränkeindustrie eine Studie, die 2014 in *Nature* erschien[27] (auf die Einzelheiten gehen wir in Kapitel 6 noch ein). Sie belegt, dass Darmbakterien an der Blutzuckerregulierung und hierdurch an Körpergewicht und Krankheitsrisiko beteiligt sind.

Warum ein Magenbypass funktioniert: Der Dank gebührt den Mikroben

Ein Magenbypass ist ein drastischer Eingriff zur Gewichtskontrolle, der das Verdauungssystem physisch neu strukturiert. Solche Bypässe werden immer beliebter. Der Magen wird dabei operativ verkleinert und der Dünndarm neu angeschlossen. Und während wir früher glaubten, dass der anschließende starke Gewichtsverlust daran läge, dass die Patienten nun weniger essen könnten, stellte eine monumentale Studie in *Nature* 2014 die These auf, dass das Mikrobiom für den Erfolg der Magenoperation verantwortlich sei.[28] Inzwischen liegen erstaunliche neue Belege dafür vor, dass ein Großteil des Gewichtsabbaus auf Veränderungen in der Darmflora zurückgeht. Diese Veränderungen nach der Operation stellen nicht nur eine Reaktion auf die anatomischen Veränderungen dar, sondern vielmehr auf die typischen Veränderungen der Ernährungsweise, weil die Betroffenen gesündere Nahrung zu sich nehmen, die das Wachstum anderer Bakterien fördert. Ich zweifele nicht daran, dass wir bei genauerer Analyse auch begreifen werden, warum Diabetiker nach einer Magenbypassoperation häufig wieder zu Nichtdiabetikern werden – höchstwahrscheinlich liegt die Lösung erneut beim Mikrobiom.

Wie bereits erwähnt, kommt es auf das richtige Verhältnis der Bakterien zueinander an. Etliche Studien zeigen, dass eine reduzierte Anzahl an Firmicutes das Risiko für Stoffwechselkrankheiten wie Diabetes erhöht. Andererseits besteht bei weniger Bacteroidetes eine erhöhte Darmdurchlässigkeit, die ihrerseits mit den unterschiedlichsten Risiken einhergeht, darunter einer Fehlreaktion des Immunsystems mit erhöhter Entzündungsbereitschaft und irgendwann geistigen und psychischen Störungen von Depressionen bis zur Alzheimer-Krankheit.

Übrigens kann man das richtige Bakteriengleichgewicht auch durch Sport fördern. Dass Sport generell guttut, wissen wir schon lange. Aber der Einfluss auf die Reduzierung und Erhaltung des Körpergewichts besteht nicht nur im Verbrennen von Kalorien. Neuere Erkenntnisse zeigen, dass Sport das Gleichgewicht der Darmbakterien so beeinflusst, dass Kolonien, die eine Gewichtszunahme verhindern, besser gedeihen. Im Labor wuchsen bei Mäusen, die viel Bewegung bekamen, weniger Firmicutes und mehr Bacteroidetes, das heißt, Bewegung konnte das F/B-Verhältnis positiv beeinflussen. Hierzu werden natürlich noch Studien am Menschen benötigt, die auch bereits laufen, doch schon jetzt gibt es zwingende Beweise, dass dieser Zusammenhang auch bei uns vorliegt.[29]

2014 untersuchten Forscher aus dem irischen Cork Blut- und Stuhlproben von 40 Rugbyprofis und verglichen die Vielfalt ihres Mikrobioms mit der von gesunden normalgewichtigen sowie übergewichtigen Nichtsportlern. Die Bluttests lieferten dabei Hinweise auf Muskelschäden und Entzündungen und zeigten dadurch an, wie viel Sport diese Männer in letzter Zeit getrieben hatten. Insgesamt hatten die Sportler ein vielfältigeres Mikrobiom aufzuweisen als die anderen Studienteilnehmer. In der Studie, die in *Gut* veröffentlicht wurde, schrieb man diese Ergebnisse der körperlichen Belastung der Sportler und ihrer proteinhaltigeren Ernährung zu (22 Prozent der Kalorien aus Proteinen, während die Nichtsportler nur 15 bis 16 Prozent über Proteine deckten). Nicht ermittelt wurde, ob Sport oder Proteine oder beides für die größere Vielfalt verantwortlich waren. Diese Frage müssen künftige Untersuchungen klären. Ein weiterer entscheidender Befund war jedoch, dass nicht nur das insgesamt breitere Artenspektrum bei den Profisportlern beobachtet wurde, sondern dass diese Männer auch eine Spezies aufwiesen, die mit weniger krankhaftem Übergewicht und den entsprechenden Folgeerkrankungen einhergeht.

Die Daten sprechen für sich: Ab dem Zeitpunkt unserer Geburt können die Wechselwirkungen zwischen Darmbakterien und Ernährung uns für Stoffwechselstörungen und Hirnkrankheiten anfälliger machen. Für mich und andere Mediziner ist es deshalb kein Wunder, wenn Babys, die nicht frühzeitig mit einem breiten Spektrum an förderlichen Bakterien konfrontiert wurden, später deutlich häufiger zu starkem Übergewicht, Diabetes und neurologischen Störungen neigen als Kinder mit einem gesünderen Mikrobiom. Solche Risikokinder kommen meist per Kaiserschnitt zur Welt, werden kaum gestillt und leiden verstärkt unter chronischen Infekten, die mit Antibiotika behandelt werden. In einer besonders aufschlussreichen Studie fanden kanadische Forscher heraus, dass Flaschenkinder bestimmte Bakterienstämme im Darm aufweisen, die bei Stillkindern erst mit Beginn der Beikostfütterung auftreten.[30] Diese Stämme sind nicht unbedingt pathogen, doch der frühe Kontakt mit solchen Bakterien ist möglicherweise für den unausgereiften Darm und das im Aufbau befindliche Immunsystem des Kindes nicht vorteilhaft – eine These, die von Wissenschaftlern auf diesem Gebiet bestätigt wird, die sich einig sind, dass dies ein möglicher Grund für die verstärkte Neigung von Flaschenkindern zu Autoimmunproblemen wie Asthma, Allergien, Ekzem und Zöliakie, aber auch Übergewicht sein könnte.

An dieser Stelle ein kurzes Wort an alle, die Säuglingsnahrung verwenden: Manche Frauen können aus bestimmten Gründen nicht stillen, oder sie wollen oder müssen frühzeitig abstillen. Ist das Kind damit verloren? Gewiss nicht! Wir wissen zwar, dass Stillkinder im Gegensatz zu nicht oder nur kurz gestillten Kindern ein deutlich vielfältigeres Mikrobiom und ein geringeres Risiko für die unterschiedlichsten Krankheiten aufweisen, doch man kann das Mikrobiom des Babys trotzdem nach Kräften unterstützen. Es spricht nämlich erstaunlich gut auf Änderungen der Ernährungs- und Lebensweise an. In Kapitel 8 erfahren Sie mehr darüber.

Angesichts des zunehmenden Übergewichts bei Kindern sind auch übermäßige Antibiotikagaben in die Kritik geraten. Inzwischen gibt es reichlich Hinweise darauf, dass Übergewicht teilweise auf den Gebrauch von Antibiotika und deren Rolle bei einer Veränderung des Mikrobioms zurückzuführen ist. Dr. Martin Blaser vom Microbiome Project der Universität New York konnte unter anderem nachweisen, dass junge Mäuse, die geringe Mengen Antibiotika erhielten – mengenmäßig vergleichbar mit den Gaben an Mastvieh –, 15 Prozent mehr Körperfett ansetzten als Mäuse, die keine solchen Medikamente bekamen.[31] Das sollte uns nachdenklich stimmen, denn amerikanische Kinder bekommen schon im ersten Lebensjahr durchschnittlich dreimal Antibiotika. Diesen Punkt verdeutlichte Blaser 2014 im Rahmen seiner Präsentation beim Probiotika-Symposium in Harvard.

Laut seiner Partnerin (und Ehefrau) Dr. Maria Gloria Dominguez-Bello, ebenfalls an der Universität New York, sind »Anti-

biotika (…) wie ein Waldbrand. Das Baby ist der Wald. Ein auf-
keimender Waldbrand muss gelöscht werden.«[32]

In einer verwandten Studie verabreichte ein Doktorand aus
Blasers Abteilung Mäusen fettreiche Nahrung und Antibiotika,
worauf die Mäuse dick wurden, was wiederum auf einen Syner-
gieeffekt hindeutet.[33] Interessanterweise ist der Antibiotikaeinsatz laut Blaser in den USA unterschiedlich hoch. Beim Blick
auf die Karte wird ein Muster erkennbar: Die Staaten mit den
höchsten Übergewichtszahlen melden auch den höchsten Antibiotikaeinsatz. Der Süden hat in doppelter Hinsicht die Nase
vorn: die meisten Übergewichtigen und die meisten Antibiotika.

Ehe Sie nun erschlagen das Buch zur Seite legen, weil anscheinend Hopfen und Malz verloren ist, möchte ich betonen:
All diese erstaunlichen neuen Erkenntnisse bedeuten letztlich,
dass es darum geht, den eigenen Stoffwechsel – und damit die
Entzündungsbereitschaft und die Hirngesundheit – neu auszurichten, indem wir unser Mikrobiom nähren. Selbst wenn Sie
per Kaiserschnitt auf die Welt kamen, mehrfach Antibiotika bekamen und sich bisher kohlenhydratreich ernährt haben, habe
ich Lösungen parat, mit denen Sie Ihrem Leben eine neue Wen-
dung geben können.

Diese praktischen Ansätze werden wir bald beleuchten. Zuvor
jedoch möchte ich noch ein Thema ansprechen, das vielen Menschen auf der Seele brennt, nämlich Störungen aus dem autistischen Formenkreis. Für dieses neurologische Problem könnte
die Medizin des 21. Jahrhunderts endlich geeignete Präventions-
und Behandlungsmöglichkeiten bieten. Auch wenn zu diesem
rätselhaften Störungskomplex noch viele Fragen offen sind, wird
die Rolle der Darmmikroben immer offensichtlicher. Wie Sie
gleich lesen werden, bilden jüngste Erkenntnisse die Grundlage
für einen neuen Ansatz in der Medizin.

KAPITEL 5

Autismus und der Darm:
Grenzgänge der Hirnforschung

Fast täglich werden Fragen zu Autismus an mich herangetragen, der in den letzten zehn Jahren zu einem wichtigen Thema geworden ist. Wodurch entsteht Autismus? Wieso trifft diese Diagnose heute so viele Kinder? Wird es je ein Heilmittel oder zuverlässige Präventionsmaßnahmen geben? Warum liegt ein so breites Spektrum vor? Nahezu 60 Jahre nach der erstmaligen Beschreibung dieses Krankheitsbilds steigen die Fallzahlen weiterhin an. Laut Schätzungen der Vereinten Nationen sind weltweit etwa 70 Millionen von Störungen des autistischen Spektrums betroffen, davon drei Millionen in den USA.[1] Insgesamt sind die Zahlenangaben stark schwankend; man geht davon aus, dass sechs bis sieben von 1000 Menschen betroffen sind.[2]

Im Rahmen dieses Kapitels bezeichne ich mit dem Begriff Autismus alle Abstufungen des autistischen Formenkreises. Dabei sind Autismus-Spektrum-Störung (ASD) und Autismus übergreifende Begriffe für eine breit gefächerte Familie komplexer Hirnentwicklungsstörungen. Diese Störungen haben drei Grundeigenschaften gemeinsam: Schwierigkeiten in der sozialen Interaktion, Probleme mit der verbalen und nonverbalen Kommunikation sowie repetitives Verhalten. Laut Angaben der CDC umfasst das mögliche auffällige Verhalten bei Kindern und Erwachsenen mit Autismus beispielsweise:[3]

• Zeigt nicht auf Objekte, die das Interesse wecken (zum Beispiel ein vorbeifliegendes Flugzeug).

- Sieht nicht hin, wenn jemand auf ein Objekt zeigt.
- Hat Schwierigkeiten, mit anderen Kontakt aufzunehmen, oder interessiert sich nicht für andere Leute.
- Meidet Augenkontakt und ist lieber allein.
- Kann die Gefühle anderer Menschen schlecht nachvollziehen. und/oder nur schwer über eigene Gefühle reden.
- Möchte nicht umarmt oder geknuddelt werden oder schmust nur aus eigenem Antrieb.
- Reagiert nicht, wenn andere ihn oder sie ansprechen, reagiert jedoch auf andere Geräusche.
- Zeigt großes Interesse an Menschen, weiß aber nicht, wie man mit ihnen redet, spielt oder Kontakt aufnimmt.
- Spricht gehörte Wörter oder Sätze nach, mitunter auch wiederholt oder anstelle normaler Sprache.
- Kann die eigenen Bedürfnisse nur schwer mit üblichen Worten oder Gesten ausdrücken.
- Spielt keine typischen »So-tun-als-ob«-Spiele (zum Beispiel eine Puppe füttern).
- Wiederholt bestimmte Handlungen immer wieder.
- Kann sich nur schwer umstellen, wenn sich normale Abläufe ändern.
- Reagiert ungewöhnlich darauf, wie etwas riecht, schmeckt, aussieht, sich anfühlt oder klingt.
- Verliert bereits beherrschte Fähigkeiten (sagt zum Beispiel Worte nicht mehr, die bereits bekannt waren).

Nachdem man bisher bestimmte Untertypen abgrenzte, darunter das Asperger-Syndrom und die autistische Störung, werden seit 2013 alle autistischen Störungen unter dem Oberbegriff »Autismus-Spektrum-Störung« (ASD) zusammengefasst. Aber es gibt kein gemeinsames Erscheinungsbild – der eine kann sozial ungeschickt sein, aber in Mathe oder Kunst brillieren, während der andere mit der motorischen Koordinierung, intellektuellen Defiziten und erheblichen Gesundheitsproblemen wie Schlaflosigkeit und chronischen Verdauungsstörungen zu kämpfen hat. Dr. Stephen Scherer, der Leiter des Zentrums für angewandte Genomik an der Kinderklinik Toronto und des McLaughlin Centre der Universität Toronto, hat kürzlich die bisher größte Studie zum Genom bei Autismus abgeschlossen. Er fand eine passende Analogie: »Jedes Kind mit Autismus ist wie eine Schneeflocke – anders als die anderen.«[4] Seiner jüngsten Studie zufolge sind die genetischen Grundlagen noch komplexer als bisher gedacht. Im Gegensatz zu bisherigen Annahmen haben die meisten Geschwister mit Autismus trotz derselben Eltern nicht dieselben »Autismusgene«.[5] Diese Studie wirft somit ein neues Licht auf die Erkrankung. Es erscheint durchaus möglich, dass Autismus normalerweise nicht ererbt ist, selbst wenn er in manchen Familien vermehrt auftritt.

Trotz erheblicher Unterschiede zwischen Menschen mit Autismus steht eines fest: Es handelt sich um eine Personengruppe, deren Gehirn etwas anders funktioniert. Offenbar ist in der frühen Hirnentwicklung etwas geschehen, was über physiologische und neurologische Veränderungen zu einer derartigen Störung führte. An dieser Stelle sollte ich betonen, dass sich die allgemeine Wahrnehmung dieser Störung angesichts des heutigen Wissens über den breiten Formenkreis inzwischen verändert. Besonders im Hinblick auf hoch funktionsfähige Personen mit Autismus wird die Krankheit mitunter eher als eine ungewöhnliche Persönlichkeit betrachtet, nicht so sehr als Krankheit mit Defiziten. Man geht also ähnlich damit um wie mit Gehörlosen, die sich selbst vielfach nicht als behindert einstufen, sondern als Menschen mit anderen Kommunikationsformen. Mir sagt diese neue, humanistische Perspektive sehr zu, auch wenn wohl alle mir bekannten Eltern von autistischen Kindern sofort zugreifen würden, wenn man ihnen ein Mittel zur Prävention oder Behandlung anbieten könnte. Auch Kinder mit besonderen visuellen, musikalischen oder intellektuellen Fähigkeiten können mit Autismus eine Herausforderung darstellen.

Aber unabhängig davon, ob wir Autismus als Persönlichkeitszug oder als Krankheit betrachten, nehmen die Fälle zweifellos zu. Die ersten Hinweise und Symptome tauchen für gewöhnlich im Laufe des dritten Lebensjahrs auf, wobei manche Ärzte Frühzeichen auch schon im ersten Lebensjahr bemerken. In Amerika ordnet man eines von 68 Kindern dem autistischen Spektrum zu. Damit haben sich die Fallzahlen in den letzten 40 Jahren verzehnfacht. Ein solcher Anstieg ist einfach zu hoch, um ihn nur dadurch zu rechtfertigen, dass Menschen heute für Autismus sensibiliert sind und verstärkt auf eine Diagnose drängen. Bei Jungen ist einer von 42 betroffen, bei den Mädchen eines von 189, womit Autismus bei Jungen vier- bis fünfmal häufiger vorkommt als bei Mädchen. In Amerika ist die Krankheit bei über zwei Millionen Menschen offiziell diagnostiziert worden, und ich bin keineswegs der Einzige, der von einer Epidemie spricht. Die folgende Grafik vermittelt einen Eindruck vom zahlenmäßigen Anstieg von 1970 bis 2013.[6]

Bis vor wenigen Jahren hätte ich dieses Thema nicht angerührt. Es war einfach noch zu früh, und die Diskussion hatte sich in der Kontroverse um mögliche Verbindungen zwischen Impfungen und Autismus verfangen, was mittlerweile wissenschaftlich widerlegt ist.[7] Damals wusste man schlichtweg noch nichts über die Ursachen, sodass man lieber Impfungen beschuldigte, als andere, scheinbar abwegige Faktoren wie ein entgleistes Mikrobiom näher zu untersuchen. Inzwischen hat sich viel

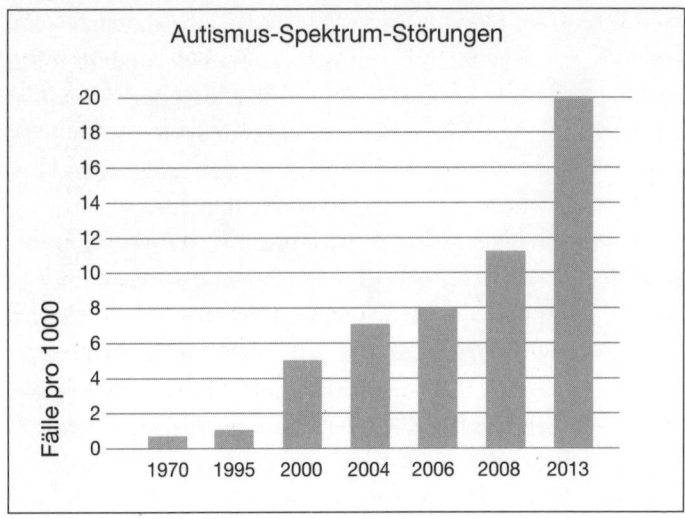

verändert, und es gibt offizielle Studien von führenden Institutionen, die eine Verbindung der Darmbakterien zu dieser Störung nahelegen. Die Wissenschaft liefert überraschende und ermutigende Antworten, und ihre Erkenntnisse über Autismus gehen weit über das Verstehen und Behandeln einer Krankheit hinaus. Im Gegensatz zur landläufigen Meinung bestehen neuerdings enge Überlappungen zu anderen neurologisch bedingten Krankheiten. Deshalb zählt die Autismusforschung – insbesondere im Zusammenhang mit dem Mikrobiom – zu den Grenzbereichen der Hirnmedizin.

Dass Verdauungsprobleme etwas mit dem Gehirn zu tun haben könnten, galt lange als abwegig, doch mittlerweile schält sich heraus, inwiefern Gesundheit und Funktion des Darms und speziell der Darmbakterien mit der Hirnentwicklung zusammenhängen. Wir verstehen auch endlich, wie Darmbakterien zur Entwicklung und zum Fortschreiten von Hirnstörungen wie

Autismus beitragen könnten.[8] Ein besonders überzeugender Beleg für den Zusammenhang zwischen Darmflora und Autismus ist der Umstand, dass Kinder mit Autismus ein typisches Bakterienspektrum im Darm aufweisen, das Kinder ohne Autismus nicht haben.[9] Für mich als Neurologen, der Eltern bei der Behandlung dieser komplexen Störung unterstützt, ist diese Erkenntnis ein echtes Fanal, das gut dazu passt, dass Menschen mit Autismus praktisch immer unter Verdauungsstörungen leiden.

Hinzu kommt, dass bestimmte Bakterienarten, die häufig bei Menschen mit Autismus vorkommen, Substanzen erzeugen, die Immunsystem und Gehirn negativ beeinflussen: Sie können das Immunsystem anheizen und die Entzündungsbereitschaft verstärken. Bei einem Kind, dessen Gehirn mitten in der Entwicklung steckt, könnten solche Stoffe wie auch die verstärkten Entzündungen durchaus dazu beitragen, dass sich eine Störung wie Autismus entwickelt. Gegenwärtig befassen sich verschiedene Forscher, die in diesem Kapitel teilweise vorgestellt werden, mit den Beziehungen zwischen Darmbakterien, ihren Ausscheidungen und dem Risiko für Autismus. Diese Untersuchungen prüfen auch die Beteiligung von Immun- und Nervensystem, zwei Schlüsselsystemen für die Entstehung neurologischer Erkrankungen.

So wie es verschiedene Ausprägungen von Autismus gibt, gibt es auch verschiedene Ursachen. Zum Beispiel wurden bestimmte seltene Genvarianten oder Mutationen identifiziert, die bei Autismus gehäuft vorkommen. Aktuell haben zwei bahnbrechende Studien Verbindungen zwischen über 100 Genen und diesem Krankheitsbild herausgearbeitet.[10] Diese Mutationen scheinen das neuronale Netz im Gehirn zu unterbrechen, und sie stammen keineswegs alle von den Eltern. Viele entstehen spontan erst kurz vor der Befruchtung im Ei oder in der Samenzelle.

Vermutlich reicht bereits ein kleiner Teil dieser Mutationen aus, um Autismus zu verursachen, doch wie bei fast allen Erkrankungen und Störungen erwachsen letztlich wohl die meisten Fälle aus einem Zusammenspiel von Risikogenen und Umweltfaktoren während der frühen Phasen der Hirnentwicklung. Nach allem, was ich in meiner Praxis gesehen habe und aktuellen Studien entnehme, gehe ich davon aus, dass die Umwelt einen deutlich größeren Einfluss hat als die Gene. Veränderungen der Darmbakterien können nicht nur ein gesundes Immunsystem und Nervensystem so beeinflussen, dass das Risiko für Krankheiten wie Multiple Sklerose und Demenz ansteigt, sondern auch bei Kindern in bestimmten Entwicklungsphasen das Autismusrisiko vergrößern. Den Schlagzeilen in den Fachzeitschriften zufolge haben die meisten Kinder mit Autismus schon früh mindestens eines oder zwei Traumen durchlebt, ob Präeklampsie der Mutter, bestimmte Medikamente, eine Infektion während der Schwangerschaft oder aber eine Frühgeburt. Solche Ereignisse beeinflussen nicht nur das noch unreife Immunsystem und das Gehirn, sondern auch die Entwicklung des Mikrobioms, falls das Kind bei der Geburt keine Mikrobendusche erhält und später diverse Infekte durchmacht, gegen die Antibiotika eingesetzt werden. Da die Prägung bereits im Mutterleib beginnt, lässt sich nur schwerlich ermitteln, wann ein individueller Schalter zum Autismus aktiviert wird. Bis die Diagnose Autismus gestellt wird, war jedes Kind diversen Krankheitsauslösern ausgesetzt, und Autismus scheint immer aus dem Zusammenspiel vieler Faktoren zu erwachsen. Irgendwann wird die Forschung klarere Antworten liefern, doch es würde mich nicht überraschen, wenn viele Menschen die entsprechenden Gene in sich tragen, aber dennoch nie erkranken, weil ihre Gene nie Gelegenheit bekommen, den Schalter umzulegen. Die Gene werden von der

Umgebung unterdrückt, was übrigens für die meisten Veranlagungen gilt. Bestimmte Gene können uns verstärkt zu Übergewicht, Herzkrankheit und Demenz prädisponieren, ohne dass wir je daran erkranken, weil diese Gene niemals durch Umweltbedingungen aktiviert werden.

In diesem Kapitel stelle ich neueste Erkenntnisse und nachgewiesene Zusammenhänge rund um Autismus vor, wobei die Forschung auf diesem Gebiet ständig fortschreitet. Die Verbindungen zwischen Autismus und Veränderungen der Darmflora stecken noch in den Kinderschuhen, nehmen aber rasch zu. Ich fühle mich verpflichtet, das aktuelle Wissen weiterzugeben, weil diese Berichte wirklich hoffnungsvoll stimmen und weil ich davon ausgehe, dass die vielen Menschen, die verzweifelt nach Antworten suchen, dies erfahren müssen. Dabei vertraue ich darauf, dass die aktuellen Thesen irgendwann durch strenge, breit angelegte Studien bestätigt werden, die tatsächlich hilfreiche Behandlungsansätze für Betroffene entwickeln. Daher bitte ich Sie lediglich um die Bereitschaft, sich einer völlig neuen Perspektive zu öffnen. Ich gehe davon aus, dass Sie am Ende dieses Kapitels das Gefühl haben, unendlich viel mehr zu wissen, selbst wenn Sie niemals erleben mussten, dass einer Ihrer Angehörigen als Autist eingestuft wurde. Viele Informationen bestätigen eine wichtige Quintessenz aus diesem Buch: die Macht – und die Verwundbarkeit – des Mikrobioms. (Mehr aktuelle Erkenntnisse hierzu finden Sie auf www.DrPerlmutter.com.)

Jasons Geschichte

Bevor ich zu den Einzelheiten der Verbindung zwischen Darm und Autismus übergehe, möchte ich einen Fall vorstellen, der exemplarisch verdeutlicht, was ich mit einigen meiner Patienten mit dieser Hirnstörung erlebt habe. Das Beispiel mag extrem wirken, doch es spiegelt wider, was ich in meiner Praxis mittlerweile regelmäßig sehe, und damit bin ich keineswegs allein. Aus Gesprächen mit Kollegen, die heute ähnliche Behandlungsansätze empfehlen wie ich, weiß ich, dass auch sie verblüffende Ergebnisse gesehen haben. Wenn Sie gleich die Geschichte von Jason lesen, achten Sie bitte auf die Ereignisse in seinem Leben, die Einfluss auf sein Mikrobiom genommen haben könnten. Auf diese Weise können Sie die Details der Verbindung zwischen einer Fehlfunktion im Darm und einem fehlgesteuerten Gehirn genauer erfassen.

Jason war zwölf Jahre alt, als seine Mutter ihn wegen Verdachts auf eine Autismus-Spektrum-Störung bei mir vorstellte. Zunächst nahm ich eine gründliche Anamnese vor. Dabei erfuhr ich, dass Jason zwar eine natürliche Geburt erlebt hatte, seine Mutter jedoch wegen anhaltender Blasenentzündungen im letzten Schwangerschaftsdrittel täglich Antibiotika eingenommen hatte. Bald nach Jasons Geburt kam es bei ihm zu hartnäckigen Ohrenentzündungen, die immer wieder mit Antibiotika behandelt wurden. Der Mutter zufolge war es im ersten Lebensjahr eher ungewöhnlich gewesen, wenn er mal kein Antibiotikum gebraucht hatte. Außerdem hatte Jason unter Säuglingskoliken gelitten und im ersten Monat sehr viel geschrien. Wegen seiner Ohrenprobleme hatte man ihm schließlich Paukenröhrchen eingesetzt, was allerdings wiederholt werden musste. Mit zwei Jahren hatte Jason so lange Durchfall, dass der Verdacht auf Zöliakie aufgekommen war, der jedoch nie bestätigt wurde. Mit vier Jahren hatte Jason bereits reichlich Antibiotika bekommen, auch gegen Entzündungen der Rachenmandeln mit Streptokokken. Manchmal war er so krank, dass die Antibiotika injiziert werden mussten.

Die ersten Entwicklungsverzögerungen fielen Jasons Eltern auf, als er 13 bis 14 Monate alt war. Daraufhin begannen sie mit Ergotherapie und Physiotherapie. Jasons Sprachentwicklung setzte sehr verzögert ein. Mit drei Jahren griff er zur Zeichensprache, redete aber nur einzelne Wörter.

Wie zu erwarten schleppten seine Eltern ihn im Laufe der Jahre zu den verschiedensten Ärzten und trugen Unmengen Daten zusammen. Es gab EEG-Aufnahmen und MRT-Scans von seinem Gehirn und diverse Blutuntersuchungen, die alle ergebnislos blieben. Jason entwickelte zwanghafte Handlungen, zum Beispiel das Betätigen des Lichtschalters und repetitive Handbewegungen. Es fiel ihm schwer, sich sozial einzufügen, und er ging weder auf andere zu noch auf ihre Kontaktversuche ein. Seiner Mutter zufolge reagierte Jason auch ängstlich und fühlte sich unwohl, wenn er sich auf unsicherem Boden bewegte oder sein Gleichgewicht in Gefahr geriet.

Bei der Durchsicht seiner Krankenakte fiel mir auf, dass seine Ärzte wiederholt nicht nur Hals und Ohren mit Antibiotika behandelt, sondern auch Verdauungsbeschwerden notiert hatten. So waren dort wiederholt »Bauchschmerzen« aufgeführt, und einmal war er wegen »plötzlichem Erbrechen in hohem Bogen« vorgestellt worden.

Als ich Jason untersuchte, waren die neurologischen Ergebnisse unauffällig. Koordination und Gleichgewicht waren normal, ebenso seine Fähigkeit zu gehen und zu rennen. Er wirkte jedoch tatsächlich ängstlich und rang in repetitiver Weise die Hände. Er konnte nicht längere Zeit sitzen bleiben, konnte bei der Untersuchung keinen Augenkontakt halten und redete nicht in ganzen Sätzen mit mir.

Als ich mich mit seiner Mutter zusammensetzte, um meinen Befund und den Behandlungsansatz zu besprechen, bestätigte ich zunächst die Diagnose, ging aber sofort dazu über, wie wir Jason helfen könnten. Ich beschrieb ihr ausführlich, was die Antibiotikagaben vor und nach der Geburt für ihn bedeutet hatten. Dazu erläuterte ich den Einfluss der Darmbakterien auf die Eindämmung der Entzündungsbereitschaft und die Regulierung der Hirnfunktion, aber auch die klare Bestätigung jüngster Forschungen zu den Zusammenhängen zwischen bestimmten Bakterien im Darm und Autismus. Einerseits achtete ich darauf, Jasons Autismus nicht einem einzigen kausalen Auslöser zuzuschreiben, sondern vielmehr zu betonen, dass hier wahrscheinlich genetische Veranlagung und Umweltfaktoren zusammengekommen waren, andererseits betonte ich, dass man wirklich einiges dazu beitragen könne, möglichst viele Variablen neu auszurichten, die sein Gehirn vermutlich nach wie vor beeinflussten. Und dazu zählte natürlich auch der Zustand seines Mikrobioms. Da die aktuelle Wissenschaft – auf die wir gleich noch eingehen werden – typische Muster der Darmflora bei Menschen mit Autismus herausgearbeitet hat und zeigt, dass das Mikrobiom offenbar einen großen Einfluss auf das neurobiologisch gesteuerte Verhalten hat, konnte ich zumindest einen Lösungsansatz anbieten. Wir würden uns auf Jasons Darmflora konzentrieren.

Ausführliche Laboruntersuchungen hielt ich bei Jason für unangebracht, doch ich wollte mir immerhin mit einer Stuhlprobe einen Eindruck von der Gesundheit seines Darms verschaffen. Sie fiel genauso aus, wie ich es erwartet hatte: Jason hatte praktisch keine Lactobacillus-Stämme im Darm. Seine Darmflora war also erheblich geschädigt.

Nach drei Wochen meldete sich Jasons Mutter wieder bei mir, nachdem er in der Zwischenzeit eine intensive Behandlung mit oralen Probiotika und Vitamin D erhalten hatte. Sie brachte gute Nachrichten: Jasons Ängste waren deutlich zurückgegangen, und er hatte endlich gelernt, sich die Schuhe zu binden. Erstaunlicherweise konnte er plötzlich auch Achterbahn fahren und hatte zum ersten Mal im Leben eine Nacht außer Haus verbracht. Fünf Wochen später berichtete seine Mutter, dass die Verbesserungen anhielten. Inzwischen zog sie zusätzlich eine Stuhltransplantation in Erwägung, um ihm noch mehr zu helfen. Sie hatte sich bereits gründlich mit dem Thema beschäftigt.

Eine Übertragung von Stuhlbakterien (fäkale Mikrobiota-Transplantation oder FMT) ist bei einem stark geschädigten Mikrobiom der radikalste Eingriff zur Wiederherstellung einer gesunden Darmflora. Sie werden sich erinnern, dass Carlos auf diese Weise seine Multiple Sklerose behandelt hat. (Im Epilog werde ich bei der Frage nach der Zukunft der Medizin näher darauf eingehen. In Amerika ist die FMT bisher nur zur Behandlung bestimmter Infektionen mit Clostridium difficile [C. diff.] zugelassen. Angesichts einer immer besseren Datenlage zu Nutzen und Wirksamkeit der FMT bei einer Vielzahl von Erkrankungen, besonders solchen des Nervensystems, dürfte sich dies jedoch bald ändern.)

Damit Sie angesichts der unappetitlichen Bezeichnung keine voreiligen Schlüsse ziehen, möchte ich den Vorgang bei der FMT kurz erläutern. Genau wie eine Nierentransplantation bei Nierenversagen heilen kann, haben wir heute einen unglaublich effektiven Weg, das Gleichgewicht und die Vielfalt des Mikrobioms wiederherzustellen: Wir müssen nur die guten Bakterien eines gesunden Menschen in den Darm des Empfängers umsiedeln. Und das gelingt, indem wir Stuhl entnehmen, in dem die Bakterien gedeihen. (Hierzu möchte ich betonen, dass ich Stuhltransplantationen nicht selbst durchführe, sondern lediglich Kliniken kenne, die dies tun. Es handelt sich um einen wachsenden Markt, bei dem Patient und Spender zuvor gründlich untersucht werden müssen, und wo es stark auf die Erfahrung der durchführenden Ärzte ankommt. Mehr dazu im Epilog.) Jasons Mutter setzte die Idee der Stuhltransplantation in die Tat um, wobei die gesunde Tochter einer befreundeten Familie als Spenderin einsprang.

Den nächsten Kontakt zu Jasons Familie hatte ich einen Monat später. Ich war zu einem Vortrag nach Deutschland gereist und erhielt ein Video auf mein Smartphone. Der kurze Videoclip verschlug mir die Sprache, und ich hatte plötzlich Tränen in den Augen. Man sah einen strahlenden, glücklichen Jason, der Trampolin sprang und dabei offener mit seiner Mutter sprach als je zuvor. Ein Begleittext war nicht dabei und war auch nicht nötig.

Nachdem ich aus Deutschland zurück war, telefonierte ich noch einmal mit Jasons Mutter und möchte einen Auszug ihrer Worte weitergeben: »Jason ist deutlich redseliger und zugänglicher. Er sucht sogar selbst das Gespräch. Er ringt nicht mehr die Hände, und er führt keine Selbstgespräche mehr. Inzwischen ist er ruhig und reagiert auf andere. Neulich saß er 40 Minuten neben mir, während ich mich frisierte. So etwas hat er noch nie getan. (…) Aus der Schule hören wir, dass Jason jetzt ›präsent‹ ist und sich gut beteiligt. In der Kirche singt er zum ersten Mal mit; das ist für uns ein wahrer Segen. (…) Vielen Dank, dass Sie mir geholfen haben, meinen Sohn gesund zu machen.«

Verstehen Sie mich bitte nicht falsch: Ich möchte keineswegs behaupten, dass eine Stuhltransplantation allen Menschen mit Autismus helfen kann. Doch derartige Berichte ermutigen mich, diese Therapie auch anderen Patienten ans Herz zu legen, weil manche hoffentlich davon profitieren. Denn an den wissenschaftlichen Belegen für die Rolle des Mikrobioms als einer der

Faktoren bei dieser Störung ist nicht zu rütteln, und meine klinische Erfahrung besagt, dass ein grundlegender Neuaufbau des Mikrobioms funktioniert.

Jasons Reaktion auf die Kombination aus meiner Verordnung und der FMT war eine Heilung, die ihm und seiner Familie geholfen hat. Meine Gespräche mit seiner Mutter drehten sich auch um die Frage, wie diese neue Behandlungsmethode für Menschen mit Autismus noch besser erklärt und unter die Leute gebracht werden kann. Deshalb hat sie mir gestattet, nicht nur in diesem Buch, sondern auch auf meiner Website von Jason zu erzählen, und ich darf unter www.DrPerlmutter.com/BrainMaker sogar das Video von seiner unglaublichen Genesung zeigen.

Wie ein kranker Darm das Gehirn krank macht

Viele Studien belegen, dass Autismus sehr oft mit Verdauungsstörungen einhergeht. Die Eltern von Kindern mit Autismus berichten regelmäßig, dass diese auch unter Bauchschmerzen, Verstopfung, Durchfall und Aufstoßen leiden. 2012 evaluierten NIH-Forscher Kinder mit Autismus und stellten dabei fest, dass 85 Prozent von ihnen Verstopfung hatten und 92 Prozent Verdauungsstörungen.[11] Das Hauptziel der Studie war die Fragestellung: Haben Kinder mit Autismus wirklich Magen-Darm-Probleme, oder ist das eine Fehlwahrnehmung der Eltern? Die Schlussfolgerung lautet: »Die Studie bestätigt die von Eltern beobachteten gastrointestinalen Beschwerden bei Kindern mit Autismus-Spektrum-Störung.« Darüber hinaus entdeckte man einen »deutlichen Zusammenhang zwischen Verstopfung und gestörter Sprachentwicklung«. Aktuell schätzt die CDC, dass Kinder mit Autismus über 3,5-mal häufiger zu chronischer Diarrhö und Verstopfung neigen als Gleichaltrige ohne Autismus – eine Statistik, die man einfach nicht ignorieren kann.

Andere Arbeiten fanden eine weitere Gemeinsamkeit vieler Personen mit Autismus, nämlich einen Leaky Gut,[12] der bekanntlich zu einer überschießenden Immunreaktion und Entzündungen führen kann, die auch das Gehirn erreichen. Eine Studie von 2010 wies bei Patienten mit starkem Autismus sogar erhöhte Werte des entzündungsfördernden Moleküls LPS nach.[13] Erinnern Sie sich? LPS gehört nicht ins Blut, kann aber eindringen, wenn die Darmwand geschädigt ist. Aufgrund derartiger Ergebnisse empfehlen viele Experten (auch ich) Kindern mit Autismus mittlerweile eine glutenfreie Diät, die nicht den Darm angreift.

Andere Studien fanden bei vollen 93 Prozent der Patienten mit Autismus vermehrt lymphatisches Gewebe.[14] Dieses Gewebe ist Teil des Immunsystems und befindet sich in den lockeren Bindegewebsräumen unter den Epithelmembranen, die

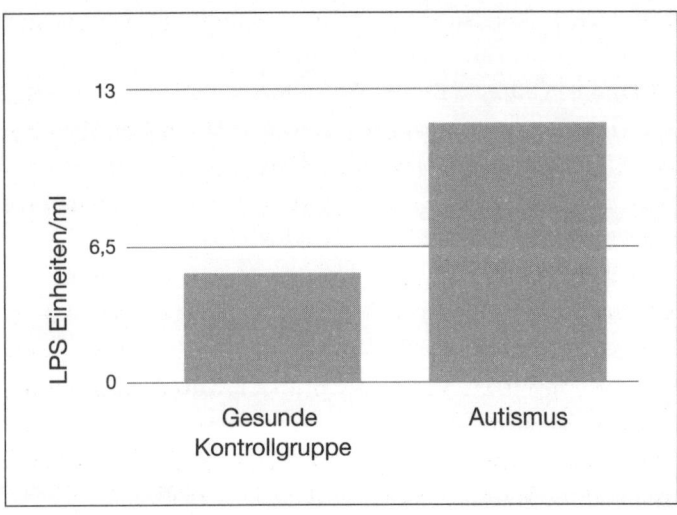

beispielsweise Verdauungstrakt und Atmungssystem auskleiden. Diesen ungewöhnlichen Befund kann man ab der Speiseröhre bis hinunter in den Dickdarm nachweisen.

Im Verdauungstrakt autistischer Menschen läuft also offenbar eine ganze Menge schief. Wenn wir einen Schritt zurücktreten und uns fragen, was all diese Probleme verursachen könnte, sollten wir natürlich das Mikrobiom in Betracht ziehen. Bahnbrechende Studien ergaben, dass das Ökosystem im Darm von Menschen mit Autismus sich dramatisch von Personen ohne Autismus unterscheidet.[15] Insbesondere haben Menschen mit Autismus meist einen höheren Anteil an Clostridien, welche die positive Wirkung anderer Darmbakterien überschatten, sodass günstige Arten wie Bifidobakterien schlechter gedeihen.[16] Der stärkere Clostridiumanteil könnte eine Erklärung dafür sein, warum viele Kinder mit Autismus ein starkes Verlangen nach Kohlenhydraten entwickeln, besonders nach Industriezucker. Genau davon leben diese Keime, und so kommt es zu einem Teufelskreis, der die weitere Vermehrung der Clostridien anheizt.

Besonders berüchtigt ist die Unterart C. difficile, die in Kapitel 1 bereits kurz angesprochen wurde. Wenn sie sich ungehemmt ausbreiten kann, besteht Lebensgefahr. Ein solches übermäßiges Wachstum kann durch bestimmte Antibiotika ausgelöst werden, meist Fluorochinolon-Antibiotika und schwefelbasierte Antibiotika, aber auch bestimmte Cephalosporine. Hier gerät die Zusammensetzung der Darmflora völlig aus dem Gleichgewicht. Ironischerweise wird eine Infektion mit C. difficile häufig mit Vancomycin behandelt, einem weiteren Antibiotikum, das erneut in die Darmflora eingreift, C. difficile abtötet und vom Darm nicht aufgenommen wird. Zuverlässige Studien belegen, dass manche Kinder mit Autismus nach einer Behandlung mit

oralem Vancomycin eindrucksvolle Verbesserungen bezüglich
Verhalten und kognitiven sowie gastrointestinalen Symptomen
zeigen.[17] Was die Frage aufwirft: Könnte Autismus in vielen Fällen womöglich auf eine Infektion mit bestimmten Clostridium-
Arten zurückgehen? Oder wäre es denkbar, dass diese Keime
Autismus zwar nicht verursachen, aber einen Risikofaktor darstellen, der einige Symptome zum Vorschein bringt und die Erkrankung verschlimmert, sofern sie einmal besteht? Zudem ist
zu klären, ob die Veränderungen der Darmflora möglicherweise
nicht die Ursache, sondern eine Folge von Autismus sind. Wie
auch immer die Antworten auf diese wichtigen Fragen ausfallen, bleibt doch eine Tatsache bestehen: Die bisherigen Ansätze
zur Linderung der Symptome bei Autismus durch eine Veränderung des Mikrobioms sind in vielen Fällen äußerst erfolgreich.

Der erste Hinweis auf einen Zusammenhang zwischen einem
Übermaß an potenziell pathogenen Bakterien und Autismus erschien 2000 in einem Beitrag von Dr. Richard Sandler und Kollegen im *Journal of Child Neurology.*[18] Damals hatte Dr. Sandler
eine Pilotstudie mit Antibiotika an elf Kindern mit der Diagnose
Autismus geleitet. Trotz der kleinen Teilnehmerzahl sprach sich
die Studie aus dem Rush-Presbyterian-St. Luke's Medical Center in Chicago in der Fachwelt wie ein Lauffeuer herum. Erstmals hatte jemand nachgewiesen, dass gewisse Fälle von Autismus auf eine Veränderung der Darmflora zurückgehen könnten,
und dass eine entsprechende Behandlung zu einer deutlichen
symptomatischen Verbesserung des Autismus führen kann. In
diesem Bericht beschrieben Dr. Sandler und sein Team den Fall
Andy Bolte, dessen Mutter Ellen davon ausging, dass der Autismus ihres Sohnes mit einer bakteriellen Darminfektion zusam-
menhing. Sie hatte sich offenbar tief in die medizinische Literatur eingelesen. Andrew erhielt seine Autismusdiagnose 1994.

Bis zum Alter von 18 Monaten war seine Entwicklung normal verlaufen, doch dann hatte er wegen einer Ohrenentzündung Antibiotika erhalten. Ellen Bolte ging davon aus, dass die Antibiotika seine Darmflora ausgelöscht und so unerwünschten Keimen den Weg bereitet hatten. 1996 fand sie schließlich einen Arzt, der bereit war, ihre Hypothese zu prüfen und ihrem Sohn ein Antibiotikum gegen C. difficile zu verabreichen, um das Gleichgewicht wiederherzustellen. Andy ging es sofort besser, und seine Geschichte wurde unter dem Titel »The Autism Enigma« als Dokumentation verfilmt und von 2011 bis 2013 in mehreren Ländern ausgestrahlt.

Seither sind weitere Studien zu ähnlichen Ergebnissen gekommen. Auch Dr. Sydney Finegold, ein emeritierter Medizinprofessor aus Kalifornien und Mitautor der Pionierstudie von Dr. Sandler, führte einen kleinen Versuch mit zehn autistischen Kindern durch. Sein Team beobachtete unter derselben Behandlung bei acht dieser Kinder verbesserte Verhaltens- und Kommunikationsfähigkeiten, die jedoch verschwanden, als die Behandlung abgesetzt wurde.[19] Dr. Finegold stellte wiederholt fest, dass die Anzahl der Clostridienspezies im Stuhl von Kindern mit Autismus viel größer sei als bei Kindern ohne Autismus (die bei diesen Studien als Kontrollgruppe dienten).[20] In einer dieser Studien entdeckte man bei Kindern mit Autismus neun Clostridiumstämme, die bei der Kontrollgruppe nicht vorkamen, wohingegen es umgekehrt nur drei Spezies gab, die bei den autistischen Kindern nicht auftraten.

Um die Verbindung zwischen erhöhten Mengen an Clostridienarten und Autismus nachzuvollziehen, müssen wir die Rolle der kurzkettigen Fettsäuren im Darm verstehen. Kurzkettige Fettsäuren sind Stoffwechselprodukte, die von Darmbakterien erzeugt werden, wenn sie die Fasern aus unserer Ernährung verarbeiten. Dabei entstehen vor allem drei Fettsäuren, nämlich Essigsäure, Propionsäure und Buttersäure, die entweder ausgeschieden oder vom Dickdarm resorbiert werden und dann als Energiequelle für die Körperzellen dienen. Buttersäure ist die bei weitem wichtigste Energiequelle für die Zellen, die den Dickdarm auskleiden, und sie wirkt sowohl Krebs als auch Entzündungen entgegen. Das Verhältnis dieser Fettsäuren zueinander hängt von der Vielfalt der Darmbakterien, aber auch von der Ernährung ab. Verschiedene Bakterientypen erzeugen also unterschiedliche kurzkettige Fettsäuren, und Clostridien sind auf reichlich Propionsäure (PPA) spezialisiert, was suboptimal ist, sobald PPA ins Blut übergeht. Wenn das Gehirn nämlich mit PPA und anderen Molekülen in Kontakt kommt, die von bestimmten Darmbakterien produziert werden, könnte dies einen wichtigen Schlüsselfaktor zum Rätsel des Autismus darstellen.

Propionsäure (PPA) – das Bindeglied

Einfach ausgedrückt ist die von den Clostridien erzeugte PPA Gift fürs Gehirn, und ihre Wirkung beginnt, sobald im Darm zu viele Clostridien vorliegen. Zunächst einmal schwächt PPA die Tight Junctions, welche die Zellen der Darmschleimhaut zusammenhalten, und erhöht damit die Darmdurchlässigkeit. Sobald diese Barriere nicht mehr über das entsprechende Gleichgewicht der Darmmikroben intakt gehalten wird, gelangt PPA leicht auf die andere Seite und damit ins Blut, löst den Stolperdraht aus, der Entzündungen in Gang setzt, und aktiviert das Immunsystem. Außerdem beeinträchtigt PPA die Signalübertragung zwischen den Zellen, die dadurch unzuverlässig wird. Darüber hinaus schränkt PPA die Mitochondrienfunktion ein, also die Energieverwertung im Gehirn, und erhöht den oxidativen Stress, was wiederum Proteinen, Zellmembranen, lebenswichtigen Fetten und sogar den Genen schadet. Dabei raubt Propionsäure dem Gehirn wichtige Nährstoffe wie Antioxidantien, Neurotransmitter und Omega-3-Fette, die für seine Funktion unverzichtbar sind. Die schillerndste Wirkung von Propionsäure ist aber wohl, dass sie an der Auslösung von autistischen Symptomen beteiligt ist.

Einer der bekanntesten Forscher auf diesem Gebiet ist Dr. Derrick F. MacFabe,[21] von dem einige bemerkenswerte Studien stammen, die in höchst angesehenen Fachjournalen veröffentlicht wurden. Seit über zehn Jahren untersuchen MacFabe und sein Team an der Universität Western Ontario, wie bestimmte Darmbakterien – auch Clostridien – Entwicklung und Funktion des Gehirns beeinflussen können. Im Gespräch mit mir ging er so weit, diese Keime als »Autismuserreger« zu bezeichnen. Um zu erklären, wie er zu einem so kühnen Schluss kam, möchte ich einige seiner Studien schildern.

In einer seiner Studien wurden trächtige Ratten und deren Nachwuchs mit einer propionsäurereichen Nahrung gefüttert.[22] Im Alter von vier bis sieben Wochen wiesen die jungen Ratten im Gehirn Entwicklungsveränderungen auf, die denen von Kindern mit Autismus ähnelten. MacFabe konnte aber auch raschere Wirkungen von Propionsäure nachweisen. Wenn er und sein Team Tieren PPA injizierten, kam es sehr prompt zu typisch autistischen Symptomen. So entwickelten die Ratten repetitives Verhalten und Hyperaktivität, drehten sich im Kreis, liefen rückwärts und verloren das Interesse am Kontakt mit Artgenossen. Außerdem wurden sie ängstlicher und waren »eher auf Objekte fixiert als auf andere Tiere«, ja, sie hatten sogar »Lieblingsobjekte«. Diese Wirkung setzte bereits zwei Minuten nach

Verabreichung der Propionsäure ein und hielt 30 Minuten an; erst dann kehrten die Tiere wieder zu ihren normalen Verhaltensweisen zurück.

Gleichzeitig dokumentierte MacFabes Gruppe mehr Entzündungen an verschiedenen Zellen im Gehirn dieser Tiere. Aus diesen Gründen hielt er Autismus mir gegenüber für eine »erworbene Erkrankung, an der ein veränderter Propionsäurestoffwechsel beteiligt ist«. Man kann solche Artikel und die Beschreibung der Experimente lesen. Oder man kann sich Videos von diesen Tieren anschauen. MacFabe zeichnete sein Experiment auf, sodass man die Ratten vor und nach dem Versuch beobachten kann. Diese Videos machen sprachlos, und sie sind – dank der freundlichen Genehmigung von Dr. MacFabe – auf meiner Website zu sehen.

Gibt es eine Möglichkeit, die Wirkungen der PPA abzufedern und den Schaden rückgängig zu machen? Hierzu schlägt Dr. MacFabe Ergänzungsmittel mit wichtigen Biomolekülen vor, die Menschen mit Autismus oftmals fehlen, darunter L-Carnitin, eine Aminosäure, die für die gesunde Hirnfunktion wichtig ist, Omega-3-Fette und N-Acetylcystein (NAC), das die Glutathionproduktion ankurbeln kann. Schließlich gibt es reichlich Belege dafür, dass Menschen mit Autismus normalerweise einen Glutathionmangel aufweisen. Dieses wichtige Antioxidans trägt im Gehirn dazu bei, Schäden durch Oxidation und Entzündungen zu kontrollieren.[23] Eine Studie von 2013 aus dem *Journal of Neuroinflammation* konnte nachweisen, dass bei Ratten, die zuvor mit NAC behandelt worden waren, nach einer PPA-Injektion die autismustypischen Reaktionen in der Gehirnchemie ausblieben.[24] NAC konnte Veränderungen der Neurochemie, Entzündungsbereitschaft, Entgiftung und sogar Schäden an der DNA vorbeugen, die andernfalls nach der PPA-Gabe eingetreten wären. Sollte sich also bestätigen, dass Propionsäure bei Autismus eine zentrale Rolle zukommt, dann könnte NAC nach Meinung der Autoren »ein vielversprechender therapeutischer Kandidat für die chemische Prävention vor PPA-Toxizität« sein. Ferner zitieren sie eine weitere Studie, die »den potenziellen Nutzen von NAC bei der Behandlung der Reizbarkeit und der Verhaltensstörungen von Kindern mit Autismus belegt«.

2012 legte die Stanford School of Medicine einen eigenen Bericht vor, demzufolge eine ergänzende Gabe N-Acetylcystein in einer Gruppe autistischer Kinder Reizbarkeit und repetitives Verhalten zurückgehen ließ. In den letzten fünf Jahren erbrachten viele weitere Untersuchungen zur Behandlung von Kindern mit Autismus durch die Einnahme von N-Acetylcystein und L-Carnitin vielversprechende Ergebnisse, doch hier sind nach wie vor Fragen offen.[25] Sollte jemand diese Ansätze ausprobieren wollen, so sprechen Sie hierzu bitte mit Ihrem behandelnden Arzt.

Autismus: Eine Störung der Mitochondrien?

Wenn es bei Autismus nur um zu viele Clostridien und PPA ginge, wäre dieses Problem ganz leicht aus der Welt zu schaffen. Leider wissen wir, dass Autismus weitaus komplexer ist. Die Forschung steckt nach wie vor in den Kinderschuhen. Ich glaube, dass zur Entstehung dieser Krankheit viele weitere »Erreger« beitragen, die wir bisher nur noch nicht kennen. Clostridien sind wahrscheinlich nicht die einzige Bakterienart, die sich zu stark ausbreiten und Moleküle erzeugen kann, welche das Gehirn vergiften, wenn sie erst einmal ins Blut gelangen, das Immunsystem anregen und den Nerven zusetzen. Ich vermute, dass wir noch andere Mikroben identifizieren werden, die in Bezug auf das Gehirn gleichermaßen schädlich sind und zur Entstehung von Erkrankungen wie Autismus beitragen.

Interessanterweise tritt Autismus in Entwicklungsländern wie zum Beispiel Kambodscha weit seltener in Erscheinung. Dort geht es lange nicht so steril zu wie im Westen, wo dank sanitärer Anlagen und anderer Ernährungsgewohnheiten weit weniger Mikroben auftreten. Die Autoren von populationsbasierten Studien haben eine sogenannte »Biomverarmungstheorie« (Biome Depletion Theory) entwickelt, welche den Mangel an Mikroben und Parasiten in postindustriellen urbanen Gesellschaften beschreibt. Der Kontakt mit vielzähligen Keimen ist jedoch wichtig, um ein stärkeres, klügeres Abwehrsystem aufzubauen, dass auch pathogene Keime wie Clostridien in Schach hält. Das schwache Immunsystem neigt zu Überreaktionen, bei denen Entzündungsreaktionen erfolgen, die bei entsprechender Prädisposition Autismus auslösen.

In diesem Zusammenhang möchte ich eine andere Studienreihe zitieren, die ebenfalls die Bedeutung des Mikrobioms bei Autismus unterstreicht. Elaine Hsiao ist Mikrobiologin und war 2012 an der Universität Caltech an einem faszinierenden Experiment beteiligt.[26] Es beruhte auf dem Nachweis, dass Kinder von Frauen, die in der Schwangerschaft an Grippe erkrankten, später doppelt so häufig Autismus entwickelten. Hsiao injizierte trächtigen Mäusen einen Mock-Virus, sodass die Jungtiere Symptome wie bei Autismus entwickelten. Der Mock-Virus funktionierte: Der Wurf zeigte klassische Anzeichen für (Mäuse-)Autismus in Form von zwanghaftem Selbstputzen, dem Vergraben von Murmeln und einer Scheu vor Sozialkontakten mit anderen Mäusen. Außerdem kam es zum Leaky-Gut-Syndrom. Volltreffer! (Bei diesem Experiment musste das Muttertier also keineswegs schwer krank werden; es ging vielmehr darum, bei den trächtigen Tieren eine Immunreaktion wie bei einem Infekt in Gang zu setzen, welche die Jungen erreichte.)

Eigentlich aber wollte Hsiao herausfinden, wie die Darmbakterien bei den so behandelten Mäusen das Verhalten beeinflussten. Dazu untersuchte sie das Mäuseblut. Es stellte sich heraus, dass die »autistischen« Mäuse 46-mal so viel von einem Molekül im Blut hatten, das wie PPA von Darmbakterien erzeugt wird und nachweislich autistische Symptome hervorruft, wenn es aus dem Darm ins Blut übergehen kann.

Daraufhin reicherte Hsiao das Futter der Tiere mit B. fragilis an, einem Probiotikum, mit dem man Verdauungsprobleme bei Mäusen beheben kann. Das Ergebnis war erstaunlich: Nach fünf Wochen hatte sich der Leaky Gut der »autistischen« Mäuse geschlossen, und der Spiegel der ungesunden Moleküle im Blut war deutlich zurückgegangen. Auch ihr Verhalten hatte sich verändert und war weniger autistisch. Die Mäuse zeigten sich weniger ängstlich, reagierten sozialer, und das repetitive Verhalten hörte auf.

Zu Hsiaos Enttäuschung blieben die behandelten Mäuse jedoch unzugänglich, wenn eine neue Maus in den Käfig gesetzt wurde. Was wieder einmal beweist, wie komplex Autismus ist. Im Mittelpunkt der Störung stehen die Defizite vieler autistischer Kinder in der sozialen Interaktion. Offensichtlich stellen B. fragilis oder andere einzelne Probiotika keinen zuverlässigen Behandlungsansatz dar. Dennoch bin ich davon überzeugt, dass künftige Therapien für Autismus Probiotika einbeziehen werden, von denen manche bei einzelnen Patienten mit bestimmten autistischen Symptomen Wunder wirken werden. Außerdem gehe ich davon aus, dass wir Gehirnerkrankungen wie Autismus eines Tages als mitochondriale Krankheiten betrachten werden, die eng mit den Bakterienstämmen im Darm verwoben sind.

In diesem Buch arbeite ich unablässig Verbindungen zwischen Krankheiten heraus, die auf den ersten Blick scheinbar nichts miteinander zu tun haben, zum Beispiel Demenz und Diabetes. Außerdem kommen wir immer wieder auf gemeinsame Nenner der meisten Gehirnprobleme zurück, insbesondere Entzündungen. Selbst eine Krankheit wie Autismus ist über die Mitochondrien in vielerlei Hinsicht mit anderen Gehirnerkrankungen verknüpft.[27] So unterschiedliche neurologische Probleme wie Autismus, Schizophrenie, bipolare Störung, Parkinson-Krankheit und Alzheimer-Krankheit haben alle mit Fehlfunktionen der Mitochondrien zu tun.[28] Das ist ein wichtiger neuer Hinweis, um diese Krankheiten besser zu verstehen, und das gilt besonders für Autismus, dessen Spektrum so viele Abstufungen aufweist.

2010 veröffentlichte das *JAMA* eine spannende Studie mit einem weiteren Puzzlesteinchen zu dieser rätselhaften Erkrankung.[29] Ein Team von der Universität Kalifornien in Davis fand heraus, dass Kinder mit Autismus sehr viel häufiger Defizite bei der Fähigkeit zur Erzeugung zellulärer Energie aufweisen als andere Kinder. Das lässt auf eine starke Verbindung zwischen Autismus und mitochondrialen Defekten schließen. Diese Verbindung wurde bereits durch frühere Studien in den Raum gestellt, aber erst hier wirklich nachgewiesen, was wiederum Wissenschaftler zu weiteren Forschungen inspiriert hat.

Ausgewählt wurden zehn Kinder zwischen zwei und fünf Jahren mit Autismus und zehn gleichaltrige Kinder mit ähnlichem sozialem Hintergrund, die keinen Autismus zeigten. Jedem Kind wurde Blut entnommen, und dann analysierte man die metabolischen Abläufe in den Mitochondrien der Lymphozyten. In früheren Studien hatte man Mitochondrien aus den Muskeln untersucht, aber eine mitochondriale Dysfunktion drückt sich im Muskel mitunter nicht aus. Muskelzellen gewinnen viel Energie über anaerobe Glykolyse, an der die Mitochondrien nicht beteiligt sind. Lymphozyten hingegen sowie insbesondere die Nervenzellen aus dem Gehirn verlassen sich vornehmlich auf aerobe Energiegewinnung durch die Mitochondrien.

Die Ergebnisse sprachen für sich: Die Mitochondrien von Kindern mit Autismus verbrauchten weit weniger Sauerstoff als Mitochondrien der Kontrollgruppe. Ihre Mitochondrienaktivität war demnach herabgesetzt. Umgekehrt ausgedrückt bedeutet dies, dass die Mitochondrien von Kindern mit Autismus den Energiebedarf ihrer Zellen nicht decken können. Das Gehirn hat einen gewaltigen Energiebedarf, der nur vom Herzen übertroffen wird. Das brachte die Autoren dieser Studie auf den Gedanken, dass eine eingeschränkte Energieversorgung für die Neuronen gewisse kognitive Einschränkungen nach sich ziehen könnte, die mit Autismus einhergehen.

Schließlich sind die Mitochondrien die Hauptenergiequelle der Zellen und steuern ein eigenes Genom bei. Bei Kindern mit Autismus wurde ein viel höheres Ausmaß an oxidativem Stress nachgewiesen. Zudem fehlten zwei der Kinder mit Autismus bestimmte Abschnitte der Mitochondrien-DNA, was bei der Kontrollgruppe gar nicht vorkam. Daraus ergab sich die Schlussfolgerung, dass alle Anomalitäten bei den Mitochondrien von Kindern mit Autismus darauf hinwiesen, dass oxidativer Stress an diesen lebenswichtigen Organellen die Entstehung von Autismus und dessen Schweregrad beeinflussen könnte.

Diese Ergebnisse benennen nicht die Ursache von Autismus – zum Beispiel weiß man bisher nicht, ob die mitochondriale Dysfunktion schon vor der Geburt dieser Kinder vorlag oder erst später eintrat –, doch immerhin lässt sich damit die Suche nach einer Ursache näher eingrenzen. Dr. Issac Pessah leitet das Zentrum für Umweltmedizin und Prävention bei Kindern, forscht am Mind Institute der Universität Davis und lehrt molekulare Biowissenschaften an der dortigen tierärztlichen Hochschule. Er sagt: »Die eigentliche Herausforderung besteht jetzt darin, die Rolle der mitochondrialen Dysfunktion bei Kindern mit Autismus zu verstehen … Die Mitochondrien können durch viele Umwelteinflüsse Schaden nehmen. Je nachdem, wann ein Kind bestimmten Faktoren ausgesetzt ist – im Mutterleib oder kurz nach der Geburt – und wie intensiv dieser Einfluss war, könnte dies die Bandbreite der Symptome bei Autismus erklären.«[30]

Solche Aussagen sind auch von Bedeutung, wenn man die Darmbakterien einbezieht. Erinnern Sie sich an Kapitel 2, wo das komplexe Wechselspiel zwischen Darmflora und Mitochondrien erwähnt wurde, die wie ein zweites und drittes Genom sind, welches die DNA in unseren Zellen ergänzt? Die Aktivitäten der Darmbakterien unterstützen nicht nur die Gesundheit der Mitochondrien, sondern ein Ungleichgewicht oder ein Vorherrschen pathogener Stämme kann die Mitochondrien auch direkt (über toxische Abbauprodukte wie Propionsäure) oder indirekt (über Entzündungskaskaden) schädigen.

Die Überlegung, dass bei Autismus ein spezielles Zusammenspiel von Mikrobiom und Mitochondrienfunktion vorliegt, dürfte in der Forschung weiterhin mit großer Aufmerksamkeit verfolgt werden. Es handelt sich um ein spannendes Feld, wo noch viel Arbeit wartet, die auf die Dauer sicher zu einer besseren Diagnostik und Behandlung führen wird. Es mag zwar noch Jahre dauern, bis wir alle Variablen dieses komplexen Gewebes verstehen – die Umweltfaktoren, die Veränderungen an Mitochondrien und am Mikrobiom sowie die Reaktionen von

Immun- und Nervensystem –, aber wir müssen nicht unbedingt Jahre warten, bevor wir der Erhaltung einer gesunden Darmflora die nötige Wertschätzung zukommen lassen. Ob die Darmflora nun am Entstehen von Autismus oder anderen neurologischen Störungen beteiligt ist oder nicht, auf jeden Fall hat sie erheblichen Einfluss auf unsere Physiologie. Und ihre bestmögliche Unterstützung ist möglicherweise der Königsweg zu einem gesunden Gehirn und einer gesunden DNA.

Volle Kontrolle über die Gene

Die Vorstellung, dass die Umwelt einen wichtigen Anteil an der Entstehung von Autismus hat und dass Autismus vermutlich in den ersten Lebenstagen eines Kindes wurzelt, ja, womöglich bereits vor der Empfängnis beginnt, verdient mehr Aufmerksamkeit. Selbst wenn Gene, die von der DNA kodiert werden, grundsätzlich etwas Statisches sind (von Mutationen einmal abgesehen), kann ihre Aktivität je nach Umwelteinflüssen sehr unterschiedlich ausfallen. Dieses Forschungsgebiet, die Epigenetik, ist derzeit höchst aktuell. Die Wissenschaft geht davon aus, dass wir bereits im Mutterleib und bis zum Zeitpunkt unseres Todes epigenetischen Einflüssen ausgesetzt sind. Wahrscheinlich ist der Mensch im Laufe seines Lebens für viele Umweltfakto ren empfänglich, und die vorgeburtliche Entwicklung sowie die ersten Lebensjahre stellen eine besonders wichtige Periode dar, in der bestimmte Einflüsse uns biologisch verändern und langfristig prägen, sodass daraus Autismus und andere neurologische Erkrankungen erwachsen können. Gleichzeitig unterliegt eine Vielzahl an Nerven-, Immun- und Hormonaktivitäten, die vom Mikrobiom gesteuert werden – und anschließend wiederum unsere gesamte Physiologie regulieren –, möglichen Störungen oder Anpassungsreaktionen an Umweltveränderungen.

Rein technisch befasst sich die Epigenetik mit der Erforschung einzelner DNA-Abschnitte (sogenannten »Markern«), die den Genen mitteilen, wann und wie intensiv sie zum Ausdruck kommen sollen (Genexpression). Wie Dirigenten steuern die epigenetischen Marker nicht nur, ob wir gesund und lange leben, sondern auch, wie wir unsere Gene an künftige Generationen weitergeben. Die Einflüsse, die heute auf unsere DNA einwirken, können sich auf unsere biologischen Kinder übertragen und festlegen, wie deren Gene sich einst ausdrücken und ob ihre Kinder wiederum ein höheres Risiko für Krankheiten wie Autismus mitbringen.

Bis wir die Verbindung zwischen Darmbakterien und Autismus verstehen, liegen noch viele Jahre Forschung vor uns. Ich halte die in diesem Kapitel erwähnten Studien für so vielversprechend, dass daraus möglicherweise neue Präventionsmaßnahmen und Therapieansätze erwachsen, mit denen aus Autismus eine behandelbare Krankheit werden könnte. Und das Beste daran ist, dass wir dafür keine pharmazeutischen Medikamente mit entsprechenden Nebenwirkungen brauchen werden. Vieles lässt sich durch die passende Ernährung und Probiotikagaben zur Wiederherstellung eines gesunden Mikrobioms erreichen. Solche relativ preiswerten Lebensumstellungen kann jeder selbst vornehmen.

Bevor wir zu Teil II dieses Buches übergehen, in dem ich die Umweltfaktoren beschreibe, die auf das Mikrobiom einwirken, sollten Sie sich vor Augen führen, dass unser ganz normaler Alltag eine große Wirkung auf unsere Biologie und die persönliche Genaktivität hat. Das Spannende daran ist, dass wir unser gesundheitliches Schicksal wie auch das unserer Kinder selbst in der Hand haben. Nachdem wir wissen, dass Ernährung, Stress,

Sport, Schlaf und der Zustand unseres Mikrobioms darüber entscheiden, welche unserer Gene aktiv sind und welche abgeschaltet bleiben, können wir auf all diese Bereiche gezielter einwirken. Autismus und andere Hirnerkrankungen werden sich zwar nie völlig vermeiden lassen, aber wir können doch alles daransetzen, das Risiko so gering wie möglich zu halten. Und da die Darmbakterien diesbezüglich irgendwie beteiligt sind, kommt es darauf an, das Mikrobiom gehirnfreundlich auszurichten. Dazu müssen wir natürlich auch wissen, was der Darmflora schadet. Genau das erfahren Sie in Teil II.

Teil II
Aufruhr im Darm

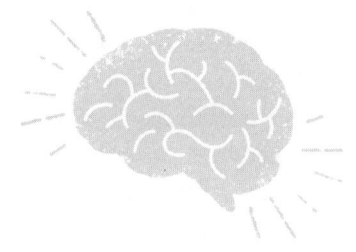

Schadet eine Kopfschmerztablette Ihren Darmbakterien? Können normale Cola oder Diät-Cola gesunde Mikroben meucheln? Setzen gentechnisch veränderte Organismen dem Körper zu?

Nachdem wir uns einen groben Überblick über das Mikrobiom verschafft haben, sollten wir nun häufige ungünstige Faktoren unter die Lupe nehmen. Hierzu zählen nicht nur Lebensmittel und Medikamente, sondern auch chemische Stoffe in unserer Umgebung, in Trinkwasser, Kleidung und Pflegeprodukten. Letztendlich kann praktisch alles auf das Mikrobiom einwirken, doch in diesem Abschnitt konzentriere ich mich auf die Hauptübeltäter und persönliche Gegenmaßnahmen. Kein Mensch lebt in einer perfekten Umwelt. Jeder kommt gelegentlich mit Substanzen in Kontakt, die das Mikrobiom bedrohen. Es zahlt sich aber durchaus aus, besonders schädliche Einflüsse zu kennen. Wissen ist tatsächlich Macht. Und mit dem Wissen aus Teil II sind Sie bestens gerüstet, die Empfehlungen in Teil III umzusetzen.

KAPITEL 6

Ein Schlag in die Magengrube:
Die Wahrheit über Fruktose und Gluten

Wenn ich gebeten werde, alles aufzulisten, was bei Erwachsenen ein gesundes Mikrobiom zerstören kann, antworte ich gern, dass es immer darauf ankommt, womit wir konfrontiert sind und was wir zu uns nehmen. Beim Erwachsenen sind die Karten offenbar bereits zu unseren Gunsten oder Ungunsten gemischt, je nachdem, wie wir auf die Welt kamen und wie die frühe Kindheit verlaufen ist. Diese individuelle Geschichte lässt sich nicht ändern. Wir können jedoch – ab sofort – mehr Verantwortung für unseren Darm und das Schicksal unseres Gehirns übernehmen. Vor allem über die Ernährung.

Wer *Dumm wie Brot* gelesen hat, weiß, wie sehr ich an die Macht der Ernährung glaube. Sie kann Krankheitsverläufe zum Positiven wenden. Mit dieser Auffassung stehe ich keineswegs allein da. Vielmehr stütze ich mich dabei auf unwiderlegbare, topaktuelle wissenschaftliche Fakten mit spektakulären Erkenntnissen. Dabei belegen jüngste Forschungen, dass unsere Ernährung nicht nur diverse verbreitete Krankheiten hervorrufen kann, sondern auch direkt mit Veränderungen der Darmflora einhergeht.

In einer hervorragenden, viel zitierten Zusammenfassung dessen, was wir gegenwärtig über das komplexe Zusammenspiel von Ernährung, Darm, Mikroben und Gesundheit wissen, erklärten kanadische Wissenschaftler: »Insgesamt konnten Veränderungen in der Ernährung 57 Prozent der strukturellen Abweichung bei den Darmmikroben erklären, wohingegen genetische Ver-

änderungen lediglich 12 Prozent ausmachten. Das deutet darauf
hin, dass die Ernährung bei der Ausbildung des Mikrobioms im
Darm eine zentrale Rolle spielt und dass eine Veränderung der
Schlüsselpopulationen ein gesundes Mikrobiom in ein krankmachendes verwandeln kann.«[1]

Diese Aussage möchte ich wiederholen: Die Ernährung spielt
bei der Ausbildung des Mikrobioms im Darm eine zentrale Rolle, und eine Veränderung der Schlüsselpopulationen kann ein
gesundes Mikrobiom in ein krankmachendes verwandeln. Das
ist der vielleicht wichtigste Satz in diesem ganzen Buch. Ein führender Experte auf dem Gebiet der Darm-Gehirn-Verbindung,
Dr. Alessio Fasano, äußerte sich vergleichbar. Bei einer Konferenz erklärte er mir, dass Antibiotika und Geburt zwar wichtige
Faktoren für die Entwicklung und Erhaltung beziehungsweise
Zerstörung eines gesunden Mikrobioms sind, die Ernährung jedoch der bei Weitem entscheidendere Faktor.

Doch welche Ernährungsweise fördert ein kerngesundes Mikrobiom? Die Einzelheiten habe ich in Kapitel 9 zusammengestellt. An dieser Stelle wollen wir uns mit den zwei wichtigsten
Stoffen beschäftigen, um die jeder einen großen Bogen machen sollte, der auf eine gesunde, ausgewogene, funktionsfähige
Darmflora Wert legt.

Fruktose

Wie bereits erwähnt, zählt Fruktose in der modernen Ernährung
zu den Hauptenergielieferanten. Von Natur aus kommt Fruktose (Fruchtzucker) in Früchten vor, aber so nehmen wir diese
Zuckerform heute kaum noch auf. Die konsumierte Fruktose
stammt hauptsächlich aus industrieller Verarbeitung. Die frühen

Menschen haben selbstverständlich auch Früchte verzehrt, aber nur wenn sie diese zu bestimmten Jahreszeiten ernten konnten. Auf die großen Fruktosemengen, die wir heute zu uns nehmen, sind wir durch die Evolution nicht vorbereitet. Im Vergleich zu einer Dose Limonade ist der Zuckergehalt von naturbelassenen ganzen Früchten relativ gering. Ein mittelgroßer Apfel liefert rund 70 Kalorien in Form von Zucker, die allerdings in viele Fasern verpackt sind. 360 Milliliter Limonade enthalten fast doppelt soviel Energie, nämlich 140 Zuckerkalorien. 360 Milliliter Apfelsaft (ohne Fruchtfleisch) liefern etwa dieselbe Menge an Zuckerkalorien. Für den Körper spielt es keine Rolle, ob dieser Zucker aus Äpfeln gepresst ist oder aus der Fabrik stammt.

Fruktose ist die süßeste aller natürlichen Kohlenhydratformen – das ist vermutlich der Grund dafür, dass wir so scharf darauf sind. Andererseits hat sie von allen natürlichen Zuckerarten den niedrigsten glykämischen Index. Der Grund dafür ist, dass die Leber Fruktose weitgehend verstoffwechselt, sodass sie keine unmittelbare Auswirkung auf unseren Blutzucker- und Insulinspiegel hat. Bei Haushaltszucker oder Fruktose-Glukose-Sirup, wo die Glukose ins Blut gelangt und den Blutzuckerspiegel hebt, ist das anders.

Damit sind wir mit Fruktose aber leider keineswegs fein raus. Langfristig hat der Verzehr großer Fruktosemengen aus unnatürlichen Quellen erhebliche Auswirkungen. Diverse Studien belegen, dass Fruktose mit schlechterer Glukosetoleranz, Insulinresistenz, hohen Blutfettwerten und Bluthochdruck einhergeht. Die Leber wird durch Fruktose stark belastet, denn sie muss so viel Energie auf den Umbau der Fruktose verwenden, dass für andere Funktionen nicht mehr viel übrig ist. Außerdem entsteht infolge dieser Überlastung mehr Harnsäure, die wiederum Bluthochdruck, Gicht und Nierensteine begünstigt. Und da Fruktose die

Insulin- und Leptinausschüttung umgeht, zwei wichtige Hormone für die Stoffwechselregulierung, macht eine fruchtzuckerreiche Ernährung häufig dick und zieht die entsprechenden Stoffwechselveränderungen nach sich. Umgekehrt zögern die Ballaststoffe in Früchten und Gemüse den Übergang der Fruktose in das Blut hinaus. Das bedeutet, dass Fruktose-Glukose-Sirup und kristalline Fruktose den Leberstoffwechsel stören. Zusammen mit zu viel Glukose führt dies zu Blutzuckerspitzen und schadet der Bauchspeicheldrüse. Hierzu sollte man wissen, dass Fruktose-Glukose-Sirup (HFCS) keineswegs aus Früchten gewonnen wird, sondern vielmehr aus Maissirup. Bei der Herstellung wird Maisstärke so verarbeitet, dass sich eine bestimmte Form von Glukose ergibt, die sich bei Enzymzugabe in eine klare Flüssigkeit verwandelt, die sehr fruktosereich ist und besser konserviert als normaler Haushaltszucker (Saccharose). HFCS enthält mehr Fruchtzucker als Glukose, welche den Blutzuckerspiegel hebt.

In Kapitel 4 habe ich dargelegt, dass Übergewicht nach neueren Forschungen auf Veränderungen des Mikrobioms infolge von Fruchtzuckerverzehr zurückgehen könnte. Solche Veränderungen haben in der Steinzeit vermutlich eine bessere Fetteinlagerung im Spätsommer begünstigt, wenn die Früchte reiften und mehr Fruktose verzehrt wurde. Mit mehr Körperfett ließ sich der karge Winter leichter überstehen. In der Welt von heute, wo Fruktose allgegenwärtig ist, ist dieser Mechanismus jedoch eine Fehlanpassung.

Interessanterweise stammt die Erkenntnis, dass unsere Darmbakterien auf die Zuckeraufnahme reagieren, aus jüngeren Studien zu künstlichen Süßungsmitteln. Solche Süßstoffe kann der Körper nicht verdauen; deshalb sind sie kalorienfrei. Dennoch müssen sie unseren Verdauungstrakt passieren. Lange ist man davon ausgegangen, dass Süßstoffe weitgehend passive Substanzen ohne Einfluss auf unsere Physiologie sind. Doch das stimmt nicht. 2014 erschien in der Zeitschrift *Nature* eine Studie (die ich in Kapitel 4 bereits kurz erwähnte), die wie eine Bombe einschlug.[2]

Professor Eran Segal, ein Bioinformatiker vom israelischen Weizman-Institut, widmete sich mit seinem Team der Fragestellung: Haben künstliche Süßungsmittel Einfluss auf gesunde Darmbakterien? Um dies herauszufinden, versetzten Segal und seine Kollegen das Trinkwasser verschiedener Mäusegruppen mit den Süßstoffen Saccharin, Sucralose oder Aspartam. Andere Mäusegruppen erhielten Trinkwasser mit echten Zuckerarten wie Glukose oder Saccharose (die aus Glukose und Fruktose besteht), und eine Kontrollgruppe bekam reines, ungesüßtes Wasser. Elf Wochen später zeigten sich bei den Mäusen, die künstliche Süßungsmittel bekommen hatten, Anzeichen dafür, dass sie echten Zucker nicht mehr richtig verarbeiten konnten, was sich anhand einer erhöhten Glukoseintolernz feststellen ließ. Zum Nachweis, ob die Darmflora etwas mit dem Trinken von zuckerfrei gesüßtem Wasser und der Glukoseintoleranz zu tun haben könnte, verabreichte man den Mäusen jetzt vier Wochen lang Antibiotika, um die Darmflora gründlich abzutöten. Und siehe da: Nach dieser Ausmerzung der Darmbakterien konnten alle Mäusegruppen Zucker wieder gleich gut verarbeiten.

Danach transplantierte man Darmbakterien von Mäusen, die Saccharin bekommen hatten, in keimfreie Mäuse ohne eigene Darmflora. Schon nach sechs Tagen konnten die so behandelten Mäuse keinen Zucker mehr verarbeiten. Die Genanalyse der Bakterienkolonien sprach für sich. Durch den Kontakt mit dem künstlichen Süßungsmittel hatte sich die Zusammensetzung der Darmbakterien verändert. Einige Bakterienarten hatten sich stärker ausgebreitet, andere waren zurückgegangen.

Inzwischen werden die Studien am Menschen fortgesetzt, und erste Ergebnisse zeigen tatsächlich, dass Zuckeraustauschstoffe nicht das sind, wofür man sie lange gehalten hat, nämlich eine gesunde, sichere Alternative zu echtem Zucker. Untersuchungen zufolge unterscheidet sich die Darmflora von Menschen, die regelmäßig Süßstoffe verwenden, von der Darmflora anderer, die keine solchen Produkte zu sich nehmen. Auch Zusammenhänge zwischen der Verwendung künstlicher Süßungsmittel und Übergewicht sowie erhöhtem Nüchternzucker – einem Ausgangspunkt für viele negative Auswirkungen auf die Gesundheit – wurden festgestellt. Für eine wegweisende Studie aus Frankreich, die 2013 erschien, hat man seit 1993 über 66 000 Frauen beobachtet. Dabei hatten die Frauen, die künstlich gesüßte Getränke zu sich nahmen, ein über doppelt so hohes Diabetesrisiko wie Frauen, die gezuckerte Getränke genossen.[3] Sehen Sie selbst (aber glauben Sie bitte nicht, dass Sie deshalb gezuckerte Getränke bevorzugen sollten):

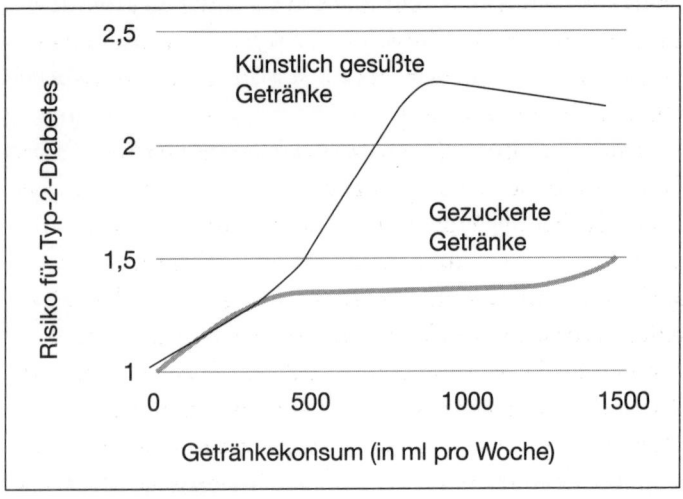

Kommen wir jedoch auf das Thema Fruktose zurück. Ein durchschnittlicher Amerikaner nimmt pro Tag 80 Gramm Fruktose zu sich, einen Großteil davon in Form von künstlichem Fruktose-Glukose-Sirup. So viel Fruchtzucker können wir unmöglich über den Darm ins Blut pumpen. Darmbakterien lieben industriell hergestellte Fruktose genau wie jeder normale Mensch, vielleicht sogar noch mehr, und vertilgen bereitwillig alle Überreste davon. Die Fruktose wird von den Darmbakterien zügig vergoren, wobei unter anderem kurzkettige Fettsäuren entstehen (siehe Kapitel 6), aber auch diverse Gase, zum Beispiel Methan, Wasserstoff, Kohlendioxid und Schwefelwasserstoff. Diese Gase sammeln sich und können Blähungen, Unwohlsein und Bauchschmerzen verursachen. Zu viel Fruktose, aber auch kurzkettige Fettsäuren begünstigen einen zu hohen Wassergehalt im Stuhl und haben damit eine abführende Wirkung.

Das Methangas selbst passiert den Körper keineswegs unbemerkt. In Versuchen konnte nachgewiesen werden, dass überschüssiges Methan im Dickdarm eine biologische Wirkung entfaltet. Es kann die Arbeit des Dickdarms stören, indem es Verdauung und Stuhlbewegung verhindert und so zu Schmerzen und Verstopfung führt.

Damit sind die Irritationen durch industriell verarbeitete Fruktose aber noch nicht zu Ende – sie wurde auch mit raschen Leberschäden in Verbindung gebracht, und zwar sogar ohne Gewichtszunahme. 2013 veröffentlichte das *American Journal of Clinical Nutrition* eine Studie, der zufolge viel Fruktose Bakterien dazu veranlassen kann, aus dem Darm ins Blut überzugehen und die Leber zu schädigen.[4] Hieraus folgerte die Leiterin der Studie, Dr. Kylie Kavanagh: »Anscheinend führte der hohe Fruktosespiegel dazu, dass der Darm weniger schützen konnte als normalerweise, sodass die Bakterien in einem um 30 Prozent schnelleren Tempo hindurchtreten konnten.« Die Untersuchung basiert auf Beobachtungen aus Tierversuchen (an Affen), stellt aber vermutlich dar, was im menschlichen Darm abläuft, und bietet einen Erklärungsansatz, warum schlanke Menschen, die zwar viel künstlich verarbeitete Fruktose zu sich nehmen, aber nicht dick werden, dennoch Stoffwechselstörungen und Leberschäden entwickeln können. Weitere Studien am Menschen laufen bereits.

Wenn Sie also das nächste Mal zwischen einer normalen Cola und einer Diät-Cola schwanken oder ein Produkt voller Maissirup verputzen möchten, zögern Sie hoffentlich noch einmal. Wie man Lebensmittel süßt, ohne die Darmflora zu schädigen, verrate ich in Teil III dieses Buches.

Gluten

Das Beste (oder Schlimmste, je nach Blickwinkel) habe ich bis zuletzt aufgespart. Über Gluten habe ich bereits ausführlich in *Dumm wie Brot* berichtet und dieses Protein, das unter anderem in Weizen, Gerste, Roggen und Dinkel vorkommt, als führend unter den entzündungserregenden Substanzen in Lebensmitteln entlarvt. Mein Ansatz lautet, dass nur ein kleiner Teil der Bevölkerung so empfindlich auf Gluten reagiert, dass es zu einer Zöliakie kommt, aber dennoch praktisch bei jedem eine unterschwellige, negative Reaktion auf Gluten vorliegen kann. Glutensensitivität (ob mit oder ohne Zöliakie) erhöht die Menge entzündungsfördernder Zytokine in unserem Körper, die bei neurodegenerativen Erkrankungen den Dreh- und Angelpunkt bilden. Und ich gehe davon aus, dass das Gehirn zu den empfindlichsten Organen für die schädlichen Einflüsse von Entzündungen zählt.

Für mich ist Gluten ein »stummer Erreger«, weil es klammheimlich bleibende Schäden hinterlassen kann. Anfangs bemerkt man vielleicht nur unerklärliche Kopfschmerzen oder innere Unruhe, oder man reagiert launisch und unausgeglichen. Später jedoch kann es zu schweren Erkrankungen wie Depressionen und Demenz kommen. Gluten ist heutzutage allgegenwärtig, obwohl inzwischen auch einige Lebensmittelhersteller auf den Zug Glutenfreiheit aufspringen. Dennoch findet sich Gluten nach wie vor nicht nur in Weizenerzeugnissen, sondern auch in Speiseeis oder in der Handcreme. Sogar in scheinbar gesunden, weizenfreien Produkten taucht es als Zusatzstoff auf. Die Anzahl der Studien, die unleugbare Zusammenhänge zwischen Glutensensitivität und neurologischen Störungen präsentieren, ist längst unüberschaubar groß. Selbst Menschen, bei denen keine klinische Glutensensitivität nachweisbar ist und die das Protein scheinbar problemlos verdauen können, weisen Symptome auf.

Die Auswirkungen sehe ich tagtäglich in meiner Praxis. Häufig kommen solche Patienten erst nach einer langen Ärzteodyssee zu mir, wenn sie »alles versucht« haben. Ob Kopfschmerzen oder Migräne, Angst, ADHS, Depressionen oder Gedächtnislücken, MS, ALS, Autismus oder einfach ungewöhnliche neurologische Symptome, auf die kein Etikett passt, zuallererst verordne ich absoluten Glutenverzicht. Die Ergebnisse sind nach wie vor verblüffend. Damit will ich keineswegs behaupten, dass Gluten an einer Erkrankung wie ALS ursächlich beteiligt ist. Wenn wir jedoch die wissenschaftlichen Daten sehen, die bei dieser Krankheit eine erhebliche Darmdurchlässigkeit feststellen, sollte man sicher alles tun, um diesen Prozess einzudämmen. Dabei ist Glutenverzicht ein wichtiger erster Schritt.

Gluten besteht aus zwei Hauptproteingruppen, den Gluteninen und den Gliadinen. Auf jedes dieser Proteine, aber auch auf eine der zwölf kleineren Unterformen des Gliadins kann der Körper reagieren. Und jede dieser Reaktionen kann Entzündungen hervorrufen.

Seit ich *Dumm wie Brot* geschrieben habe, haben sich zudem neue Erkenntnisse zur schädlichen Wirkung des Glutens auf das Mikrobiom ergeben. Es wäre durchaus möglich, dass die gesamte Entzündungskaskade, mit der der Körper auf Glutenexposition reagiert, mit einer Veränderung im Mikrobiom beginnt – das wäre sozusagen das Explosionszentrum. Bevor ich die gesamte Kaskade erläutere, möchte ich an ein paar wichtige Fakten erinnern. Einiges davon ist Ihnen vermutlich bekannt, aber es ist wichtig, dies richtig zu verstehen, insbesondere in Bezug auf Gluten.

Gluten ist ein klebriger Eiweißstoff (»Weizenkleber«). Diese Klebrigkeit – dank der Brot und Kuchen so schön locker zusammenhalten – stört den Abbau und die Aufnahme von Nährstoffen. Die schlecht verdaute Nahrung kann das Immunsystem in Alarmbereitschaft versetzen und zu einem Angriff auf die Dünndarmschleimhaut führen. Deshalb klagen glutenempfindliche Menschen über Bauchschmerzen, Übelkeit, Durchfall, Verstopfung und einen empfindlichen Darm. Viele andere hingegen weisen keine derart deutlichen Symptome für Magen-Darm-Probleme auf, obwohl auch bei ihnen gerade ein Angriff ablaufen könnte, beispielsweise auf das Nervensystem.

Sobald der Alarm einmal ausgelöst ist, schüttet das Immunsystem entzündungsfördernde Substanzen aus, um die Gefahr unter Kontrolle zu bringen und alle Feinde zu besiegen. Dieser Prozess kann das Gewebe schädigen und die Darmwände angreifen, bis sie löchrig werden, was wir bekanntlich als »Leaky Gut« bezeichnen. Laut Dr. Alessio Fasano aus Harvard erhöht Kontakt mit dem Gliadinprotein die Darmdurchlässigkeit bei allen Menschen in besonderer Weise.[5] Richtig: Alle Menschen reagieren bis zu einem gewissen Grad glutenempfindlich. Wenn der Darm erst einmal durchlässiger ist, steigt auch die Gefahr für andere Nahrungsmittelüberempfindlichkeiten. Parallel dazu sind wir anfälliger für die Wirkung des LPS, das jetzt ins Blut gelangen kann. Das Lipopolysaccharid (LPS) ist ein struktureller Bestandteil vieler Mikroben im Darm. Wenn es die Tight Junctions passiert, erhöht es die Entzündungsbereitschaft im Körper und reizt das Immunsystem – ein doppelter Haken, der das Risiko für zahllose Krankheiten, Autoimmunreaktionen und Krebs erhöht.

Das auffälligste Zeichen für eine Glutensensitivität sind erhöhte Antikörper gegen die Gliadinkomponenten des Glutens, die bestimmte Gene an bestimmten Immunzellen aktivieren und so die Ausschüttung von gehirnschädigenden Zytokinen in Gang bringen. Dieser Prozess ist in der medizinischen Literatur seit Jahrzehnten wohlbekannt. Antigliadin-Antikörper scheinen auch Kreuzreaktionen mit bestimmten Gehirnproteinen auszulösen. Eine Studie im *Journal of Immunolgy* berichtete 2007, dass Antigliadin-Antikörper sich an neuronales Synapsin I binden, ein Protein in den Nervenzellen. Die Autoren kamen zu dem Schluss, dass dies erklären könnte, warum Gliadin zu »neurologischen Komplikationen wie Neuropathie, Ataxie, epileptischen Anfällen und neurologisch bedingten Verhaltensänderungen« beiträgt.[6]

Zudem zeigen Untersuchungen, dass Gluten im Immunsystem nicht nur den Entzündungsknopf drückt. Dr. Fasanos Arbeiten zufolge führt der Mechanismus, über den Gluten Entzündungsbereitschaft und Darmdurchlässigkeit sich erhöhen, auch zum Zusammenbruch der Blut-Hirn-Schranke und bahnt damit der Produktion von noch zerstörerischeren Entzündungsauslösern den Weg.[7] Ich teste daher alle meine Patienten mit unerklärlichen neurologischen Störungen auf Glutensensitivität. Dieselbe Firma, Cyrex Labs, die Bluttests auf LPS anbietet, führt auch aktuellste Untersuchungen auf Glutensensitivität durch (mehr zu diesen wichtigen Tests auf www.DrPerlmutter.com/Resources).

Kehren wir nun jedoch wieder zum Mikrobiom zurück. In Kapitel 5 habe ich geschildert, dass Veränderungen der Zusammensetzung kurzkettiger Fettsäuren, die bei der Erhaltung der Darmschleimhaut eine maßgebliche Rolle spielen, ein deutlicher Hinweis auf eine Veränderung der Zusammensetzung der Darmflora sind. (Sie werden sich erinnern, dass diese Säuren durch Bakterien erzeugt werden, und dass verschiedene Darmbakterien unterschiedliche Fettsäuren herstellen.) Jüngste Erkenntnisse zeigen, dass diese kurzkettigen Fettsäuren bei Zöliakiepatienten besonders stark verändert sind, was auf ein verändertes Mikrobiom hindeutet.[8] Anscheinend läuft dieser Effekt in beide Richtungen ab: Veränderungen des Mikrobioms scheinen bei der Pathogenese einer Zöliakie eine aktive Rolle zu übernehmen. Man könnte auch sagen, dass eine unausgewogene Darmflora Zöliakie anfachen und intensivieren kann und die Krankheit wiederum Veränderungen der Darmflora begünstigt. Das ist durchaus relevant, weil Zöliakie mit verschiedensten neurologischen Komplikationen von Epilepsie bis zu Demenz einhergeht.

Dabei sollten wir auch andere diesbezügliche Fakten bedenken: Kaiserschnittkinder und Kinder, die viele Antibiotika erhalten haben, sind deutlich gefährdeter für Zöliakie, und dieses erhöhte Risiko verläuft direkt parallel zur Qualität des sich entwickelnden Mikrobioms und der Anzahl der Angriffe, die es durchstehen muss. In der Literatur wurde regelmäßig beschrieben, dass Kinder mit erhöhtem Zöliakierisiko deutlich weniger Bacteroidetes besitzen, jene Bakterien, die mit besserer Gesundheit in Verbindung gebracht werden.[9] Vielleicht ist dies der Grund, weshalb Kinder und Erwachsene in westlich geprägten Kulturen stärker zu Entzündungen und Autoimmunkrankheiten neigen als Menschen in anderen Teilen dieser Welt, deren Mikrobiom viele Bacteroidetes enthält.

Der spannendste Beweis für die Erhaltung von Gesundheit und Gehirnfunktion durch Glutenverzicht stammt bisher von der Mayo Clinic. Dort konnten Ärzte und Wissenschaftler 2013 endlich nachweisen, wie Gluten Typ-1-Diabetes verursachen kann. Studien weisen seit Langem auf eine Verbindung zwischen Glutenverzehr und Typ-1-Diabetes hin, doch hier wurde erstmals der tatsächliche Ablauf herausgearbeitet. Dazu fütterte man nichtübergewichtige Mäuse mit einer Veranlagung zu Typ-1-Diabetes entweder glutenfrei oder mit glutenhaltigem Futter. Die glutenfreien Mäuse hatten Glück: Ihre Ernährung schützte sie vor Typ-1-Diabetes. Als man diesen gesunden Tieren wieder Gluten verabreichte, ließ die schützende Wirkung der glutenfreien Ernährung nach. Zudem registrierten die Forscher einen messbaren Einfluss des Glutens auf die Darmflora der Mäuse, woraus sie folgerten: »Das Vorliegen von Gluten ist unmittelbar für den prodiabetischen Effekt der Ernährung verantwortlich und bestimmt die Darmflora. Unsere neue Studie legt daher nahe, dass Gluten aus der Nahrung die [Typ-1-Diabetes-] Inzidenz durch Veränderung der Darmflora moduliert.«[10] (Hierzu möchte ich daran erinnern, dass Typ-1-Diabetes eine Autoimmunkrankheit ist, die im Gegensatz zu Typ-2-Diabetes nur sehr wenige Menschen betrifft.)

Die neue Studie erschien kurz nach einer weiteren Studie im gleichen Journal, die zeigte, dass der alkohollösliche Anteil des Glutens – das Gliadin – Gewichtszunahme und Hyperaktivität der Betazellen in der Bauchspeicheldrüse fördert, was wahrscheinlich zu Typ-2-Diabetes beiträgt und Typ-1-Diabetes vorhergeht.[11] Und wir wissen, dass diese Krankheiten ein erheblicher Risikofaktor für Gehirnerkrankungen sind. Angesichts der immer deutlicheren Forschungsergebnisse sollten wir endlich anerkennen, dass viele verbreitete Krankheiten, unter denen wir heute leiden, unmittelbar aus dem Konsum beliebter Nahrungsmittel wie Weizen resultieren.

Mir ist bewusst, dass Glutenfreiheit ein umstrittenes Thema ist und gern als Modeerscheinung abgetan wird. All denjenigen, bei denen Tests keine Glutensensitivität ergaben oder die nie negativ auf Gluten reagiert haben und ihre Pfannkuchen und die Pizza lieben, möchte ich Folgendes sagen: Untersuchungen haben ergeben, dass der moderne Weizen über 23 000 verschiedene Proteine erzeugen kann. Jedes davon kann eine schädliche Entzündungsreaktion auslösen.[12] Auch wenn wir die negativen Auswirkungen von Gluten bereits kennen, gehe ich davon aus, dass künftige Forschungen noch mehr schädliche Proteine entlarven werden, die in modernem Getreide mit Gluten einhergehen und ähnliche, wenn nicht gar schlimmere Wirkungen auf Körper und Gehirn haben.

Eine glutenfreie Ernährung ist heutzutage gar nicht so leicht. Es gibt zwar bereits einen großen Markt für glutenfreie Produkte, aber diese Produkte können letztlich genauso nährstoffarmes Junkfood sein wie jedes industriell erzeugte Produkt, das sich nicht mit dem Schildchen »glutenfrei« brüsten kann. Vieles besteht aus stark ausgemahlenem, glutenfreiem Getreide, das kaum noch Fasern, Vitamine und andere Nährstoffe enthält. Deshalb ist es so wichtig, auf die Inhaltsstoffe zu achten und glutenfreie Nahrung nach Nährwert und Vollwertigkeit auszuwählen. In Teil III verrate ich, worauf Sie achten sollten.

Meinen Patienten erkläre ich gern, dass glutenfreie Nahrungs-mittel ohne künstlich erzeugte Fruktose bei gleichzeitiger Be-grenzung natürlicher Fruktosezufuhr aus ganzen Früchten nur Schritt 1 zur Erhaltung von Gesundheit und Mikrobiom darstel-len. Schritt 2 besteht darin (wie Sie im nächsten Kapitel erfahren werden), den Körper weniger Chemikalien und Medikamen-ten auszusetzen, die ebenfalls die Gesundheit beeinträchtigen können.

KAPITEL 7

Wenn das Gleichgewicht kippt:
Party für die Schurken

Sobald die Hauptgefahren für ein gesundes Mikrobiom gebannt sind, können wir uns der Frage zuwenden, inwiefern auch bestimmte Medikamente und Umweltgifte der Darmflora zusetzen. Die schlimmsten Übeltäter finden Sie nachfolgend. Manches davon wurde zuvor schon erwähnt, und hier können Sie nun mehr über die Hintergründe erfahren. So können Sie künftig klügere Entscheidungen treffen.

Antibiotika

Ich erinnere mich sehr lebhaft daran, wie mein Vater plötzlich ganz schwach war. Damals war ich fünf, und er war ein gefragter Neurochirurg, der in fünf oder sechs Kliniken arbeitete und obendrein noch fünf Kinder zu Hause hatte (von denen ich der Jüngste bin). Mein Vater war also ständig auf Achse, doch plötzlich bekam er Fieber und wurde unendlich müde. Er suchte mehrere Ärzte auf, bis schließlich eine subakute bakterielle Endokarditis entdeckt wurde, eine Herzentzündung infolge einer Infektion mit Streptococci viridans. Drei Monate lang erhielt er Penicillininfusionen. Die Behandlung fand zu Hause statt, und ich erinnere mich, wie er seine medizinischen Zeitschriften las, während der Infusionsbeutel neben dem Bett hing. Ohne das Penicillin wäre er an dieser Infektion gestorben. Insofern ist mir die Bedeutung und Wirkung von Antibiotika absolut bewusst.

Dennoch frage ich mich, was für Veränderungen sein Mikrobiom während dieser Behandlung durchlaufen hat und welche Rolle dies womöglich für die Entstehung seiner Alzheimer-Erkrankung spielte.

Ich kann nicht darüber sprechen, was Antibiotika für unsere Gesundheit bedeuten, ohne sie zu würdigen. Schließlich habe ich viele Freunde, Familienangehörige und Kollegen, die ohne Antibiotika nicht mehr leben würden. Schwere Krankheiten, die früher jedes Jahr Millionen Leben kosteten, sind dank Impfungen in vielen Teilen der Welt nahezu ausgerottet. Die Entdeckung der Antibiotika (»gegen Leben«) zu Beginn des 20. Jahrhunderts ist eine der bedeutendsten Errungenschaften der Medizin.

1928 stieß der britische Wissenschaftler Alexander Fleming mehr oder weniger zufällig auf eine natürliche Substanz – einen Pilz –, der bestimmte Bakterien abtöten konnte. Fleming hatte den verbreiteten Keim Staphylococcus aureus gezüchtet. Dabei fiel ihm auf, dass sich in der Schale ein Pilz ausbreitete, der die Kolonie vernichtete. Den Schimmelpilz nannte er Penicillium und führte danach zahlreiche Experimente durch, in denen Penicillin Infektionserreger tötete. Bald darauf begannen in Europa und Amerika erste Tests an Tieren und schließlich an Menschen. 1941 stellte man fest, dass bereits geringe Mengen Penicillin ausreichten, um gefährliche Infektionen zu heilen, womit viele Menschenleben gerettet werden konnten. Alexander Fleming wurde 1945 mit dem Nobelpreis für Physiologie und Medizin ausgezeichnet.

Die Erste, die von dem rettenden Medikament profitierte, war die Amerikanerin Anne Miller. 1942 erlitt die 33-jährige Krankenschwester eine Fehlgeburt und entwickelte danach Kindbettfieber (Puerperalfieber), das durch eine schwere Streptokokken-

infektion des Unterleibs entsteht. Einen Monat lang war Anne
Miller schwer krank, hatte hohes Fieber bis hin zum Delirium.
Ihr Arzt konnte eine der ersten Chargen Penicillin besorgen,
obwohl dies damals noch nicht offiziell im Handel war. Das
Medikament wurde eingeflogen und der Polizei in Connecticut
übergeben, die es an die Ärzte im New Haven Hospital in Yale
übergab, wo Anne im Sterben zu liegen schien.

Innerhalb weniger Stunden nach Verabreichung eines Teelöf-
fels mit 5,5 Gramm Penicillin ging es mit ihrer Gesundheit steil
bergauf. Das Fieber ließ nach, das Delirium ebenfalls, der Appetit kehrte zurück, und innerhalb eines Monats war sie vollständig wiederhergestellt. Das Mittel war so begehrt und die Vorrä-
te so begrenzt, dass man den Urin der Patientin auffing und die
Überreste herausfilterte, um sie gereinigt wiederverwenden zu
können. 1992 kehrte Anne zum 50. Jahrestag dieses entscheidenden Fortschritts nach Yale zurück. Sie war über 80 und sollte noch ihren 90. Geburtstag erleben. Ohne das Penicillin wäre
sie ein halbes Jahrhundert zuvor gestorben.

Leider sind Antibiotika keine Wundermittel, die bei jeder Infektion helfen. Wenn man sie zum richtigen Zeitpunkt verwendet, können sie viele gefährliche Krankheiten heilen. Sie haben
die Medizin revolutioniert, doch die Zeiten, wo Antibiotika ein
rares Gut waren, sind längst vorüber. Heute sind sie überall erhältlich und werden viel zu häufig zu früh oder falsch eingesetzt.

Offiziellen Zahlen zufolge nehmen jedes Jahr 80 Prozent der
Amerikaner Antibiotika ein, in Deutschland ist es jeder dritte
Erwachsene (und jedes zweite Kind zwischen drei und sechs Jahren).[1] 2010 wurden für 309 Millionen Menschen in den USA
rund 258 Millionen Antibiotikabehandlungen verordnet. Kinder unter zehn Jahren erhalten in erster Linie Antibiotika, vor allen anderen Medikamenten. Der übermäßige Gebrauch von An-

tibiotika auch bei Virusinfektionen (wie Erkältung und Grippe), wo diese Mittel nichts ausrichten, führt zur Verbreitung antibiotikaresistenter Erreger, gegen die unsere gegenwärtigen Antibiotika nichts mehr ausrichten können. Hierzu schreibt die Weltgesundheitsorganisation (WHO): »Ohne umgehendes Eingreifen steuern wir auf eine Postantibiotika-Ära zu, wo bereits gewöhnliche Infekte und kleinere Verletzungen tödlich sein können.«[2] Laut der WHO ist Antibiotikaresistenz eine der »wichtigsten gesundheitlichen Herausforderungen des 21. Jahrhunderts«.

Alexander Fleming warnte bereits 1945 bei seiner Rede anlässlich der Nobelpreisverleihung vor dieser Entwicklung. Er sagte: »Eines Tages gibt es Penicillin vielleicht überall im Laden. Dann besteht leicht die Gefahr, dass jemand aus Unwissenheit zu wenig nimmt, die Mikroben einer nicht tödlichen Menge der Substanz aussetzt und sie so resistent macht.«[3] (Bei Antibiotika kann eine Unterdosierung – zu wenig oder ein zu früher Therapieabbruch – genauso problematisch sein wie der übertriebene Einsatz insgesamt. Beide Vorgehensweisen können zur Herausbildung gefährlicher resistenter Keime führen.) Nur drei Jahre später tauchten mutierte Staphylokokkenstämme auf, die nicht mehr auf Penicillin reagierten. Infektionen mit dem methicillinresistenten Staphylococcus aureus (MRSA) gehen auf einen solchen Erregerstamm zurück, der mit den meisten modernen Antibiotika nicht behandelbar ist. MRSA ist eine erhebliche Bedrohung für Menschen mit angeschlagenem Immunsystem, die tödlich verlaufen kann und junge, anderweitig gesunde Menschen ins Krankenhaus bringt. Insgesamt infizieren sich jedes Jahr zwei Millionen Amerikaner mit antibiotikaresistenten Keimen, und 23 000 von ihnen sterben daran.[4] Dank virulenter Stämme des Erregers Mycobacterium tuberculosis, der die Lunge befällt, kehrt selbst die Tuberkulose zurück.

Die intensive Antibiotikanutzung in der Tierzucht verschärft das Resistenzproblem zusätzlich. Die Mittel werden nicht nur gegen Infektionen eingesetzt, sondern auch zur Beschleunigung von Wachstum und Reife. Untersuchungen belegen, dass sich das Mikrobiom bei Tieren unter Antibiotika bereits nach zwei Wochen verändert, und zwar so, dass dank der Bakterien, die hinterher noch übrig sind (mehr dazu in Kürze), die Entstehung von Übergewicht sowie eine erhöhte Antibiotikaresistenz begünstigt wird. Diese Antibiotika gelangen schließlich in Fleisch und Milchprodukte, was Fragen zu den langfristigen Auswirkungen auf den menschlichen Körper aufwirft. Antibiotika beeinträchtigen die Hormonregulierung, und wenn wir ihnen ständig über die Nahrung ausgesetzt sind, können sie im Körper die Funktion von Sexualhormonen nachahmen und durcheinanderbringen. Außerdem können sie den Stoffwechsel verwirren und Übergewicht provozieren. Diese Herumpfuscherei am Stoffwechsel erfolgt sowohl durch direkte Einwirkungen auf den Körper als auch über die Darmbakterien.

Ob das grassierende Übergewicht bei Kindern zumindest teilweise auf die kumulativen Wirkungen dieser Medikamente zurückgeht, ist umstritten. Dummerweise existieren in der Gesetzgebung zur Eindämmung von Antibiotika über die Ernährungsindustrie viele durchaus politisch erwünschte Schlupflöcher.

Uns interessieren hier natürlich in erster Linie die schädlichen Effekte dieser Medikamente auf die menschliche Darmflora. Wenn Antibiotikagaben als Mastmittel für Vieh (und möglicherweise auch den Menschen) taugen, geschieht dies über Veränderungen im Mikrobiom. In Kapitel 4 habe ich erläutert, dass manche Darmbakterien Fettspeicherung und Gewichtszunahme fördern, wohingegen andere Übergewicht vorbeugen. Firmicutes können der Nahrung mehr Energie entziehen, sodass der Körper mehr Kalorien aufnehmen und besser zunehmen kann. Im Darm fettleibiger Menschen herrschen diese Bakterien normalerweise vor, wohingegen bei schlanken Menschen eher die Bacteroidetes das Sagen haben. Wenn ein Säugetier, ob Rind oder Mensch, Antibiotika aufnimmt, hat dies sofort Einfluss auf die Vielfalt und Zusammensetzung des jeweiligen Mikrobioms, weil bestimmte Bakterienstämme sofort ausgelöscht werden, worauf andere sich leichter ausbreiten können. Antibiotika erzeugen auf diese Weise ein krasses Ungleichgewicht, durch das es im Darm anschließend vor Übergewichtsbakterien nur so wimmelt. Einer der Wissenschaftler, der sich mit den Zusammenhängen zwischen Antibiotika und Übergewicht beschäftigt, ist Dr. Martin Blaser von der Universität New York. Seine Studien befassen sich mit der Wirkung von Antibiotika auf einen besonders tückischen Bakterienstamm, den ich bereits erwähnt habe, nämlich Helicobacter pylori, den Erreger peptischer Magengeschwüre. Es hat sich zwar herausgestellt, dass diese Bakterien das Risiko für Magengeschwüre und Magenkrebs erhöhen, aber dennoch gehören sie zum normalen Mikrobiom des Menschen.

2011 führte Dr. Blaser eine Studie an amerikanischen Veteranen durch, die gründlichen Tests im Magen-Darm-Trakt unterzogen wurden.[5] Von den 92 Teilnehmern war H. pylori bei 38 nicht nachweisbar, 44 wurden positiv getestet, und bei zehn Personen war das Ergebnis unklar. Daraufhin erhielten 23 Männer mit H. pylori Antibiotika, die bei fast allen (bis auf zwei) die Bakterien auslöschten. Und die 21 Veteranen, die nach der Antibiotikagabe frei von H. pylori waren, nahmen prompt am meisten zu. Ihr BMI stieg um etwa fünf Prozent (plus/minus zwei Prozent); bei den anderen Veteranen gab es keine Gewichtsveränderung. Hinzu kam, dass sich der Spiegel des appetitanregenden Hormons Ghrelin bei diesen Männern nach dem Essen versechsfachte. Sie wurden also nicht richtig satt und konnten deshalb mehr essen. Ein hoher Ghrelinspiegel verstärkt auch nachweislich die Bauchfetteinlagerung. Als Mastbeschleuniger für Vieh sind Antibiotika somit tatsächlich geeignet. Man nimmt davon schneller zu. Allerdings auch als Mensch, und zwar sowohl beim Einsatz als Medikament als auch beim unbewussten Verzehr mit dem Essen.

Die folgende Grafik zeigt, dass die USA in Bezug auf den Antibiotikaeinsatz in der Fleischerzeugung führend sind.[6]

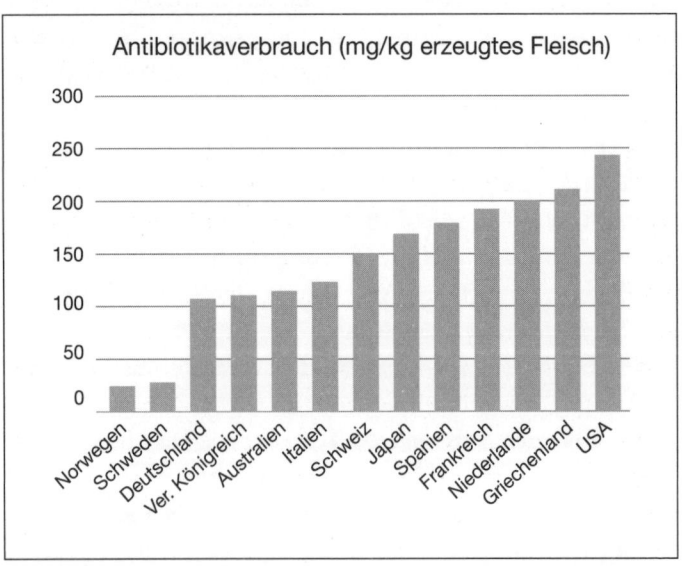

Im Jahr 2011 verkauften amerikanische Pharmahersteller über 14 000 Tonnen Antibiotika an die Viehhaltungsbetriebe, die höchste Menge aller Zeiten, die in jenem Jahr 80 Prozent aller Antibiotikaverkäufe ausmachte.[7]

Fleisch und Geflügel werden von der FDA (US Food and Drug Administration, Amt für Nahrungs- und Arzneimittel) erst seit 1996 auf antibiotikaresistente Keime überprüft, und die Regulierungspolitik des Antibiotikaeinsatzes behindert leider einen transparenten Überblick. Der ehemalige FDA-Kommissar Dr. David Kessler, dessen Buch *Das Ende des großen Fressens* in Amerika rasch die Bestsellerlisten eroberte, fasste die Fakten 2013 in einem Kommentar für die *New York Times* zusammen: »Warum nimmt die Gesetzgebung so zurückhaltend zur Kenntnis, wo 80 Prozent unsere Antibiotika eingesetzt werden? Wir können uns nicht aus Angst vor der Antwort unangenehmen Fragen verschließen. Die Politik muss den Menschen mitteilen, wie die Medikamente, die für ihre Gesunderhaltung benötigt werden, für die billige Fleischerzeugung eingesetzt werden.«[8]

Auch wenn es erschütternd lange dauern mag, bis wir strengere Gesetze und Vorgaben zum Antibiotikagebrauch in der Lebensmittelproduktion durchsetzen, freue ich mich doch, dass sich die Einstellung zu Antibiotikaverordnungen auf der Ebene der Regulierungsbehörden, der WHO und der amerikanischen Ärztevereinigung AMA inzwischen verändert. Diese Institutionen sprechen regelmäßig Warnungen aus, die unter Ärzten nun Gehör finden. Es wird bewusster darauf geachtet, bei welchen Infektionen Antibiotika wirklich sinnvoll sind und wann der Körper sich lieber auf natürlichem Wege wehren sollte. Antibiotika sollten nur dann eingesetzt werden, wenn dies absolut unumgänglich ist. Insbesondere Kinderärzte müssen sich dem Wunsch der Eltern widersetzen, Ohren- oder Halsentzündungen stets gleich mit Antibiotika zu behandeln. Solche Veränderungen sind ganz in meinem Sinne.

Diese Infekte lassen sich laut dem amerikanischen Ärzteblatt *JAMA* normalerweise auch ohne Antibiotika behandeln:[9]

- Schnupfen,
- Grippe (Influenza),
- Husten und Bronchitis (fast immer),
- viele Ohrenentzündungen,
- viele Hautausschläge.

Eine überaus erschreckende Studie, die 2004 vom *JAMA* veröffentlicht wurde und bei Antibiotikaeinsatz ein signifikant erhöhtes Krebsrisiko nachwies, machte mir bewusst, welchen Einfluss diese Mittel tatsächlich haben.[10] Untersucht wurden hierfür 2266 Frauen ab 20 mit primärem invasivem Brustkrebs, also einem Brustkrebs, der möglicherweise bereits in andere Körperteile gestreut hat. Diese Gruppe verglich man mit 7953 zufällig ausgewählten Frauen. Die Studie sollte klären, ob Frauen, denen Antibiotika jedweder Art verschrieben worden waren, ein erhöhtes Brustkrebsrisiko hätten. Tatsächlich zeigte sich eine klare Verbindung zwischen der Anzahl der Tage, an denen Antibiotika eingenommen worden waren, und einem erhöhten Brustkrebsrisiko. Die Frauen, die die meisten Antibiotika genommen hatten, hatten ein doppelt so hohes Brustkrebsrisiko. Zudem ergab sich eine signifikante Verbindung zwischen Antibiotikaeinnahme und Brustkrebs im Endstadium. Die Autoren kamen zu dem Schluss: »Die Einnahme von Antibiotika geht mit einem erhöhten Risiko für das Auftreten und einen tödlichen Verlauf von Brustkrebs einher.« Ferner sagten sie: »Auch wenn weitere Studien erforderlich sind, betonen diese Ergebnisse die Notwendigkeit, mit langfristigen Antibiotikagaben zurückhaltend zu sein.«

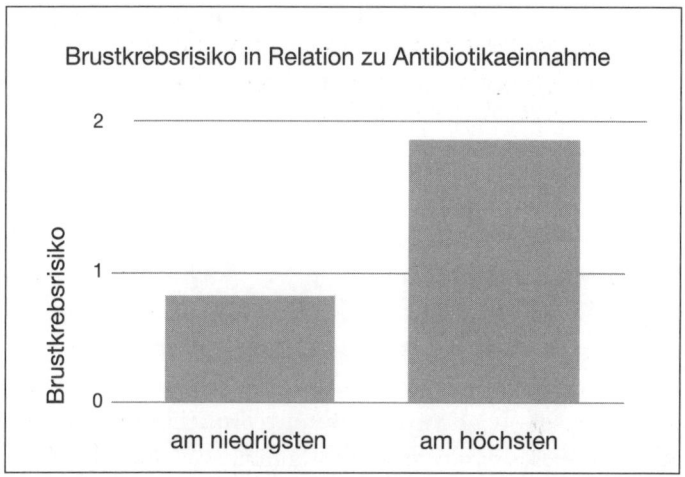

Selbstverständlich behauptet die Studie nicht, dass Antibiotika Brustkrebs hervorrufen. Doch angesichts dessen, was wir über den Einfluss dieser starken Medikamente auf die Darmflora und über den Einfluss der Mikroben auf Immunsystem, Entgiftung und Entzündungsbereitschaft wissen, sollten Fakten wie diese uns zumindest aufmerken lassen. Ich gehe davon aus, dass wir in den nächsten zehn Jahren weitere hochkarätige Studien sehen werden, die klare Zusammenhänge zwischen dem Zustand der Darmflora und dem Risiko für bestimmte Krebsarten einschließlich Gehirntumoren und Nerventumoren herausarbeiten.

Ein führender Experte auf diesem Gebiet ist Dr. Robert F. Schwabe, der an der Columbia University in der Medizinforschung tätig ist. 2013 schrieb er einen überzeugenden Artikel, der in einer Sonderausgabe von *Nature* erschien und skizzierte, auf welche Weise der Zustand des Mikrobioms das Krebswachstum fördern oder auch hemmen kann.[11] In seinem Schluss-

wort betonte er, wie wichtig die aufmerksame Erforschung des
Mikrobioms für die Chance auf neue Behandlungs- und Präventionsansätze im Hinblick auf Krebs sei, und bezeichnete das
Mikrobiom dabei als »das nächste große Thema in der Medizinforschung«.

Das Beispiel Krebs dient an dieser Stelle als zusätzlicher Vor-
wurf gegen Antibiotika, die einen wichtigen Baustein unserer
Gesundheit ruinieren. Ich hätte genauso gut über Antibiotikaeinnahme und ein erhöhtes Risiko für ADHS, Asthma, Übergewicht oder Diabetes sprechen können, die wiederum das Risiko
für Demenz, Depressionen, Suizid und Angststörungen signifikant erhöhen. Aber inzwischen kennen Sie das Bindeglied zwischen all diesen Problemen: Entzündungen. Und sobald wir
einen Schritt zurücktreten, schließen wir von entzündlichen
Prozessen auf die Darmflora.

Etliche Male pro Woche klingelt bei mir in der Praxis das
Telefon, weil Patienten wegen einer Erkältung um etwas Stärkeres bitten. Ich erkläre jedes Mal, dass dies unangemessen ist.
Und wenn sie gezielt nach einem bestimmten, beliebten Antibiotikum gegen Infekte der oberen Atemwege fragen, nenne
ich die Fakten beim Namen: Umfangreiche Analysen belegen,
dass die Verwendung dieses Mittels mit einem signifikant erhöhten Herztodrisiko einhergeht, weil zu den Nebenwirkungen unter anderem Herzrhythmusstörungen gehören.[12] Eine
diesbezügliche Studie der Universität South Carolina ergab,
dass 2011 schätzungsweise die Hälfte der über 40 Millionen
Verordnungen dieses Antibiotikums unnötig waren, daraus jedoch rund 4560 Todesfälle resultiert sein dürften.[13] Außerdem
dauert ein Schnupfen mit Antibiotika üblicherweise eine Woche, ohne Antibiotika hingegen sieben Tage. Ein Witz mit Bart,
ich weiß. All die Meldungen zu den Gefahren eines übermä-

ßigen Antibiotikaeinsatzes stoßen offenbar auf taube Ohren. Doch dabei geht es nicht nur um Sie und mich. Es geht um uns alle.

Wenn Sie also das nächste Mal der Meinung sind, Sie oder Ihr Kind bräuchten ein Antibiotikum, denken Sie bitte noch einmal nach. Wenn das Antibiotikum erforderlich ist, kommt es darauf an, es genau nach ärztlicher Verordnung einzunehmen (mehr dazu siehe Seite 267, wo erklärt wird, wie man den Körper während der Medikation mit Probiotika unterstützen kann). Bei Virusinfektionen hingegen helfen Antibiotika nichts, so dass Sie hier darmschonend vorgehen sollten. Das gilt besonders für unsere Kinder, die noch empfindlicher sind. So zeigte sich beispielsweise vor Kurzem, dass der Großteil aller Kinder bei einer Ohrenentzündung auch mit reinen Schmerzmitteln oder fiebersenkenden Mitteln innerhalb weniger Tage wieder gesund ist. In einer JAMA-Studie von 2010 schlugen Kinderärzte Alarm, weil Antibiotika zu häufig gegen normale Virusinfekte eingesetzt werden.[14] Sie konnten belegen, dass das Nebenwirkungsrisiko bei Antibiotikagaben die Vorteile – in den meisten Fällen gleich null – überwog. Eine oder mehrere Antibiotikabehandlungen erhöhen das Risiko für diverse gesundheitliche Probleme aufgrund einer gestörten Darmflora, von Asthma und Übergewicht in der Kindheit bis hin zur späteren Demenz. Es hängt zusammen. Und die dauerhafte Verbindung erfolgt über die Darmflora.

Antibiotika vor dem Zahnarztbesuch?

Ältere Patienten mit einer Hüft- oder Knieprothese berichten häufig, dass sie vor jedem Zahnarztbesuch routinemäßig vorsorglich Antibiotika einnehmen. Diese Empfehlung gilt schon so lange, dass man sie einfach als gegeben akzeptiert. Sie ist allerdings nicht zielführend. Jüngsten Studien zufolge gibt es auch bei künstlichen Gelenken keinen Grund, wegen einer Zahnbehandlung Antibiotika zu nehmen. Um einen der Autoren zu zitieren: »Zahnbehandlungen waren kein Risikofaktor für eine nachfolgende Hüft- oder Knieinfektion. Der prophylaktische Antibiotikaeinsatz vor Zahnbehandlungen konnte das Risiko für eine anschließende Hüft- oder Knieinfektion nicht senken.«[15]

Im Einzelfall, besonders bei operativen Eingriffen an Zähnen oder Zahnfleisch, kann die prophylaktische Einnahme natürlich gerechtfertigt sein. Diese Kategorie betrifft jedoch nur einen engen Personenkreis mit folgenden Vorerkrankungen:

- Infektiös bedingte Endokarditis in der Vorgeschichte.
- Künstliche Herzklappen.
- Nicht behobene angeborene Herzfehler mit Zyanose, einschließlich palliativer Shunts und Gefäßprothesen (Conduits).
- Angeborener Herzfehler, der mit Prothesen oder Apparaten behoben wurde, ob per Katheter oder bei einer Herzoperation; in den ersten sechs Monaten nach dem Eingriff.
- Unvollständig behobene angeborene Herzfehler oder Defekte in der Nähe einer Prothese.
- Herztransplantation und Entwicklung einer Herzklappenerkrankung.

Wenn Sie nicht wissen, worum es hier geht, brauchen Sie vor einem operativen Eingriff im Mundbereich normalerweise keine Antibiotika.

Die Pille

Millionen Frauen im geburtsfähigen Alter verhüten mit der Pille. Seit der Entwicklung der Pille in den 1960er Jahren gilt sie als Meilenstein der Emanzipation. Doch orale Verhütungsmittel sind trotz allem synthetische Hormone, die eine direkte biologische Wirkung auf den Körper haben und automatisch auch unsere Mikroben in Mitleidenschaft ziehen. Zwar beeinflussen auch andere Medikamente das Mikrobiom, aber etwas, das wie die Pille täglich und vielfach über Jahre eingenommen wird, ist besonders heimtückisch. Nach Langzeiteinnahme (mehr als fünf Jahre) kommt es unter anderem zu:

- Rückgang von Schilddrüsenhormon und verfügbarem Testosteron im Blut,
- Erhöhung von Insulinresistenz, oxidativem Stress und Entzündungsmarkern,
- Mangel an bestimmten Vitaminen, Mineralstoffen und Antioxidantien.

Nach allem, was ich bisher zum Einfluss der Darmbakterien auf Stoffwechsel, Immunologie, Neuroendokrinologie und Endokrinologie erläutert habe, ist es kein Wunder, dass sie auf die »freche kleine Pille« reagieren, wie die Manhattaner Psychiaterin Dr. Kelly Brogan es gegenüber ihren Patientinnen gern ausdrückt. Es verwundert auch nicht, dass Stimmungsschwankungen und Angststörungen zu den häufigsten Nebenwirkungen der Pille zählen. Zu den Vitaminen, die bei Einnahme der Pille zurückgehen, zählt Vitamin B6, ein Cofaktor für die Serotonin- und GABA-Produktion. Beide sind für das gesunde Gehirn von elementarer Bedeutung. Inzwischen hat sich auch gezeigt, dass der Einsatz oraler Verhütungsmittel mit entzündlichen Darmerkrankungen einhergehen kann, insbesondere mit einem erhöhten Risiko für Morbus Crohn, wo sich Schleimhaut und Wände von Dick- und Dünndarm entzünden.[16] Es kann dabei sogar zu Blutungen kommen.

Die genauen Verbindungen sind bisher ungeklärt. Gegenwärtig wird vermutet, dass die Hormone die Durchlässigkeit der Darmschleimhaut verändern, denn der Darm scheint sich bei Östrogengaben leichter zu entzünden. (Das könnte der Grund sein, warum manche Frauen, die die Pille nehmen, über Magen-Darm-Probleme klagen.) Was eine erhöhte Permeabilität des Darms für die menschliche Gesundheit bedeutet, wissen wir bereits: Material aus dem Darm, vor allem Abbauprodukte der Darmbakterien, kann ins Blut gelangen, wo es das Immunsystem auf den Plan ruft und in andere Teile des Körpers, auch das Gehirn, vordringt, um dort Schaden anzurichten. Dr. Hamed Khalili, ein Gastroenterologe am Massachusetts General Hospital in Boston, der auch in der Forschung tätig ist, veröffentlichte 2012 das Ergebnis einer Studie, für die sein Team die Daten von 233 000 Frauen aus der großen amerikanischen Nurses Health Studie aus dem Zeitraum 1976 bis 2008 auswertete.[17] Beim Vergleich der Frauen, die nie die Pille genommen hatten, mit solchen, die mit der Pille verhüteten, stellte er fest, dass aktuelle Verwenderinnen fast dreimal so häufig an Morbus Crohn litten. Dr. Khalili war daher der Ansicht, dass man Frauen, bei denen entzündliche Darmerkrankungen in der Familie liegen, deutlich auf die erhöhte Gefahr durch die Einnahme der Pille hinweisen sollte.

Welche anderen Optionen bieten sich an? Dr. Brogan, der die Gesundheit der Frauen sehr am Herzen liegt, rät ihren Patientinnen grundsätzlich von oralen Verhütungsmitteln ab. Sie empfiehlt stattdessen hormonfreie Intrauterinpessare (»Spirale«), spezielle Geräte, mit denen sich der Eisprung anhand der Schwankungen bei der Körpertemperatur relativ genau bestimmen lässt, oder das gute alte Kondom. Sie sagt: »Medikamente sind nie frei von unerwünschten Wirkungen. Ohne alle persönlichen genetischen Risiken und Umweltfaktoren zu kennen, die ein Mensch mitbringt, ist eine Nutzen-Risiko-Analyse sehr schwierig. Wenn es eine Behandlungsmöglichkeit gibt, die minimale bis gar keine Risiken und gewisse nachgewiesene Vorteile mit sich bringt, ist dies aus meiner Sicht der sanftere, freundlichere Weg zu mehr Gesundheit. Unter Frauenbefreiung sollte man heute eher einen gesunden, beschwerdefreien Zyklus unabhängig von Medikamenten verstehen.«[18]

Nichtsteroidale Entzündungshemmer (NSAR)

Bereits in den 1990er Jahren tauchten erste Studien auf, die zeigten, dass die langfristige Einnahme nichtsteroidaler Entzündungshemmer wie Ibuprofen oder Naproxen (über zwei oder mehr Jahre) das Risiko für Alzheimer- oder Parkinson-Krankheit um über 40 Prozent senken kann.[19] Wenn man bedenkt, dass beide Krankheiten in erster Linie entzündlich bedingt sind, erscheint dies logisch: weniger Entzündungen, geringeres Risiko.

Neuere Untersuchungen fügen allerdings eine weitere Erkenntnis hinzu. Offenbar kommt es bei diesen Medikamenten leichter zu Schäden an der Darmschleimhaut, besonders wenn auch Glutensensitivität vorliegt. Spanische Forscher entdeckten, dass Mäuse mit einer genetischen Veranlagung zu Glutensensitivität auf die Gabe von Indometacin (einem starken nichtsteroidalen Antirheumatikum) mit einer deutlich erhöhten

Darmdurchlässigkeit reagierten, welche die schädigende Wirkung durch Gluten vervielfachte. Sie kamen zu dem Schluss, dass Umweltfaktoren, welche die Darmwand verändern, Individuen zu einer erhöhten Glutensensitivität prädisponieren können.[20] Diese allgemeine Aussage wird sich sicher durch künftige Forschungen präzisieren lassen, doch vorläufig sollte man diese Mittel nur nehmen, wenn es gar nicht anders geht.

Umweltgifte

Die Anzahl der synthetisch erzeugten Chemikalien in unserer Umgebung ist unüberschaubar. Alles, was wir berühren, einatmen, auf unsere Haut streichen oder essen, kann solche Substanzen enthalten. Die meisten Bewohner der Industrienationen haben über Luft, Wasser und Nahrung längst Hunderte künstlicher Substanzen aufgenommen und gespeichert. Im Nabelschnurblut von Neugeborenen fanden sich Spuren von 232 synthetischen Chemikalien.[21] Bei der Mehrheit davon wurde nie ausreichend getestet, welche Auswirkungen sie auf unsere Gesundheit haben können. In den letzten 30 Jahren wurden in den USA über 100 000 Chemikalien zur kommerziellen Verwendung zugelassen, darunter 82 000 Stoffe für die Industrie, 1000 aktive Inhaltsstoffe für Pestizide, 3000 Inhaltsstoffe für Kosmetika, 9000 Lebensmittelzusätze und 3000 pharmazeutisch erzeugte Medikamente.[22] Umweltbehörde und Arzneimittelbehörde regulieren nur einen Bruchteil davon. Seit der Verabschiedung des Gesetzes zur Regulierung von Umweltgiften (TSCA) im Jahr 1976 konnte die Umweltschutzbehörde EPA aufgrund von finanziellen Zwängen und Prozessen seitens der Industrie lediglich für rund 200 der 84 000 Chemikalien in ihren Listen Sicherheitsprüfungen anfordern. Und von 8000 dieser 84 000 Stoffe werden Jahr für Jahr jeweils über elf Tonnen produziert. Man schätzt, dass mindestens 800 dieser Substanzen unser Hormonsystem beeinflussen können.

Wir glauben vielfach, die Wissenschaft würde Umweltgifte aus der Industrie doch schon seit Jahrzehnten messen und Rückschlüsse auf die Gesundheit des Menschen ziehen, doch tatsächlich beobachten wir die sogenannte »Körperlast«, also die Menge der Toxine in Gewebe, Blut, Urin, Nabelschnurblut und Muttermilch noch gar nicht lange. Bei den meisten chemischen Substanzen, die gegenwärtig kommerziell genutzt werden, wurde nie geprüft, wie sie sich im menschlichen Körper verhalten. Wir haben also keine Ahnung, was diese Chemikalien tatsächlich mit uns anstellen, beziehungsweise ob und wie sie die normale Physiologie des Körpers (und des Mikrobioms) stören. Aus diesem Grunde ist es nur klug, bis zum ausdrücklichen Beweis des Gegenteils davon auszugehen, dass sie uns schaden könnten.

Chemikalien aus der Umwelt können unter anderem deshalb schädlich sein, weil sie häufig fettlöslich sind und sich somit in endokrinen Drüsen und im Fettgewebe ansammeln können. Und wenn die Leber insgesamt zu viele Giftstoffe verarbeiten muss, kann sie diese weniger gut aus dem Körper herausfiltern. Das wiederum verändert die gesamte Körperumgebung wie auch das Mikrobiom.

Viele Forscher machen sich inzwischen Gedanken um östrogenähnliche Wirkungen von Chemikalien auf den Körper, die gar nicht so selten sind. Der Stoff Bisphenol A (BPA) ist beispielsweise sehr verbreitet und bei über 93 Prozent aller Menschen im Körper zumindest in Spuren nachweisbar.[23] BPA wird seit 1891 hergestellt und wurde in der ersten Hälfte des 20. Jahrhunderts als synthetisches Östrogen für Frauen und Tiere verwendet. Bei Frauen behandelte man damit Menstruationsprobleme, Wechseljahresbeschwerden und Übelkeit während der Schwangerschaft. Landwirte nutzten es als Wachstumsförderer für ihr Vieh. Dann jedoch entdeckte man, dass BPA Krebs erzeugen kann, und es wurde verboten. Ende der 1950er Jahre fand die Industrie eine neue Verwendung für die Substanz: Jetzt wurde sie Kunststoffen zugesetzt. Damals entdeckten Chemiker bei Bayer und General Electric, dass Bisphenol A in langen Ketten (Polymeren) ein hartes Plastik ergab, Polycarbonat, das durchsichtig genug war, um Glas zu ersetzen, und stark genug, um Stahl zu ersetzen. Schon bald wurde Polycarbonat für Elektronik, Sicherheitstechnik, Fahrzeuge und Lebensmittelbehälter verwendet und steckt heute in vielen Alltagsprodukten, von der Quittung bis hin zu Zahnpastaverschlüssen. Jahr für Jahr gelangen über 450 Tonnen dieser Substanz in die Umwelt. Das BPA aus Kunststoffdosen für Lebensmittel erzeugt bei Männern wie Frauen nachweislich hormonelle Veränderungen. Inzwischen wird untersucht, welche Schäden Chemikalien wie BPA bei Mikroben erzeugen können. Einige Studien legen nahe, dass bestimmte Darmbakterien Bisphenol A abbauen und damit weniger giftig machen können, doch ich fürchte, dass es dann das Gedeihen dieser Bakterien begünstigt und so das innere Gleichgewicht kippen lässt.

BPA ist nur eine von vielen Substanzen, mit denen wir tagtäglich konfrontiert sind. Möglicherweise verschwindet es dank aggressiver Verbraucherschutzkampagnen bald aus dem Handel und aus der Lebensmittelindustrie, doch gleichzeitig werden wir und unsere Umwelt weiterhin von Tausenden anderer Chemikalien überschwemmt, die ebenso schädlich sein können.

Wie ich schon sagte: Wir können unmöglich feststellen, wie

vielen künstlichen Chemikalien wir ausgesetzt sind und welche davon unseren Mikroben und Zellen wirklich schaden. Man sollte aber lieber übervorsichtig sein, und die persönliche chemische Belastung so gering wie möglich halten. Das beginnt zu Hause. In Kapitel 9 besprechen wir alle Schritte, mit denen wir schädliche Stoffe weitgehend verbannen können. Besonders kritisch sind dabei Pestizide und Chlor. Beides wirkt sich schädlich auf die Darmflora aus. Pestizide sollen schließlich Lebewesen abtöten und sind besonders giftig für die Mitochondrien. Aktuelle Untersuchungen bringen verbreitete Pestizide mit Veränderungen des Mikrobioms in Verbindung, die wiederum gesundheitliche Folgen von Stoffwechselstörungen bis hin zu Gehirnerkrankungen nach sich ziehen. In einer verstörenden Studie von 2011 entdeckten koreanische Forscher einen ungewöhnlich hohen Anteil Methanogene (bestimmte Mikroben) im Darm fettleibiger Frauen.[24] In dieser Untersuchung wurde auch die Belastung der Frauen mit Organochlorpestiziden gemessen. Dabei ergab sich eine bemerkenswerte Parallelität zwischen der Pestizidmenge im Blut, dem Ausmaß des Übergewichts und dem Anteil der Methanogene im Darm. Je mehr Gift ein Mensch also im Blut hat, desto mehr Gift hat er im Darm. Methanogene sind verrufen, weil sie nicht nur mit krankhaftem Übergewicht in Verbindung gebracht werden, sondern auch mit Parodontitis (Zahnfleischentzündungen), Darmkrebs und Divertikelbildung im Darm. Die Giftigkeit der Pestizide ist so besorgniserregend, dass ich noch darauf eingehen werde, warum man gentechnisch veränderte Lebensmittel auch wegen ihrer Verbindung zu Herbiziden meiden sollte.

Auch Chemikalien im Trinkwasser, insbesondere Chlor, können das Mikrobiom zerstören. Chlor tötet Bakterien ab – es hilft gegen eine Vielzahl von gefährlichen Krankheitserregern im Wasser, die wir natürlich nicht trinken wollen. Der Zugang zu sauberem Trinkwasser gilt in den entwickelten Ländern heutzutage als Selbstverständlichkeit. Dass Krankheiten nicht mehr über das Wasser übertragen werden, verdanken wir vielfach dem Chlor. Das Magazin *Life* bezeichnete das Filtern und Chloren von Trinkwasser 1998 als »wohl einen der bedeutsamsten Fortschritte für die öffentliche Gesundheit des Jahrtausends«.[25]

Aber die Wasserwerke übertreiben leicht und liefern dann ein chemisches Konglomerat, das unserer Darmflora schadet. Hinzu kommt, dass Chlor im Verdauungstrakt mit organischen Komponenten reagieren kann. Dabei entstehen Giftstoffe, die weitere Schäden hervorrufen können. Aufgrund von Studien zur Wirkung von Chlor auf menschliche Zellen liegt der Grenzwert im Trinkwasser in den USA bei maximal vier Milligramm Chlor pro Liter (4 ppm); die deutsche Trinkwasserverordnung zieht die Grenze bei 0,3 mg Chlor pro Liter.[26] Chlor im Trinkwasser kann für viele Organismen tödlich sein, wie jeder weiß, der schon einmal einen Goldfisch mit Leitungswasser umgebracht hat. In Kapitel 9 präsentiere ich Ideen, wie man gechlortem Wasser entgehen kann. Das ist leichter, als Sie glauben, und Sie brauchen dazu weder den Installateur zu rufen noch Ihr Wasser im Laden zu kaufen.

Aber auch mit Luft- und Wasserfiltern und bei konsequenter Umstellung auf möglichst wenig Haushaltsprodukte mit kritischen Chemikalien, ist es schwer, allen Giften aus dem Weg zu gehen. Beim Einkaufen können wir immerhin bewusste Entscheidungen treffen, um die Exposition zu verringern.

Im Hinblick auf Umweltgifte ist natürlich auch besorgniserregend, dass der Mensch an der Spitze der Nahrungskette steht. Das hat zwar zweifellos seine Vorteile, bedeutet aber auch, dass wir in Folge der Bioakkumulation in der Nahrungskette größeren Giftmengen ausgesetzt sind. Dies geschieht beispielsweise über den Verzehr von Fleisch, Fisch und Milchprodukten. In bestimmten Fischarten (wie Schwertfisch) sammeln sich erheblich mehr Chemikalien im Gewebe an, als in den Gewässern vorhanden sind, in denen sie sich bewegen. An Land wird das Vieh häufig mit pestizidbelastetem Getreide gemästet und speichert diese Giftstoffe – genau wie Hormone, Antibiotika und andere Chemikalien – im Körperfett. Wer so etwas isst, nimmt dabei chemische Substanzen aus der gesamten landwirtschaftlichen Kette zu sich.

Herbizidbelastung in GMO-Lebensmitteln

Vorab möchte ich betonen, dass zu den möglichen gesundheitlichen Auswirkungen genetisch modifizierter Organismen (GMO) nach wie vor viel Forschungsarbeit erforderlich ist. Dies gilt für die direkten biologischen Auswirkungen auf den Körper ebenso wie für deren Bedeutung für das Mikrobiom. Als genetisch modifizierte Organismen gelten Pflanzen und Tiere, in die mittels Gentechnik die Erbinformation (DNA) anderer Lebewesen – wie Bakterien, Viren, Pflanzen oder Tiere – eingeschleust wurde. Solche genetischen Kombinationen sind auf natürlichem Wege oder über traditionelle Zuchtmethoden nicht möglich.

Zu den wichtigsten amerikanischen GMO-Produkten zählen Mais und Soja (und demnach auch alle Produkte, die diese Zutaten enthalten, Schätzungen zufolge über 80 Prozent aller konventionell erzeugten Lebensmittel). Erzeugung und Verkauf von GMO unterliegen in über 60 Ländern auf der Welt, darunter in Australien, Japan und allen Ländern der Europäischen Union, starken Einschränkungen oder sind ganz verboten. In den USA sind diese Organismen zugelassen, und viele Menschen kämpfen für klarere Produktangaben, damit sie bewusst aus dem »Experiment«, wie es gern genannt wird, aussteigen können. Das Problem ist nämlich: Viele der Studien, die GMO für unbedenklich erklären, stammen von eben den Konzernen, die diese erschaffen haben und jetzt davon profitieren.

In der Landwirtschaft stellt Unkraut bei der Bewirtschaftung der Felder ein großes Problem dar. Anstatt unerwünschte Pflanzen manuell zu entfernen, entwickelte man eine Alternative und besprühte die Felder mit dem Unkrautvernichter Glyphosat (RoundUp®). Die Ernte wird von diesem Herbizid nicht beeinträchtigt, weil das Saatgut genetisch so verändert wurde, dass es gegen die Wirkung des Gifts immun ist. Dieses Saatgut wird als »Roundup-ready« bezeichnet.

Landwirte, die dieses giftresistente Saatgut einsetzen, können große Mengen Roundup versprühen, und das geschah bisher auch in globalem Maßstab. Bis 2017 dürfte der Verbrauch auf atemberaubende 1,35 Millionen Tonnen Glyphosat angestiegen sein.[27] Darin genau liegt aber auch das Problem. Denn Glyphosatrückstände bedrohen unsere Gesundheit. Insbesondere im Weizenanbau sättigen die Bauern ihre Felder wenige Tage vor der Ernte mit Roundup, um mehr und bessere Erträge zu erzielen. Damit eröffnen sich neue Perspektiven bezüglich der Frage nach Glutenempfindlichkeit – womöglich beruhen die steigenden Zahlen bei Glutenintoleranz und Zöliakie weitgehend auf der zunehmenden Verwendung von Glyphosat. Skizziert man den Anstieg der Zöliakiefälle und die Glyphosatmengen, die in den letzten 25 Jahren auf Weizen ausgebracht wurden, so ergibt sich eine erstaunliche Parallelität.[28]

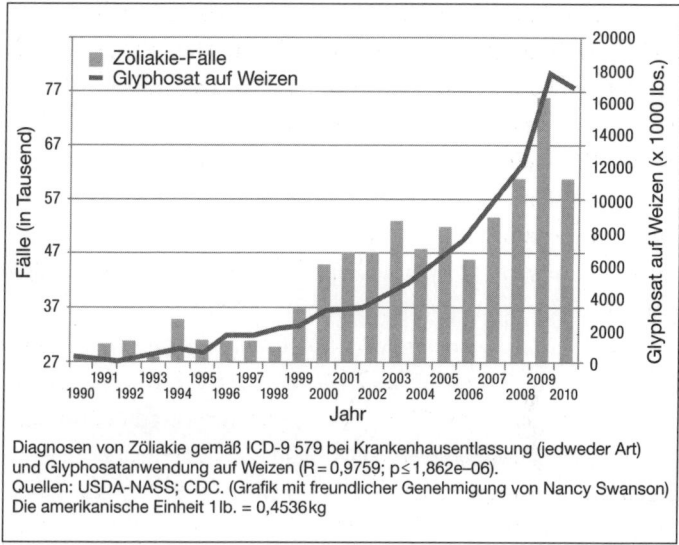

Diagnosen von Zöliakie gemäß ICD-9 579 bei Krankenhausentlassung (jedweder Art) und Glyphosatanwendung auf Weizen (R = 0,9759; p ≤ 1,862e–06).
Quellen: USDA-NASS; CDC. (Grafik mit freundlicher Genehmigung von Nancy Swanson)
Die amerikanische Einheit 1 lb. = 0,4536 kg

Dabei bedeutet eine Parallele keineswegs einen ursächlichen Zusammenhang. Diese Grafik impliziert zwar eine Verbindung zwischen der Menge des Glyphosats, das im Weizenanbau verwendet wird (und vermutlich über Weizenprodukte verzehrt wird), und der Anzahl der Zöliakiefälle, aber man kann daraus nicht ableiten, dass Glyphosat Zöliakie verursacht. Diese Daten allein lassen keinen solchen Schluss zu. Dennoch ist die Parallelentwicklung von Zöliakiezahlen und Glyphosatmenge in der Nahrungskette eine interessante Beobachtung. Vermutlich spielen in dieser Hinsicht noch viele andere Variablen eine Rolle, und nach allem, was wir wissen, können in der Umwelt noch weitere Faktoren vorliegen, die zum Anstieg der Fälle geführt haben. Andererseits konnten neuere Forschungen belegen, dass Glyphosat tatsächlich die Darmflora beeinflusst.

Im Jahr 2013 veröffentlichte das *Journal of Interdisciplinary*

Toxicology, dem diese Grafik entnommen ist, einen Bericht der MIT-Forscherin Stephanie Seneff und eines unabhängigen Kollegen, der die Wirkung von Glyphosat im Körper genau unter die Lupe nahm (bis hin zu der These, dass die Praxis der »Reifung« von Zuckerrohr mit Glyphosat für das neuerdings zunehmende Nierenversagen bei Arbeitern in der zentralamerikanischen Landwirtschaft verantwortlich sein könnte).[29] Dabei wiesen sie darauf hin, dass Glyphosat im Körper unter anderem die Cytochrom P450-Enzyme (CYP) hemmt, die von den Darmbakterien erzeugt werden. Diese Enzyme entgiften unzählige chemische Fremdsubstanzen und sind deshalb für unsere Biologie unverzichtbar. Wenn die CYP-Enzyme fehlen, besteht eine deutlich höhere Wahrscheinlichkeit, dass die Darmwand leidet und schädliche Substanzen ins Blut übergehen können.

Der Bericht beschreibt, wie Glyphosatrückstände die Zusammensetzung der Darmflora verändern und die menschliche Physiologie beeinträchtigen, und fordert neue Vorschriften zu den Grenzwerten für Lebensmittel. Die biochemischen Einzelheiten möchte ich nicht im Detail ausführen, aber:

- Glyphosat beeinträchtigt die Fähigkeit, Schadstoffe zu entgiften.
- Glyphosat hemmt die Funktion von Vitamin D, das insbesondere für die Gehirnchemie ein Schlüsselhormon darstellt.
- Glyphosat verbraucht Eisen, Kobalt, Molybdän und Kupfer.
- Glyphosat behindert die Synthese von Tryptophan und Tyrosin (wichtigen Aminosäuren für die Erzeugung von Proteinen und Neurotransmittern).

Der genannte Bericht konzentriert sich auf die Verbindung zwischen Glyphosat und Zöliakie. Unter anderem wird erläutert, dass Fische, die Glyphosat ausgesetzt sind, Verdauungsprobleme entwickeln, die an Zöliakie erinnern. Zudem wissen wir, dass bei Zöliakie die Darmflora aus dem Gleichgewicht gerät. Die Autoren gehen davon aus, dass Glyphosat aufgrund seiner bekannten Wirkungen auf die Darmflora die wichtigste Ursache für den Anstieg der Glutensensitivität ist. Die Schlussfolgerung lautet: »Wir rufen alle Regierungen dieser Welt eindringlich dazu auf, ihre Gesetzgebung zu Glyphosat zu überprüfen und neue Vorschriften zu erlassen, welche die Verwendung einschränken.«

Gentechnik: Wissen Sie Bescheid?

In der EU gilt eine Kennzeichnungspflicht für gentechnisch veränderte Lebensmittel. Futtermittel fallen jedoch nicht unter diese Regelung. In Amerika ist eine Kennzeichnung von Nahrungsmitteln, die gentechnisch behandelt sind, nicht vorgeschrieben. Viele Hersteller kennzeichnen ihre Produkte jedoch als »non-GMO«, also frei von Gentechnik. Ist das glaubwürdig? 2014 nahmen die Verbraucherschützer bei *Consumer Reports* diese Aussage unter die Lupe. Überprüft wurden über 80 Produkte, die Mais oder Soja enthielten. Die Siegel Non-GMO Project Verified, das Biosiegel des Landwirtschaftsministeriums (USDA) und andere zertifizierte Biosiegel waren weitgehend zuverlässig.[30] Besonders irreführend hingegen war die Bezeichnung »natürlich«. Ohne ein zertifiziertes Siegel »enthielten die Lebensmittel fast immer erhebliche Mengen GMO«.

Aber keine Panik! Ich helfe Ihnen, Ihre Umgebung darmfreundlich zu gestalten – mit Bioprodukten von Tieren, die von Gras leben, hochwertigen Fetten und kohlenhydratarmer Nahrung ohne giftige Inhaltsstoffe. Das ist das Hauptziel der Kur, die ich in Teil III vorstelle.

Teil III

Die Kur für die grauen Zellen

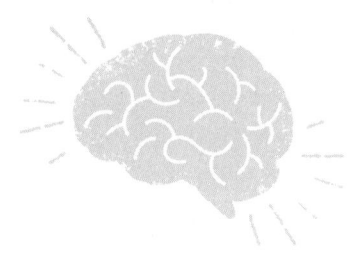

Gratulation. Wenn Sie bis hierher gekommen sind, wissen Sie mehr über Körper, Gehirn und deren physiologische Verbindungen über den Darm als die meisten Menschen (und Ärzte) dieser Welt. Vielleicht haben Sie bereits das Brot verbannt und sich nach Probiotika erkundigt. Oder Sie essen schon jeden Tag Joghurt und prüfen, ob Ihre Einkäufe darmfreundliche Bakterien enthalten. Jedenfalls haben Sie bestimmt schon das eine oder andere der Elemente aufgegriffen, die nun in Teil III vorgestellt werden und mit einem einwöchigen Ernährungsplan enden.

Im Gegensatz zu üblichen Diätbüchern mit klaren Vorgaben, die Schritt für Schritt über soundso viele Tage hinweg umzusetzen sind, sind meine Empfehlungen weniger streng. Ich stelle Ihnen lieber Ideen vor, die Sie nach eigenem Gusto anpassen und umsetzen können. Denn hier geht es darum, das Regiment über den eigenen Körper und die eigene Gesundheit zu übernehmen. Meine Empfehlungen sind nur der Ausgangspunkt für Ihre persönliche Reise zu einem glücklichen Leben mit viel Elan und einem gesunden Geist.

Die Ernährungsumstellung und die Einführung von Ergänzungsmitteln nimmt jeder am besten im eigenen Tempo vor. Gönnen Sie sich die nötige Zeit, Ihren Haushalt schrittweise umzukrempeln und hochwerte Probiotika zu kaufen. Dabei sollte Ihnen nur klar sein: Je zügiger Sie die genannten Punkte umsetzen und je enger Sie sich daran halten, desto eher werden Sie die Resultate fühlen (und vermutlich auch sehen). Denn es geht keineswegs nur um die innere Gesundheit. Ihre Haut wird strahlen, die Taille wird schlanker. Und gleichzeitig verändert sich vieles, was sich kaum messen lässt, zum Besseren: Gefühlslage, Antrieb, Tatkraft, Schaffensfreude.

KAPITEL 8

Das Mikrobiom verwöhnen:
Sechs gehirnfreundliche Strategien

Häufig höre ich die Frage, wie lange es dauert, eine schlecht oder unzureichend funktionierende Darmflora zu sanieren. Untersuchungen belegen, dass sich bereits sechs Tage nach der Umstellung auf eine neue Ernährungsweise (wie in diesem Kapitel skizziert) signifikante Veränderungen in der Zusammensetzung der Darmbakterien abzeichnen. Aber Menschen sind verschieden. Deshalb hängt der Erfolg Ihrer Darmkur vom gegenwärtigen Zustand Ihres Darms ab und davon, wie schnell Sie die Empfehlungen vollständig beherzigen.

Nachfolgend werden sechs wichtige Maßnahmen zur Erhaltung eines gesunden Mikrobioms vorgestellt, die dem aktuellen Stand der Wissenschaft entsprechen.

Erstens: Probiotikareiche Lebensmittel essen

In vielen Gegenden dieser Welt liefern gegorene Speisen probiotische Bakterien. Das bewusste Vergären begann offenbar vor über 7000 Jahren mit der Herstellung von Wein im alten Persien. Die Chinesen gären ihren Kohl seit 6000 Jahren.

Man hat zwar lange nicht verstanden, was eigentlich bei diesem Prozess geschieht, doch die gesundheitlichen Vorzüge »voll ausgegorener« Speisen waren wohlbekannt. Lange bevor Probiotika in Kapselform erhältlich waren, haben die Menschen bestimmte Lebensmittel in gegorener Form verzehrt. Kimchi, eine beliebte traditionelle Beilage aus Korea, gilt dort als Nationalgericht. Normalerweise wird Kimchi aus Kohl oder Gurken hergestellt, doch es gibt zahllose Hausrezepte. Das europäische Gegenstück ist Sauerkraut aus traditioneller Herstellung, das in Zentraleuropa nach wie vor beliebt ist. Hinzu kommen gegorene Milchprodukte wie Joghurt, die in vielen Kulturen seit Jahrhunderten verzehrt werden.

Aber was ist das Besondere an vergorenen Lebensmitteln? Gärung ist ein Stoffwechselprozess, der Kohlenhydrate (zum Beispiel Zucker) entweder in Alkohol und Kohlendioxid oder aber in organische Säuren umwandelt. Dafür müssen Hefen oder Bakterien (oder beides) vorhanden sein. Gärung findet unter Ausschluss von Sauerstoff statt, also unter anaeroben Bedingungen. Der französische Chemiker und Mikrobiologe Louis Pasteur definierte Gärung im 19. Jahrhundert als »Atmung ohne Luft«. Pasteur entdeckte nicht nur die Prinzipien der mikrobiellen Gärung, sondern entwickelte auch Pasteurisierung und Impfverfahren.

Gärprozesse bei der Bier- oder Weinherstellung dürften manch einem ein Begriff sein, ebenso die Sauerteiggärung, die das Brot aufgehen lässt. Die luftige Konsistenz entsteht, wenn die Hefe Zucker in Kohlendioxid umwandelt. (Aber über Brot wollen wir uns aus naheliegenden Gründen nicht auslassen. Nein, es ist kein Probiotikum!)

Die meisten Lebensmittel lassen sich gut über Milchsäuregärung mit erwünschten Bakterien (Probiotika) anreichern. Dabei wandeln die Bakterien die Zuckermoleküle in der Nahrung in Milchsäure um, wobei sie sich prächtig vermehren. Die Milchsäure wiederum schützt die so fermentierte Nahrung vor dem Eindringen von Krankheitskeimen, die in einer derart sauren Umgebung nicht überleben können, weil sie einen höheren pH-Wert brauchen. Bei der Produktion fermentierter Speisen versetzt man zuckerhaltige Lebensmittel beispielsweise mit Lactobacillus acidophilus, um den Gärungsprozess zu beschleunigen. Zur Herstellung von Joghurt braucht man somit nur eine Starterkultur (lebende, aktive Bakterienstämme) und Milch. Mit Milchsäuregärung kann man Lebensmittel auch länger haltbar machen.

Worauf man bei Probiotika zu achten hat, besprechen wir in Kapitel 9. Am besten nehmen Sie Bifidobakterien und Laktobazillen direkt aus natürlichen Quellen zu sich, weil der Körper sie so optimal aufnehmen kann (gute Bioverfügbarkeit). Solche Stämme haben im Körper diverse Aufgaben. Zum Beispiel tragen sie zur Erhaltung einer stabilen Darmschleimhaut bei, sorgen für einen ausgeglichenen pH-Wert, wirken als natürliche Antibiotika, bekämpfen Viren und Pilze, regulieren das Immunsystem und halten die Entzündungsbereitschaft in Schach. Hinzu kommt, dass probiotische Bakterien Wachstum und Eindringen potenzieller Krankheitserreger unterdrücken, weil sie selbst Bakteriozine gegen andere Mikroben erzeugen. Und während die probiotischen Bakterien ihren Energiebedarf über die normale Nahrung decken, setzen sie obendrein verschiedene Nährstoffe aus der verzehrten Nahrung frei, die der Körper nun leichter resorbieren kann. So machen sie zum Beispiel die Vitamine A, C und K sowie verschiedene Vitamine aus dem B-Komplex besser verfügbar.

Erst zu Beginn des 20. Jahrhunderts fand der russische Wissenschaftler Ilja Iljitsch Metschnikow heraus, wie Lactobacillus-Bakterien die Gesundheit fördern. Metschnikow gilt als Begründer der Immunologie und ließe sich sicher auch als Begründer der Probiotikabewegung bezeichnen. 1908 wurde er mit dem Nobelpreis für Medizin ausgezeichnet. Schon früh sagte er viele Aspekte der aktuellen Immunbiologie voraus und stellte auch als Erster die Theorie auf, dass Milchsäurebakterien der menschlichen

Gesundheit zuträglich seien. Diese Vorstellungen entsprangen vor allem der Beobachtung, dass bulgarische Bauern ausgesprochen langlebig waren und regelmäßig gegorene Milchprodukte aßen. Metschnikow vermutete sogar, die »orale Verabreichung von gärenden Bakterienkulturen würde die wohltuenden Bakterien in den Darmtrakt einpflanzen«.[1] Das ist über 100 Jahre her!

Er war der Meinung, die Alterung des Menschen ginge auf giftige Bakterien im Darm zurück und Milchsäure könne das Leben verlängern. Deshalb trank er jeden Tag saure Milch. Von Metschnikow stammen drei wegweisende Werke, die zunächst auf Französisch erschienen und rasch ins Englische und Deutsche übersetzt wurden: *Immunität bei Infektionskrankheiten, Studien über die Natur des Menschen: eine optimistische Philosophie* und *Beiträge zu einer optimistischen Weltauffassung*, von denen das letzte Werk detailliert die ungewöhnlich lange Lebenserwartung bestimmter Populationen beschreibt, die regelmäßig bakteriell vergorenen Kefir zu sich nahmen. Hierzu trug er diverse Hinweise auf Hundertjährige zusammen, die nach wie vor ein aktives, gesundes Leben führten. Metschnikow prägte auch den Begriff Probiotika für gesundheitsfördernde Bakterien. Seine Arbeiten regten den japanischen Mikrobiologen Minoru Shirotu zur Suche nach einem kausalen Zusammenhang zwischen Bakterien und einer gesunden Verdauung an. Auf seinen Studien wiederum beruht bis heute die Vermarktung von Kefir und anderen gesäuerten Milchprodukten auf der ganzen Welt.

Inzwischen hat die Wissenschaft Metschnikows Ideen bestätigt.

In Kapitel 10 stelle ich verschiedene Rezepte zur Herstellung köstlicher Speisen mit vergorenen Zutaten vor. Ein paar davon wurden bereits erwähnt, sodass ich an dieser Stelle nur eine kurze Auflistung bringen möchte.

- Joghurt mit lebenden Kulturen. Im Kühlregal finden wir unzählige Joghurtsorten, aber Achtung: Viele davon sind mit Zucker, künstlichen Süßungsmitteln oder Geschmackszusätzen angereichert. Bitte lesen Sie die Liste der Zutaten. Wer keine Milchprodukte verträgt, kann seine Ernährung problemlos über Kokosjoghurt mit reichlich Enzymen und Probiotika anreichern.

- Kefir. Ein gegorenes Milchprodukt, das Joghurt sehr ähnlich ist. Insbesondere die Kombination aus Kefirknollen (einer Mischung aus Hefe und Bakterien) und Ziegenmilch liefert viele Lactobacilli und Bifiduskeime, dazu reichlich Antioxidantien. Bei Milchunverträglichkeit oder Laktoseintoleranz schmeckt und hilft Kokosmilchkefir ebenso gut.

- Kombucha-Tee. Kombucha ist ein speziell fermentierter Schwarztee, der seit Jahrhunderten getrunken wird. Er ist kohlensäurehaltig, wird oft kalt serviert und soll eine anregende Wirkung haben sowie beim Abnehmen helfen.

- Tempeh. Insbesondere Vegetarier verwenden Tempeh gern als Fleischersatz. Es handelt sich um fermentierte Sojabohnen und eine vollständige Proteinquelle mit allen lebensnotwendigen Aminosäuren. Ich bin zwar aus diversen Gründen kein großer Freund von Sojaprodukten, doch kleine Mengen Tempeh sind vertretbar. Wenn man Tempeh über den Salat krümelt, trägt er zur Versorgung mit Vitamin B_{12} bei.

- Kimchi. Kimchi enthält nicht nur gesunde Bakterien, sondern zugleich Kalzium, Eisen, Betakarotin und die Vitamine A, C, B_1 und B_2. Das einzige Problem ist mitunter die Schärfe. Wenn man damit zurechtkommt, ist Kimchi eines der besten probiotischen Lebensmittel überhaupt.

- Sauerkraut. Gegorener Kohl liefert gesunde Bakterien für den Darm und enthält zudem Cholin, das wir für die korrekte

Übertragung von Nervenimpulsen vom Gehirn durch das zentrale Nervensystem benötigen.

- Saure Gurken. Kein Wunder, dass Schwangere häufig nach sauren Gurken verlangen, die zu den beliebtesten natürlichen Probiotika zählen. Für viele sind saure Gurken der erste Schritt hin zu anderen, exotischeren vergorenen Lebensmitteln.

- Sauer eingelegte Früchte und Gemüse. Vergorene Früchte und Gemüsesorten (zum Beispiel Möhrenstreifen) verwandeln das Bekannte in etwas Besonderes. Wer Früchte und Gemüse sauer einlegen oder kaufen möchte, sollte beachten, dass nur nichtpasteurisierte Lebensmittel, die in Salz- oder Pökellake eingelegt sind (nicht in Essig), probiotisch wirken.

- Saucen mit Kulturen. Ob Sie es glauben oder nicht, man kann Mayonnaise, Senf, Meerrettich, Chilisauce, Salsa, Guacamole, Salatsaucen und Chutneys durch Milchsäuregärung durchaus selber herstellen. Saure Sahne hingegen ist zwar ein fermentiertes Milchprodukt, verliert ihre probiotischen Eigenschaften aber während des Herstellungsprozesses. Manche Hersteller setzen deshalb ganz zum Schluss wieder lebende Kulturen zu – vielleicht können Sie solche Marken finden.

- Fleisch, Fisch und Eier. Sie glauben mir nicht? Dann blättern Sie vor zu Seite 302, wo Rezepte für Corned Beef, eingelegte Sardinen und Soleier aufgeführt sind.

Sofern Sie diese Gerichte nicht selbst herstellen (zum Beispiel mit den Rezepten ab Seite 281), prüfen Sie bitte genau, was für Produkte Sie kaufen. Achten Sie auf Zuckerzusätze, chemische Konservierungsmittel und Farbstoffe. Am besten sind Bioprodukte.

Zweitens: Wenig Kohlenhydrate und hochwertiges Fett

In den letzten 2,6 Millionen Jahren bestand die Ernährung unserer Vorfahren aus Wild, aktuell verfügbaren Pflanzen und gelegentlich ein paar Beeren. Heute essen die meisten Menschen vornehmlich Getreide und Kohlenhydrate, die vielfach das darm- und mikrobiomschädliche Gluten enthalten, dessen Wirkung irgendwann auch das Gehirn in Mitleidenschaft zieht.

Selbst wenn man den Einfluss des Glutens ausklammert, ist der hohe Verzehr von Getreide und Kohlenhydraten dennoch schädlich, weil er den Blutzucker anders anhebt als sonstige Nahrungsmittel wie Fleisch, Fisch, Geflügel und Gemüse. Wie sich ein zu hoher Blutzucker auf Körper und Darmflora auswirkt, habe ich bereits erläutert. Je mehr Zucker wir essen (einschließlich künstlicher Süßungsmittel), desto kränker wird das Mikrobiom.

Rein technisch betrachtet haben wir seit der Steinzeit einen langen Weg hinter uns, aber noch immer leiden Millionen sinnlos vor sich hin. Dass heute mehr Menschen an vermeidbaren, nicht ansteckenden Krankheiten sterben als an allen anderen Erkrankungen, ist inakzeptabel. Wie ist das möglich? Wir leben länger als frühere Generationen, aber nicht unbedingt besser. Es gelingt uns nicht, Krankheiten zu verhüten oder zu heilen, für die wir im fortgeschrittenen Alter anfälliger sind. Wer will schon 100 Jahre alt werden, wenn die 20 Jahre davor von Leid geprägt sind?

Für mich liegt auf der Hand, dass viele moderne Geißeln auf den Ernährungsveränderungen im letzten Jahrhundert beruhen. Seit wir von einer faser- und fettreichen, kohlenhydratarmen Ernährung zu fettarmer, faserarmer und kohlenhydratreicher Ernährung übergingen, nehmen chronische Krankheiten, die mit dem Gehirn zusammenhängen, zu.

Es erscheint schwer vorstellbar, doch unser schlaues, technikaffines Gehirn unterscheidet sich letztlich kaum von dem eines Vorfahren, der vor Zehntausenden von Jahren zur Welt kam. Beide sind von der Evolution darauf geprägt, bei Fett und zuckerreicher Nahrung zuzugreifen. Das entspricht unserem Überlebensinstinkt. Die Steinzeitmenschen verbrachten viel Zeit mit Jagen und aßen nur (fettreiches) Fleisch, Fisch und gelegentlich natürlichen Zucker aus Pflanzen oder Früchten. Heutzutage ist die Jagd schnell erledigt, weil überall industriell verarbeitete Fette und Zucker zur Verfügung stehen. Unser Gehirn funktioniert noch wie vor Jahrtausenden, aber die Nahrungsquellen haben sich erheblich verändert.

Sie wissen bereits, dass eine zuckerreiche, faserarme Ernährung unerwünschte Bakterien nährt und die Gefahr für erhöhte Darmdurchlässigkeit, Schäden an den Mitochondrien, Fehlsteuerungen des Immunsystems und eine allgemeine Entzündungsbereitschaft, die bis ins Gehirn reicht, ansteigen lässt. Das ist ein Teufelskreis, weil all diese Effekte wiederum das mikrobielle Gleichgewicht negativ beeinflussen.

In *Dumm wie Brot* wird herausgearbeitet, dass der menschliche Stoffwechsel seit jeher auf Fett (nicht Kohlenhydrate!) ausgerichtet ist. Ich habe ausführlich erklärt, warum man hochwertige Fette wählen und sich von angeblich cholesterinreichen Lebensmitteln nicht abschrecken lassen sollte. Lassen Sie mich kurz zusammenfassen, wie dies mit dem Mikrobiom zusammenhängt.

Die amerikanische Framingham-Herz-Studie zählt zu den bekanntesten und angesehensten Untersuchungen aller Zeiten. Sie liefert Unmengen an Daten, die zu einem besseren Verständnis von Risikofaktoren für Krankheiten beitragen. Ursprünglich wollte man damit Risikofaktoren oder Eigenschaften herausfiltern, die zu Herzgefäßerkrankungen führen, doch inzwischen haben sich diverse Hinweise herausgeschält, die unter anderem auch für Gehirnerkrankungen von Bedeutung sind. Selbst die Zusammenhänge zwischen körperlichen Merkmalen und genetischer Veranlagung erscheinen nun klarer.

Eine von vielen erhellenden Untersuchungen, die auf der Framingham-Studie basieren, wurde an der Universität Boston durchgeführt, wo man sich den Zusammenhang zwischen Gesamtcholesterin und kognitiver Leistung näher angesehen hat. Hierzu wurden 789 Männer und 1105 Frauen ausgewählt. Alle Teilnehmer hatten zu Beginn der Studie weder einen Schlaganfall gehabt noch waren sie dement. Der Beobachtungszeitraum umfasste 16 bis 18 Jahre. In dieser Zeit wurden alle vier bis sechs Jahre kognitive Tests durchgeführt, bei denen beispielsweise Gedächtnis, Lernvermögen, Konzeptbildung, Konzentration, Aufmerksamkeit, abstraktes Denken und organisatorische Fähigkeiten bewertet wurden, also lauter Skills, die bei Menschen mit Alzheimer-Krankheit beeinträchtigt sind.

2005 wurden die Ergebnisse veröffentlicht, und es hieß: »Ein von Natur aus geringerer Gesamtcholesterinspiegel geht mit schlechteren kognitiven Ergebnissen einher, wenn abstraktes Denken, Aufmerksamkeit/Konzentration, flüssige Ausdrucksweise und exekutive Funktionen besonders gefordert waren.«[2] Die Teilnehmer mit den höchsten Cholesterinwerten schnitten bei den kognitiven Tests also besser ab als diejenigen mit niedrigeren Werten. Cholesterin ist für das Gehirn somit offenbar ein Schutzfaktor.

Neueste Ergebnisse aus der ganzen Welt stellen altbekannte »Wahrheiten« auf den Kopf. So scheint die koronare Herzkrankheit, eine führende Herzinfarktursache, mehr mit Entzündungen zu tun zu haben als mit einem hohen Cholesterinspiegel. Das liegt offenbar daran, dass Cholesterin ein entscheidender Nährstoff für das Gehirn ist, ohne den unsere Nervenzellen nicht richtig funktionieren können. Außerdem spielt es eine wichtige Rolle beim Aufbau der Zellmembranen. Daneben wirkt Cholesterin antioxidativ und ist ein Baustein für wichtige Hormone, die das Gehirn unterstützen, darunter Vitamin D und die Steroidhormone (zum Beispiel die Sexualhormone Testosteron und Östrogen). Für das Gehirn ist Cholesterin eine wichtige Energiequelle, welche die Nervenzellen nicht in größeren Mengen herstellen können. Daher sind sie von dem abhängig, was ihnen durch das Trägerprotein LDL bereitgestellt wird. Richtig, genau das Protein, das gern als »schlechtes« Cholesterin verteufelt wird. LDL ist jedoch nichts Schlechtes (und noch nicht einmal überhaupt ein Cholesterinmolekül). Vielmehr handelt es sich um ein Transportmolekül, welches die Neuronen im Gehirn mit lebenswichtigem Cholesterin versorgt.

Alle neueren Untersuchungen belegen, dass das Gehirn bei niedrigem Cholesterinspiegel einfach nicht gut arbeitet. Menschen mit wenig Cholesterin haben ein deutlich höheres Risiko für neurologische Probleme von Depressionen bis hin zu Demenz. Eine der ersten Studien zum unterschiedlichen Fettgehalt in einem gesunden Gehirn und im Gehirn von Alzheimer-Patienten stammt aus Dänemark und wurde 1998 veröffentlicht. Dabei untersuchte man die Gehirne der Verstorbenen und stellte fest, dass Menschen mit Alzheimer-Krankheit signifikant weniger Fett in der Rückenmarksflüssigkeit hatten (besonders Cholesterin und freie Fettsäuren) als die Kontrollgruppe.[3] Dieser Befund war unabhängig davon, ob die Alzheimer-Patienten das defekte Gen trugen (ApoE4), welches für diese Krankheit prädisponiert.

Angesichts der nachweislichen Verbindungen zwischen Übergewicht, Blutzucker und dem Risiko für Hirnerkrankungen erscheinen auch Untersuchungen zur Wirkung unterschiedlicher Diäten entlarvend. Besonders interessant ist in dieser Hinsicht eine Studie, die 2012 im *JAMA* erschienen ist.[4] Darin überprüfen Harvard-Forscher die Wirkungen von drei beliebten Diäten auf eine Gruppe übergewichtiger bis fettleibiger junger Erwachsener. Die Teilnehmer probierten die einzelnen Diäten jeweils einen Monat lang aus. Eine Diät war fettarm (60 Prozent der Kalorien stammten aus Kohlenhydraten, 20 Prozent aus Fett und 20 Prozent aus Protein); eine hatte einen niedrigen glykämischen Index (40 Prozent Kohlenhydrate, 40 Prozent Fett, 20 Prozent Protein); die dritte hatte einen sehr geringen Kohlenhydratanteil (zehn Prozent der Kalorien aus Kohlenhydraten, 60 Prozent aus Fett und 30 Prozent aus Protein). Alle drei Diäten lieferten die gleiche Anzahl Kalorien, doch die Ergebnisse waren deutlich. Die Teilnehmer mit der kohlenhydratarmen, fettreichen Diät verbrannten die meisten Kalorien. Zusätzlich überprüfte die Studie in der jeweils vierten Woche jeder Diät die Insulinsensitivität der Teilnehmer. Dabei zeigte sich, dass die kohlenhydratarme Diät die stärkste Verbesserung der Insulinsensitivität bewirkt hatte; sie war hier doppelt so hoch wie bei der fettarmen Diät. Die Autoren betonten zudem, dass sich die Blutchemie der Probanden mit der fettarmen Ernährung in einer Weise verändert hatte, die eine Gewichtszunahme begünstigte. Daraus folgerten sie, dass eine kohlenhydratarme, fettreiche Ernährungsform optimal ist, um nach dem Abnehmen das neue Gewicht auch zu halten. Das heißt, wenn man sein Gehirn optimal schützen will und den Zusammenhang zwischen Übergewicht und neurologischen Erkrankungen bedenkt, erscheint eine kohlenhydratarme, fettreiche Ernährung optimal.

Möglicherweise erscheint Ihnen die Verbindung zwischen kohlenhydratarm, fettreich, faserreich und dem Mikrobiom noch weit hergeholt, deshalb erkläre ich die Zusammenhänge hier genauer. Diese spezielle Ernährungsweise liefert die nötigen Inhaltsstoffe, um nicht nur eine gesunde Biologie (mit einem gesunden Mikrobiom) zu unterstützen, sondern auch das Gehirn. Mit einem stabilen Blutzucker bleibt zudem die Darmflora intakt. Eine faserreiche Ernährung mit Ballaststoffen aus ganzen Früchten und Gemüse liefert Futter für erwünschte Darmbakterien und erzeugt jene kurzkettigen Fettsäuren, die der Darmschleimhaut guttun, im richtigen Verhältnis. Ohne Gluten schlägt das Pendel noch mehr zugunsten einer gesunden Darmflora und eines gesunden Gehirns aus. Und eine Ernährungsform, die von Grund auf entzündungshemmend ist, ist ohnehin Balsam für Darm und Gehirn.

Und was genau darf man dabei essen? Die Tagespläne und Rezepte in Kapitel 10 helfen bei der Umstellung. Bis dahin bekommen Sie einen Spickzettel, an den Sie sich beim Einkaufen halten können. Bitte beachten Sie dabei, dass das Hauptgericht bei dieser neuen Ernährung größtenteils aus faserreichen Früchten und Gemüse bestehen sollte, das über der Erde wächst. Die Proteine sind die Beilage. Eine kohlenhydratarme Ernährung wird viel zu oft für fleisch- und proteinbetont gehalten. Stattdessen sollte man seinen Teller mit einer ordentlichen Portion Gemüse füllen (zwei Drittel vom Teller) und 100 bis 120 Gramm Eiweiß hinzufügen. Fleisch und tierische Produkte sind nur Beilage, nicht das Hauptgericht! Das Fett stammt dann aus dem, was von Natur aus in dem Proteinanteil vorhanden ist, aus den Zubereitungsfetten für Eiweiß und Gemüse (Butter, Olivenöl) und aus Nüssen und Samen. Das Praktische an diesem Ernährungsansatz ist, dass man sich einfach satt essen darf, ohne auf die Portionsgröße zu achten. Wenn Sie sich an die Vorgaben halten, kommt die natürliche Appetitregulierung im Körper wieder zum Tragen, und man isst genau die Mengen, die der Körper aktuell benötigt.

Hirnfutter:

- **Gemüse:** grünes Blattgemüse und Salat, Rübenblätter, Spinat, Brokkoli, Grünkohl, Mangold, Weißkohl, Zwiebeln, Champignons, Blumenkohl, Rosenkohl, Artischocke, Alfalfa-Sprossen, grüne Bohnen, Sellerie, Pak Choi, Radieschen, Kresse, Rübchen, Spargel, Knoblauch, Lauch, Fenchel, Schalotten, Frühlingszwiebeln, Ingwer, Yambohne, Petersilie, Wasserkastanien.
- **Zuckerarme Früchte:** Avocado, Paprika, Salatgurke, Tomaten, Zucchini, Kürbis, Aubergine, Zitronen, Limetten.
- **Gegorene Lebensmittel:** Joghurt, sauer eingelegte Früchte und Gemüse, Kimchi, Sauerkraut, fermentiertes Fleisch, Fisch und Eier (siehe Seite 227).
- **Gesunde Fette:** Olivenöl extravergine, Sesamöl, Kokosöl, Schmalz und Butter von Weidetieren (nur Gras und Heufütterung), geklärte Butter, Mandelmilch, Avocados, Kokosnüsse, Oliven, Nüsse und Nussbutter, Käse (außer Blauschimmelkäse), Samen und Kerne (Leinsamen, Sonnenblumenkerne, Kürbiskerne, Sesamsamen, Chiasamen).
- **Proteine:** Eier, Fisch aus Wildfang (Lachs, Kohlenfisch, Goldmakrele, Zackenbarsch, Hering, Forelle, Sardinen), Muscheln und Krustentiere (Shrimps, Krebse, Hummer, Miesmuscheln, Venusmuscheln, Austern), Schlachttiere aus Weidehaltung (Rind, Kalb, Lamm), Fasan und Rebhuhn, Geflügel (Huhn,

Pute, Ente, Strauß), Schwein, Wild (Reh, Hirsch, Wildschwein, Hase).

- **Kräuter, Gewürze, Saucen:** Senf, Meerrettich, Tapenade und Salsa (frei von Gluten, Soja und Zucker – kein Ketchup!), Kräuter und Gewürze nach Belieben (fertige Gewürzmischungen können aber mit Weizen oder Soja versetzt sein oder aus Werken stammen, die diese Zusätze verarbeiten).

Die folgenden Lebensmittel verzehrt man am besten nur in Maßen, also maximal einmal pro Tag in kleinen Mengen:

- Möhren und Pastinaken.
- Kuhmilch und Sahne: sparsam in Rezepten, Kaffee und Tee einsetzen.
- Hülsenfrüchte (Bohnen, Linsen, Erbsen) mit Ausnahme von Kichererbsen (Hummus ist kein Problem).
- Glutenfreies Getreide: Amaranth, Buchweizen, Reis (ob Natur, geschält oder Wildreis), Hirse, Quinoa, Sorghum, Teff. Wenn Sie Haferflocken verwenden, sollten diese tatsächlich glutenfrei sein. Mitunter kommt es zu Verunreinigungen, weil die Mühlen auch Weizen verarbeiten. Ich rate grundsätzlich dazu, auch glutenfreies Getreide nur in Maßen zu essen, weil sich die Struktur bei der Verarbeitung verändern kann (zum Beispiel durch das Quetschen von Hafer oder die Vorbereitungen für das Abpacken beim Reis), was das Entzündungsrisiko erhöhen könnte.
- Süßungsmittel: Naturbelassene Stevia und Schokolade (siehe Drittens).
- Ganze süße Früchte: Am besten sind Beeren. Bei zuckerreichen Früchten wie Ananas, Aprikosen, Dörrpflaumen, Mango, Melone und Papaya sollte man eher zurückhaltend sein.

Bei allen Produkten sollte man Bioprodukten und ausdrücklich gentechnikfreien, glutenfreien Produkten den Vorzug geben (auf entsprechende Siegel achten). Fleisch und Geflügel sollte aus reiner Weidehaltung und von Biobetrieben stammen. Fragen Sie auch nach dem Umgang der Betriebe mit Antibiotika. Bei Fisch ist Wildfang meist weniger mit Giftstoffen belastet als Fische aus Fischfarmen. Fisch mit dem MSC-Siegel wird mit umwelt- und bestandsschonenden Methoden gefangen. Auch nachweislich glutenfreie Produkte können stark ausgemahlene Zutaten und wenig echte Nährstoffe enthalten. Unsere Lebensmittel sollten von Natur aus glutenfrei sein – es geht nicht darum, das Gluten über die industrielle Fertigung zu entfernen.

Drittens: Wein, Tee, Kaffee und Schokolade sind erlaubt

Hier kommt das große Aufatmen: Wein, Kaffee und Schokolade sind in Maßen ein legitimer Genuss, und Tee dürfen Sie trinken, so viel Sie mögen. Diese Genussmittel enthalten die beste Naturmedizin zur Unterstützung der Darmbakterien. Dafür gibt es gute Erklärungen.

Pflanzen erzeugen Flavonoide, um sich zum Beispiel vor freien Radikalen zu schützen. Dabei handelt es sich um Polyphenole, hochwirksame pflanzliche Antioxidantien, vielleicht die häufigsten Antioxidantien in unserer Ernährung. Ihre Wirkung auf Herzgefäßerkrankungen, Osteoporose, Krebs, Diabetes und die Prävention von neurodegenerativen Krankheiten ist Gegenstand intensiver Forschungen. In vielen Studien hat sich gezeigt, dass die ergänzende Einnahme von Polyphenolen die Marker für oxidativen Stress – und damit das Risiko für neurologische Erkrankungen – signifikant senken konnte. Polyphenole nehmen wir hauptsächlich über Obst und Gemüse auf, aber auch über Getränke aus Pflanzen (wie Kaffee, Rotwein oder Tee) und über Schokolade.

Bei den Polyphenolen aus schwarzem Tee wird derzeit geprüft, ob sie die Vielfalt der Darmflora fördern helfen.[5] Die Forschung kann bereits berechnen, wie sich die Darmbakterien verändern, wenn man die Ernährung um eine bestimmte Substanz anreichert. So unterstützen die Polyphenole aus schwarzem Tee die Vermehrung von Bifidobakterien, die zur Stabilität der Darmwand beitragen. Das könnte erklären, weshalb schwarzer Tee entzündungshemmend wirkt.[6] Auch grüner Tee unterstützt die Bifidobakterien und lässt gleichzeitig den Anteil potenziell schädlicher Clostridienarten zurückgehen.[7]

In einer besonders herausragenden vierwöchigen Studie bekamen die Probanden entweder eine geringe oder eine hohe Dosis Flavonoide aus Kakao. Vor und nach den Interventionen wurden Stuhlproben genommen, und man bestimmte Arten und Verteilung der Bakterien sowie andere physiologische Merkmale. Bei der Gruppe, die hohe Dosen Flavonoide erhalten hatte, zeigte sich ein auffälliger Anstieg an Bifidobakterien und Lactobacillus-Stämmen; gleichzeitig ging die Anzahl der Clostridien merklich zurück, ebenso das C-reaktive Protein (CRP), ein bekannter Entzündungsmarker, der für ein erhöhtes Krankheitsrisiko steht.

Die Autoren stellen fest, dass diese pflanzlichen Inhaltsstoffe wie Probiotika wirken, indem sie die guten Bakterien nähren. Außerdem betonen sie, dass es sich bei einer der stark reduzierten Clostridienarten um Clostridium histolyticum handelt, eine Spezies, die im Stuhl von autistischen Patienten vermehrt vorkommt. Die Autoren deuten an, dass die beobachteten bakteriellen Veränderungen letztlich denen entsprechen, die in Studien zu den Vorzügen der Muttermilch genannt werden. Eine andere Untersuchung führten italienische Wissenschaftler durch, die sich alte Menschen mit leichten kognitiven Einschränkungen als Zielgruppe vornahmen. Die Personen der Gruppe, die am meisten Flavonoide aus Kakao und Schokolade aßen, konnten Insulinsensitivität und Blutdruck signifikant senken. Außerdem waren bei ihnen weniger Schäden durch freie Radikale und eine verbesserte kognitive Leistung zu beobachten.[8]

Andere Studien haben diese Befunde nicht nur bestätigt, sondern auch gezeigt, dass der Verzehr von Flavonoiden nachweislich zu einer Verbesserung der Gehirndurchblutung führt.[9] Das ist eine wichtige Erkenntnis, weil inzwischen diverse neue Arbeiten belegen, dass bei Demenz eine schlechtere Blutzufuhr zum Gehirn vorliegt.

Wie Schokolade fördert auch Kaffee die Gesundheit und wird seit einiger Zeit auch für seinen positiven Einfluss auf das Mikrobiom gerühmt. Einige Vorzüge von Kaffee habe ich bereits genannt: Er unterstützt ein gesundes F/B-Verhältnis und hat entzündungshemmende und antioxidative Eigenschaften. Außerdem aktiviert er bestimmte Gene und damit den Nrf2-Signalweg. Sobald dieser ausgelöst wird, wirkt er entzündungshemmend, unterstützt die Entgiftung und veranlasst den Körper, mehr schützende Antioxidantien herzustellen. Andere Nrf2-Aktivatoren sind Schokolade (noch ein Vorteil von Kakao), grüner Tee, Kurkuma und Resveratrol, ein Inhaltsstoff von Rotwein.

Ein Gläschen Rotwein zum Essen wissen viele bekanntlich zu schätzen. Ein Glas Rotwein pro Tag kann uns und unseren Darmbakterien tatsächlich guttun. Resveratrol ist das natürliche Polyphenol in blauen Trauben. Es verlangsamt die Alterung, fördert die Blutversorgung des Gehirns und ein gesundes Herz, und es hemmt die Entwicklung von Fettzellen. Außerdem hat es eine positive Wirkung auf die Darmbakterien (die ebenfalls Wein lieben!). Spanische Wissenschaftler entdeckten, dass der LPS-Spiegel als Marker für Entzündungsbereitschaft und Darmdurchlässigkeit bei gemäßigten Weintrinkern (ein bis zwei Gläser Rotwein pro Tag) dramatisch zurückging.[10] Das galt interessanterweise selbst nach Entfernung des Alkoholanteils. Bei der Analyse der bakteriellen Zusammensetzung im Stuhl ergab sich zudem ein signifikanter Anstieg bei den Bifidobakterien. Rotwein ist eine hervorragende Quelle für darmfreundliche Polyphenole. Man darf es nur nicht übertreiben. Ein Glas pro Tag für Frauen und zwei Gläser für Männer sind das Maximum.

Viertens: Präbiotikareiche Lebensmittel essen

Präbiotika sind Inhaltsstoffe, auf die unsere Darmbakterien fliegen, weil sie ihr Wachstum und ihre Aktivität ankurbeln. Sie lassen sich über bestimmte Lebensmittel gut aufnehmen. Pro 100 Gramm Kohlenhydrate, die als Präbiotika eingestuft werden, entstehen schätzungsweise 30 Gramm Bakterien. Einer der Vorteile guter Darmbakterien ist, dass sie faserreiche Nahrungsmittel, die andernfalls unverdaulich wären, als Grundlage für ihren eigenen Stoffwechsel einsetzen können. Wenn unsere Darmbakterien diese eigentlich unverdaulichen Speisen verstoffwechseln, erzeugen sie genau jene kurzkettigen Fettsäuren, mit denen wir leichter gesund bleiben. Sicher erinnern Sie sich an die dabei entstehende Buttersäure, die der Darmschleimhaut guttut. Kurzkettige Fettsäuren tragen auch zur Natrium- und Wasseraufnahme bei und unterstützen den Körper bei der Resorption wichtiger Mineralstoffe (wie zum Beispiel Kalzium). Sie senken den pH-Wert im Darm und hemmen so das Wachstum eventueller Krankheitserreger oder schädlicher Bakterien. Und sie verbessern das Immunsystem.

Definitionsgemäß müssen Präbiotika drei Eigenschaften mitbringen: Zunächst einmal sind sie unverdaulich, werden also im Magen weder von der Magensäure noch von Enzymen zerlegt. Zweitens müssen die Darmbakterien in der Lage sein, sie zu vergären oder zu verarbeiten. Und drittens muss diese Aktivität unserer Gesundheit zuträglich sein. Dass Ballaststoffe gesund sind, hat jeder schon gehört. Möglicherweise kommt es dabei insbesondere auf die Wirkungen dieser Fasern auf die Darmflora an.

Präbiotikareiche Nahrung steht seit prähistorischen Zeiten auf dem menschlichen Speisezettel. Man geht davon aus, dass unsere frühen Ahnen in ihrer Zeit als Jäger und Sammler pro Tag volle 135 Gramm Inulin (eine bestimmte Faserart) zu sich nahmen.[11] Von Natur aus kommen Präbiotika in zahlreichen Lebensmitteln vor, zum Beispiel in Chicorée, Topinambur, Knoblauch, Zwiebeln, Lauch, Yambohne und mexikanischen Yams-Knollen. All dies taucht in vielen meiner Rezepte auf.

Wissenschaftlich sind noch viele weitere gesundheitliche Vorzüge von Präbiotika belegt:[12]

● Sie wirken fieberhaften Erkrankungen entgegen, die mit Durchfall oder Atemwegsinfekten einhergehen. Kinder brauchen dadurch seltener Antibiotika.
● Sie lassen bei entzündlichen Darmerkrankungen die Entzündungen zurückgehen und schützen auf diese Weise vor Darmkrebs.
● Sie verbessern die Mineralstoffaufnahme, zum Beispiel von Kalzium, Magnesium, Kalium und möglicherweise auch Eisen (in einer Studie hatten bereits acht Gramm Präbiotika pro

Tag großen Einfluss auf die Kalziumaufnahme und führten zu einer besseren Knochendichte).

● Sie senken bestimmte Risikofaktoren für Herzgefäßerkrankungen, insbesondere durch weniger Entzündungen.

● Sie machen angenehm satt und unterstützen so das Abnehmen oder schützen vor starkem Übergewicht. (Präbiotika wirken auf die Appetithormone. Tiere, die Präbiotika bekamen, erzeugten weniger Ghrelin, das dem Körper signalisiert, dass Essenszeit ist. Andere Untersuchungen belegen, dass Präbiotika wie Inulin das F/B-Verhältnis deutlich verbessern.)

● Sie lassen die Glykierung zurückgehen, die freie Radikale erhöht, Entzündungen auslöst und die Insulinresistenz senkt und damit die Darmschleimhaut angreift.

Menschen im Westen bekommen zumeist nicht genug Präbiotika. Ich empfehle, mindestens zwölf Gramm pro Tag entweder aus frischen Lebensmitteln oder aus Ergänzungsmitteln oder aus einer Kombination von beidem aufzunehmen. Optimale Lieferanten für natürliche Präbiotika sind:

● getrockneter Akaziensaft (Gummi arabicum),
● rohe Zichorienwurzel,
● roher Topinambur,
● rohe Löwenzahnblätter,
● roher Knoblauch,
● roher Lauch,
● rohe Zwiebeln,
● gekochte Zwiebeln,
● roher Spargel.

Vieles davon ist in der Küche vielleicht nicht besonders üblich, doch im Rezeptteil erfahren Sie, wie man damit umgeht und die Mindestmenge von zwölf Gramm pro Tag erreicht.

Fünftens: Gefiltertes Wasser trinken

Erkundigen Sie sich beim Wasserwerk nach dem üblichen Chlorgehalt Ihres Leitungswassers. Je nach Chloranteil kann ein Wasserfilter für den Haushalt sinnvoll sein. Der Handel bietet verschiedene technische Lösungen zur Wasseraufbereitung an – von einfachen Filterkrügen, die man manuell befüllt, bis hin zu Geräten, die unter der Spüle oder im Keller montiert werden. Was im Einzelfall sinnvoll ist, sollte man nach örtlichen Gegebenheiten und Budget selbst entscheiden. Wichtig ist, dass der Filter Chlor und andere mögliche Schadstoffe entfernt. Für Mieter oder Teileigentümer sind die Möglichkeiten häufig begrenzt, doch Filter am Wasserhahn oder Filterkrüge können sehr wirkungsvoll sein.

Bei jedem Filtersystem kommt es auf die korrekte Handhabung und Wartung an. Halten Sie sich stets genau an die Anweisungen des Herstellers. Wenn sich im Filter Schadstoffe ablagern, lässt die Wirkung mit der Zeit nach und wird weniger zuverlässig. Auch die Duschköpfe können bei hohem Chlorgehalt mit Filtern versehen werden. Sehen Sie sich nach sinnvollen Systemen um.

So lässt sich die chemische Belastung senken

Die in diesem Kapitel vorgestellte Ernährungsweise leistet bereits einen großen Beitrag zum Schutz vor vielen unerwünschten Umweltgiften, die das Mikrobiom und die Hirnphysiologie beeinträchtigen können. An dieser Stelle finden Sie weitere Tipps:

- Prüfen Sie das Angebot aus Ihrer unmittelbaren Umgebung. Beim Gärtner oder Bauern vor Ort können Sie nach dem Umgang mit Pestiziden und Herbiziden fragen. Auf dem nächsten Wochenmarkt bekommen Sie Produkte aus lokalem Anbau.

- Möglichst wenig aus Dosen sowie industriell gefertigte und fertig zubereitete Lebensmittel essen. Dosen sind häufig mit Bisphenol A ausgekleidet. Industriell erzeugte Lebensmittel enthalten vielfach künstliche Inhaltsstoffe wie Konservierungsstoffe, Farbstoffe oder chemisch erzeugte Aromastoffe. Und bei vorgefertigten frischen Produkten von der Fleischtheke oder aus dem Kühlregal wissen Sie auch nicht genau, was drin ist. Am besten kochen Sie alles selbst (aber nicht in beschichteten Töpfen und Pfannen – Teflonware enthält Perfluorooctansäure (PFOA), die unter Krebsverdacht steht).

- Bei der Zubereitung in der Mikrowelle keine Kunststoffgefäße wählen. Dabei können unerwünschte Chemikalien in die Nahrung übergehen. Für die Mikrowelle nur Glasgefäße verwenden.

- Lebensmittel nicht in Kunststoffbehältern oder Folien aus PVC (Recyclingcode 3) lagern.

- Wasserflaschen aus Kunststoff entsorgen (zumindest solche mit Polycarbonat oder Recyclingcode 7). Kaufen Sie wiederverwendbare Flaschen aus lebensmittelechtem, rostfreiem Stahl oder Glas.

- Zu Hause regelmäßig lüften und nach Möglichkeit HEPA-Luftfilter installieren. Filter in Klimaanlage oder Heizung alle drei bis sechs Monate wechseln, und die Luftkanäle jährlich warten und reinigen lassen. Raumlufterfrischer, ob als Spray oder in der Steckdose, braucht kein Mensch.
- Giftigen Staub und Rückstände auf Oberflächen mit einem Staubsauger mit HEPA-Filter aufnehmen. Solche Rückstände aus Möbeln, Elektronik und Textilien kann man vielleicht weder sehen noch riechen, aber sie sind dennoch vorhanden.
- Giftige Haushaltsprodukte mit der Zeit durch Alternativen ohne synthetische Chemie ersetzen. Pflegeprodukte, Deodorants, Seife und Kosmetik können Sie aufbrauchen und danach die Marke wechseln. Achten Sie auf vertrauenswürdige Biosiegel und wählen Sie jeweils die harmlosere Alternative. Informationen liefern die Zeitschrift Ökotest oder das Reformhaus oder aber die Hersteller mit dem Label »kontrollierte Naturkosmetik« (BDIH).
- Möglichst viele Zimmerpflanzen aufstellen, zum Beispiel Grünlilien, Aloe Vera, Chrysanthemen, Gerbera, Nephrolepis exaltata (ein tropischer Farn), Efeu und Philodendron.

Sechstens: Regelmäßig fasten

Die Fähigkeit, in Hungerzeiten Fett in Treibstoff zu verwandeln, ist für den menschlichen Körper überlebenswichtig. Wir können Fett in spezialisierte Moleküle (Ketone) zerlegen, von denen eines – 3-Hydroxybutansäure (beta-HBA) – der bevorzugte Energielieferant des Gehirns ist. Das ist ein klarer Hinweis auf die Vorteile intermittierenden Fastens, ein Thema, auf das ich schon in *Dumm wie Brot* ausführlich eingegangen bin.

Forschungen zufolge verbessert diese Säure, die wir leicht über Kokosöl zu uns nehmen können, die antioxidative Funktion, erhöht die Zahl der Mitochondrien und fördert das Wachstum neuer Gehirnzellen. Und wir wissen bereits, dass alles, was die Gesundheit der Mitochondrien begünstigt, dem Gehirn guttut. Immerhin sind auch diese Organellen ein Teil unseres Mikrobioms.

Den Nrf2-Signalweg habe ich bereits erwähnt. Seine Aktivierung führt zu einem deutlichen Anstieg schützender Antioxidantien, verbessert die Entgiftung und senkt die Entzündungsneigung. Zusätzlich jedoch regt er auch das Wachstum der Mitochondrien an. Und dieser Signalweg wird durch Fasten eingeschaltet.

Wir wissen, dass die Mitochondrien einen der wichtigsten Prozesse im Körper steuern, nämlich den programmierten Zelltod, bei dem die Zellen sich selbst umbringen. Erst in den letzten Jahren hat die Forschung endlich die einzelnen Schritte dieser Ereigniskaskade entschlüsselt, an deren Ende die Apoptose (Zelltod) steht, die bei unkontrolliertem Ablauf den Verlust wichtiger Zellen und damit dramatische Folgen nach sich ziehen kann – zum Beispiel im Gehirn. Ein besonders anerkannter Spezialist auf diesem Gebiet ist Dr. Mark Mattson vom National Institute of Aging in Baltimore, von dem diverse Veröffentlichungen stammen, in denen die Reduzierung der Apoptose zum Schutz der Nervenzellen untersucht wird. Seine Arbeit konzentriert sich insbesondere auf Ernährungsgewohnheiten und hier wiederum darauf, inwiefern eine Kalorienrestriktion die Neuronen schützen kann. Dabei geht es konkret um den Rückgang der Apoptose, eine verbesserte Energieerzeugung in den Mitochondrien, weniger freie Radikale, die von Mitochondrien erzeugt werden, und ein besseres Mitochondrienwachstum. Seine einleuchtenden Erkenntnisse liefern wissenschaftliche Begründungen für den Wert des Fastens, das bereits vor über 3000 Jahren in der vedischen Heilkunst gezielt verordnet wurde. Über die Jahrhunderte wurde immer wieder berichtet, dass eine geringere Kalorienzufuhr die Alterung verlangsamt, weniger altersbedingte chronische Krankheiten auftreten lässt und das Leben verlängert. Doch erst heute lässt sich die Überlieferung wissenschaftlich untermauern.[13] Neben den bereits aufgezählten Vorteilen kann eine Einschränkung der Kalorienaufnahme auch die Insulinsensitivität erhöhen, den oxidativen Stress im Körper insgesamt zurückgehen lassen, die Gene aktivieren, die zu Stressbewältigung und Widerstandskraft beitragen, und den Körper auf Fettverbrennung umschalten. Und all dies trägt wiederum zu einem gesunden Mikrobiom bei.

Die Vorstellung, die Kalorienzufuhr deutlich zu senken, sagt den meisten Menschen wenig zu. Aber intermittierendes Fasten im Sinne einer regelmäßigen 24- bis 72-stündigen Nahrungskarenz das ganze Jahr hindurch lässt sich leichter umsetzen und kann genauso gute Ergebnisse erzielen. Zudem wirkt sich Fasten nicht nur positiv auf Gesundheit und Funktion der Mitochondrien aus, sondern Laborversuche erbrachten den Nachweis, dass sich bei weniger Kalorien prompt die Zusammensetzung der Darmflora ändert. Auch das könnte unsere Gesundheit fördern. Eine herausragende Studie, die 2013 in einer *Nature*-Sonderausgabe vorgestellt wurde, konnte nachweisen, dass Kalorienrestriktion die Ausbreitung jener Bakterienstämme vorantreibt, die mit einem längeren Leben in Verbindung gebracht werden. Umgekehrt gehen die Stämme zurück, die »negativ mit der Lebensspanne korrelieren«.[14] Die Autoren stellen fest, dass »Tiere bei Kalorienrestriktion eine strukturell ausgewogene Architektur des Darmmikrobioms entwickeln können, welche für den Wirt gesundheitlich vorteilhaft sein kann …« In den genannten Studien ging es zwar um eine kalorienreduzierte Ernährung, doch intermittierendes Fasten geht mit ähnlichen Vorteilen für die Gesundheit einher und fällt vielen Menschen leichter.

Mein Vorschlag zum Fasten ist ganz einfach: 24 Stunden lang keine Nahrung, aber reichlich Wasser (ohne Koffein) zu sich nehmen. Wer regelmäßig Medikamente braucht, sollte diese unbedingt weiter einnehmen. (Nur Diabetiker müssen zuvor ihren Arzt einbeziehen!) Sobald Sie sich auf die neue Ernährung umgestellt haben und zusätzlich vom Fasten profitieren wollen, dürfen Sie die Nahrungskarenz auf bis zu 72 Stunden ausdehnen. Bitte besprechen Sie bei gesundheitlichen Einschränkungen zuvor mit Ihrem Arzt, ob so langes Fasten bei Ihnen persönlich ratsam erscheint und was dabei zu beachten ist. Ich empfehle mindestens vier Fastenzeiten im Jahr, zum Beispiel wenn die Jahreszeiten wechseln (die jeweils letzte Woche im September, Dezember, März und Juni). So bleibt man leichter dabei.

Ein Hinweis für werdende Mütter

Sie sind schwanger, und die Geburt rückt näher? Bitte sprechen Sie mit der Hebamme und dem entbindenden Arzt die »Gaze-Technik« an, falls bei Ihnen ein Kaiserschnitt durchgeführt wird. Bei diesem Vorgehen entnimmt man dem Geburtskanal der Mutter mittels Gaze Bakterien und reibt einem Säugling, der per Kaiserschnitt zur Welt kommt, damit Mund und Nase ein. Laut den Daten von Dr. Maria Gloria Dominguez-Bello ähnelt die Darmflora derart behandelter Babys tatsächlich eher der von vaginal geborenen Kindern. Das ist kein Ersatz für eine vaginale Entbindung, aber immer noch besser als ein steriler Kaiserschnitt.

Außerdem sollte Ihr Baby die allerbeste Nahrung erhalten. Wie hilfreich ist Säuglingsnahrung mit den richtigen Bakterien?

Die Vorzüge der Muttermilch sind so gut belegt, dass die Hersteller von Säuglingsnahrung sich große Mühe geben, ihre Produkte so ähnlich wie möglich zusammenzusetzen, auch wenn nach wie vor gilt: Stillen ist das Beste. Wenn aber das gute alte Milchfläschchen mit speziellen säuglingsgerechten Probiotika angereichert wurde? Die Wissenschaft ist hier noch nicht weit genug, doch einige Studien konnten bereits zeigen, dass Probiotika – ob über Säuglingsnahrung oder über ein Ergänzungsmittel – eine positive Wirkung entfalten können (mehr dazu in Kapitel 9). Koliken und Reizbarkeit gehen zurück, und es kommt seltener zu Infekten, die mit Antibiotika behandelt werden müssen. Dennoch sollte man dies nicht als Ersatz für Muttermilch einstufen.

Die Wechselbeziehungen innerhalb des Mikrobioms sind unglaublich komplex. Das Mikrobiom ist dynamisch. Es reagiert permanent auf unsere Umgebung: auf die Luft, die wir atmen, die Menschen, die wir berühren, die Arzneien, die wir einnehmen, den Schmutz und die Keime, mit denen wir in Berührung kommen, und sogar auf das, was wir denken. So wie die Nahrung dem Körper Informationen vermittelt, so »reden« unsere Darmbakterien mit unseren Genen, unseren biologischen Prozessen und letztlich mit unserer Lebensspanne.

Sie selbst sind vielleicht auf natürliche Weise auf die Welt gekommen und mindestens sechs Monate gestillt worden. Dennoch könnte Ihr Mikrobiom inzwischen krank sein. Umgekehrt sind Sie vielleicht über einen Kaiserschnitt entbunden worden, bekamen die Flasche und sind dennoch kerngesund, weil Sie stets gut auf sich (und Ihr Mikrobiom) aufgepasst haben. Das Pendel kann in beide Richtungen ausschlagen. Zum

Glück helfen die genannten Vorschläge für ein gesundes Mikrobiom jedem.

Das Schöne daran ist, dass die wissenschaftlichen Hintergründe zwar komplex sein mögen, die entsprechenden Maßnahmen hingegen ganz einfach sind. Sobald wir die sechs Punkte aus diesem Kapitel in die Tat umsetzen, um die gesundheitsfördernden Mikroben zu unterstützen, profitiert unsere gesamte Körperchemie davon – vom Darm bis ins Gehirn und überall dazwischen.

KAPITEL 9

Fleißige Mitbewohner willkommen: *Ergänzungsmittel als willige Helfer*

Das Angebot an Ergänzungsmitteln ist überwältigend. Dabei geht es nicht nur um die schiere Vielfalt, sondern auch um die angebliche Wirkung. Es ist ziemlich schwierig, sich hier zurechtzufinden. Deshalb möchte ich Ihnen die Wahl einfacher machen.

Ehe wir darauf eingehen, worauf es beim Kauf von Probiotika ankommt, möchte ich jedoch eine Fallgeschichte erzählen.

Christopher wurde mit 13 Jahren zu mir gebracht. Im Alter von sechs Jahren hatte er die Diagnose Tourette-Syndrom erhalten. Damals begannen seine Tic-Störungen, spontane, unkontrollierbare Bewegungen, die für diese neurologische Erkrankung typisch sind. Die Entstehung des Tourette-Syndroms ist ebenso unklar wie die Erkrankungszahlen. Amerikanische Schätzungen gehen davon aus, dass eines von 360 Kindern zwischen sechs und 17 Jahren betroffen ist, das deutsche Ärzteblatt meldete 2012, dass etwa ein Prozent der Kinder von Tourette-Syndrom und anderen Tic-Störungen betroffen ist.[1] Das Tourette-Syndrom ist unabhängig von der ethnischen Herkunft, betrifft jedoch drei- bis funfmal mehr Jungen als Mädchen. Häufig treten bei den Patienten noch weitere Gesundheitsprobleme auf, zum Beispiel: ADHS (bei 63 Prozent), Depressionen (bei 25 Prozent), Störungen des autistischen Spektrums (bei 35 Prozent) und Angst (bei 49 Prozent). Kinder mit Allergien sind überdurchschnittlich häufig vom Tourette-Syndrom betroffen. Gleichzeitig sind Allergien ein deutlicher Hinweis auf ein Ungleichgewicht der Darmflora und ein erhöhtes Risiko für eine übermäßig durchlässige Darmschleimhaut. Sehr aufschlussreich war in dieser Hinsicht eine Studie von 2011 aus Taiwan, für die eine landesweite populationsbasierte und fallkontrollierte Untersuchung von Tourette-Patienten durchgeführt wurde. Dabei ließ sich eine überdeutliche Korrelation zwischen dieser Erkrankung und Allergien bestätigen. Menschen mit allergischer Rhinitis, also Heuschnupfen oder ähnlichen Anzeichen wie Niesen, tränenden Augen, Juckreiz an Ohren, Nase und Rachen, hatten doppelt so häufig auch das Tourette-Syndrom. Das Immunsystem ist also eindeutig beteiligt, und hier geht etwas vor sich.

Doch zurück zu Christopher. Schon im Gespräch mit der Mutter fügten sich die Bausteine aus meiner Sicht rasch zusammen. Sie erklärte, die Tics würden auftreten, wenn er »bestimmte Nahrungsmittel, insbesondere industriell verarbeitete Lebensmittel und solche mit Farbstoffen« äße. Zunächst nahmen sie einige Ernährungsumstellungen vor, die vielleicht auch etwas halfen, aber die Situation wurde rasch schlimmer. Christopher war zwar zum errechneten Termin vaginal geboren und anschließend ein Jahr lang gestillt worden, doch mit drei Jahren musste er wegen einer Lungenentzündung mit starken Antibiotika behandelt werden. Mit fünf Jahren folgte eine Streptokokkenangina, für die er ebenfalls Antibiotika benötigte. Ein Jahr später bekam er wegen eines zahnmedizinischen Eingriffs erneut Antibiotika.

Diese Ereignisse hatten Christophers Darmflora offenbar erheblich belastet. Als ich ihn kennenlernte, war er in der achten Klasse und nahm keine Medikamente. Nach Aussage seiner Mutter war er immer ein sehr guter Schüler gewesen, aber neuerdings ließen seine Leistungen nach. Bei der körperlichen Untersuchung war Christophers Gesundheitszustand weitgehend normal – abgesehen von den offensichtlichen und häufigen Tics in Form von unkontrollierbaren Hals- und Kopfbewegungen. Seine Bauchmuskeln kontrahierten auf eine Weise, die seinen Rumpf verzerrte, und mir fielen auch Zuckungen im Gesicht auf. Menschen mit Tourette-Syndrom stoßen oft auch unkontrolliert Laute aus oder wiederholen bestimmte Ausdrücke, doch bei diesem Jungen war das nicht der Fall.

Die Erwähnung der Jahre zurückliegenden Streptokokkeninfektion brachte mich letztlich auf die richtige Spur. In der Medizinliteratur existieren diverse Studien zu Zusammenhängen zwischen früheren Streptokokkeninfekten und Tourette-Syndrom. Viele dieser Kinder weisen auch Zwangsstörungen auf. Die Kinderheilkunde bezeichnet dieses Phänomen als pädiatrisch-neuropsychiatrische Autoimmunkrankheiten in Assoziation mit Streptokokkeninfekten (PANDAS). Damit beschreibt man Kinder, die solche Erkrankungen aufweisen und deren Symptome sich nach Streptokokkeninfekten wie Angina oder Scharlach verschlimmern. Als der Bluttest später erhöhte Antikörper gegen Streptokokken aufwies, war ich daher wenig überrascht. Ein normaler Wert hätte etwa bei 80 bis maximal 150 Einheiten gelegen; Christopher hingegen hatte 223. Die Forschung zum Tourette-Syndrom konzentriert sich aktuell auf die Rolle dieses speziellen Bakteriums. (Nebenbei bemerkt sind auch bei Kindern mit ADHS vermehrte Antikörper gegen Streptokokken zu verzeichnen.) Da Streptokokken jedoch sehr häufig vorkommen und das Immunsystem damit vielfach ohne langfristige Nebenwirkungen fertig wird, stellt sich die Frage: Warum hat das Immunsystem eines Patienten mit Tourette-Syndrom mit diesen Bakterien Probleme?

Offenbar liegt hier eine körperliche Fehlreaktion vor. Eine Theorie besagt, dass die Streptokokkeninfektion eine Immunreaktion provoziert, bei der der Körper Antikörper erzeugt, die sich nicht allein gegen die Streptokokken richten. Diese Antikörper greifen vielmehr auch das Gehirn an, weil sie nicht zwischen den Proteinen in der Zellwand der Streptokokken und denen im Gehirn, die für Bewegung und Verhalten zuständig sind, unterscheiden. Damit wäre das Tourette-Syndrom eine Autoimmunkrankheit. Untersuchungen zu diesem Zusammenhang beleuchten auch die Rolle der Zytokine (Moleküle, die Entzündungen anzeigen) bei der Aktivierung der körperlichen Stressreaktion, die zu einem Kortisolanstieg führt. Kortisol wiederum erhöht die Darmdurchlässigkeit, was das Immunsystem auf die falsche Weise anregt und so zur Ausschüttung von noch mehr Zytokinen führt, die das Gehirn beeinträchtigen und so Tourette-Symptome auslösen können. Hinzu kommt, dass das Tourette-Syndrom auch bei erhöhtem psychosozialem Stress – mitsamt erhöhter Kortisolproduktion – häufiger auftritt.

Bei Christopher schien alles auf eine Fehlsteuerung im Darm hinzudeuten. Also besprach ich mit seiner Mutter die Behandlungsmöglichkeiten. Normalerweise hätte man Christopher je nach individueller Symptomatik nun Medikamente mit diversen unerwünschten Begleiterscheinungen verabreicht, zum Beispiel Antidepressiva und Antibiotika. Das war für sie jedoch keine Option, und sie war sichtlich erfreut, dass ich ihr hier den Rücken stärkte.

Deshalb erläuterte ich ihr die Rolle der Darmbakterien und erklärte Christopher und seiner Mutter, dass frühere Erkrankungen höchstwahrscheinlich erhebliche Spuren in seinem Mikrobiom hinterlassen hatten. Wir redeten lange über seine Antibiotikabehandlungen und deren mögliche Auswirkungen auf das Immunsystem, wobei ich einbezog, dass das Tourette-Syndrom auch in der etablierten Medizin inzwischen als mögliche Autoimmunkrankheit eingestuft wird.

Christopher und seine Mutter standen sichtlich unter Druck, denn in der Schule wurde er inzwischen ausgegrenzt und gemobbt. Seine Mutter war den Tränen nahe, weil ihrem Sohn zu Beginn der Teenagerjahre derart zugesetzt wurde. Daher empfahl ich Christopher keine orale Einnahme von Probiotika, sondern riet ihm und seiner Mutter, ein einfaches Klistier aus der Apotheke mit sechs Kapseln eines probiotischen Ergänzungsmittels zu versuchen.

Erstaunlicherweise schreckten die beiden nicht davor zurück, sondern schienen vielmehr bereitwillig nach jedem Strohhalm zu greifen. Gleich nach unserem Termin marschierten sie in die Apotheke, kauften das Klistier und schritten zur Tat. Am nächsten Morgen rief Christophers Mutter in der Praxis an. Was sie zu sagen hatte, war so wichtig, dass meine Mitarbeiter mich während eines Patientengesprächs unterbrachen. Als ich zum Telefon eilte, hielt ich den Atem an. Sie sagte, sie hätten das Klistier tatsächlich verabreicht, und sein Körper sei binnen Stunden viel ruhiger geworden. Nun wollte sie wissen, wann sie die Behandlung wiederholen dürften und ob sie die Dosis erhöhen könnten. Ich gab grünes Licht, und daraufhin verabreichte sie ihrem Sohn täglich 1200 Milliarden Einheiten Probiotika über ein Klistier. Sein Tourette-Syndrom verschwand praktisch vollständig.

Diese Geschichte soll nicht etwa vermitteln, ich hätte ein Heilmittel für die Erkrankung gefunden. Dazu sind die Einzelfälle zu individuell. Ich möchte damit vielmehr illustrieren, welche entscheidende Rolle die Darmflora spielt und wie komplex die Verbindung zwischen einer rätselhaften Gehirnerkrankung – hier dem Tourette-Syndrom – und unserem Immunsystem sein kann. Dass Christopher erhöhte Antikörper gegen ein Bakterium aufwies, mit dem er vor langer Zeit einmal infiziert war (und das sein Immunsystem längst hätte besiegen müssen), war ein deutlicher Hinweis auf ein ungewöhnlich aktives Immunsystem und eine erhöhte Entzündungsbereitschaft. Zusammen mit den früheren Antibiotikagaben lag die Therapiewahl auf der Hand.

Wenn mir andere erklären, solche Ideen wären doch wirklich sehr unkonventionell, sehe ich dies positiv. Häufig antworte ich darauf, dass es nicht darum geht, immer nur unkonventionell zu denken oder zu handeln, sondern eher um eine Veränderung der Konventionen, damit solche Ansätze besser akzeptiert werden und mehr Menschen zugutekommen, denen der gegenwärtige Stand der Technik nicht helfen kann.

Probiotika: Fünf wichtige Spezies

Derzeit sind Unmengen Probiotika auf dem Markt. Als ich Medizin studierte, und auch in den ersten Jahrzehnten meiner ärztlichen Tätigkeit, gab es noch kein derartiges Angebot. Inzwischen existieren immer mehr unterschiedliche Zusammensetzungen, und auch Lebensmitteln werden zunehmend Probiotika zugesetzt. Das menschliche Mikrobiom setzt sich aus Tausenden verschiedener Bakterienarten zusammen. Davon wurden bisher nur ein paar Hauptprotagonisten identifiziert und intensiv an Tier und Mensch studiert. Auf diese Kerngruppe möchte ich jetzt näher eingehen.

Um die Suche nach den passenden Präparaten so leicht wie möglich zu machen, beschränke ich meine Empfehlungen der Einfachheit halber auf nur fünf Spezies, die relativ einfach zu bekommen sind: Lactobacillus plantarum, Lactobacillus acidophilus, Lactobacillus brevis, Bifidobacterium lactis und Bifidobacterium longum. Verschiedene Stämme haben unterschiedliche positive Eigenschaften, aber die hier genannten unterstützen unsere Biologie im Sinne eines gesunden Gehirns gemäß der Zusammenhänge, die in diesem Buch erläutert werden.

- Sie stärken die Darmschleimhaut und reduzieren die unerwünschte Darmdurchlässigkeit.
- Sie senken die LPS-Menge (entzündungsfördernde Moleküle, die gefährlich werden können, wenn sie ins Blut übertreten).
- Sie heben die Menge des Wachstumshormons BDNF.
- Sie erhalten insgesamt das Gleichgewicht, sodass sich potenzielle Übeltäter nicht zu stark vermehren können.

Ob besondere Zubereitungsformen die Organismen vermehrungsfähig halten, wenn man sie oral zu sich nimmt, ist noch umstritten. Ich gehe davon aus, dass orale Probiotikagaben die Darmflora erheblich zum Positiven beeinflussen. Allerdings muss ich zugeben, dass die Wiederbesiedelung des Darms mit guten Bakterien und die Wiederherstellung einer wirksamen Barriere besonders erfolgreich sind, wenn ich Variationen dieser Kerngruppe über Klistiere direkt in den Darm einbringen ließ. Dieses Verfahren sollten Sie jedoch individuell mit Ihrem Arzt besprechen. Aus meiner Sicht ist es eine der wirkungsvollsten therapeutischen Interventionen, die ich in über 30 Jahren als Arzt im Zusammenhang mit Gehirnproblemen eingesetzt habe. (Eine Schritt-für-Schritt-Beschreibung zur Verabreichung von Probiotika über ein Klistier steht auf Seite 266.)

Ich bin mir sicher, dass mit der Zeit weitere hilfreiche Spezies identifiziert werden, die dann in die verfügbaren Präparate aufgenommen werden. Experimentieren Sie ruhig mit verschiedenen Kombinationen. Für den Anfang jedoch sollten Sie nach

den fünf genannten Spezies Ausschau halten, die aktuell in der
Literatur als besonders wichtig gelten. Bitte bedenken Sie dabei,
dass man beim Einsatz von Probiotika auch ausreichend Präbiotika benötigt (zwölf Gramm pro Tag), damit die neu zugeführ-
ten Bakterien sich im Darm gut ausbreiten und langfristig ansiedeln können. Präbiotika sollte man zweimal am Tag zu sich
nehmen. Wie das geht, verrät Ihnen mein Wochenplan. Natürlich kann man auch präbiotische Fasern fertig kaufen. Es gibt
sogar Kombinationsmittel mit Präbiotika und Probiotika. Probiotika sollte man stets mit gefiltertem (chlorfreiem) Wasser zu
sich nehmen, weil man die erwünschten Bakterien sonst gleich
wieder abtötet. Chlor unterscheidet leider nicht zwischen guten
und schlechten Bakterien.

Hochwertige Probiotika erhalten Sie in der Apotheke oder im
Reformhaus. Lassen Sie sich vom Fachpersonal beraten. Für Pro-
biotikapräparate gibt es bisher kaum Vorschriften, deshalb sollte man sich gut informieren und einen zuverlässigen Hersteller
wählen. Auch die Preisunterschiede sind erheblich. Erschwerend
kommt hinzu, dass manche Bakterienstämme auch unter anderem Namen laufen können. Die meisten Produkte enthalten
verschiedene Stämme. Ich rate meinen Patienten zu Präparaten,
die mindestens Folgendes enthalten:

- **Lactobacillus plantarum**:[2] enthalten in Kimchi, Sauerkraut
  und anderem mit Kulturen versetztem Gemüse. Dieser Keim
  zählt zu den besten Bakterien für den Körper. Er überlebt im
  Magen längere Zeit und übernimmt diverse Aufgaben, die zur
  Immunregulierung und zur Entzündungskontrolle im Darm
  beitragen. Über seinen Einfluss auf pathogene Keime trägt
  er zur Prävention und zur Erhaltung des gesunden Gleichgewichts der Darmbakterien bei, damit die ungesunden Keime

nicht überhandnehmen. Gleichzeitig unterstützt er eine festere Darmwand und wehrt Eindringlinge ab, die der Darmwand schaden und ins Blut übergehen können. Der günstige Einfluss von L. plantarum auf die Darmschleimhaut ist vielleicht die wichtigste Eigenschaft dieses Bakteriums, denn damit wird eine erhöhte Durchlässigkeit und das Risiko für einen Leaky Gut vermindert. So sind wir vor praktisch allen Gehirnkrankheiten besser geschützt. Außerdem trägt L. plantarum zur raschen Proteinverdauung bei. Das ist ein hervorragender Schutz vor Lebensmittelallergien und ein guter Behandlungsansatz für entstehende Allergien. Tierversuche ergaben, dass L. plantarum Zuchtmäuse, die normalerweise Multiple Sklerose entwickelt hätten, vor den klinischen Symptomen dieser Krankheit schützen und sogar die krankheitstypische Entzündungsreaktion eindämmen konnte. Und schließlich kann L. plantarum ausgesprochen gut wichtige Nährstoffe wie die gehirnfreundlichen Omega-3-Fettsäuren, Vitamine und Antioxidantien aufnehmen und erhalten. Dank dieser Eigenschaften ist L. plantarum ein wichtiger Baustein für Infektabwehr, Entzündungskontrolle und die Beherrschung pathogener Bakterien.

- **Lactobacillus acidophilus:**[3] ist der erklärte Liebling der Hersteller gegorener Milchprodukte, besonders Joghurt. Er unterstützt das Immunsystem, indem er ein gesundes Gleichgewicht zwischen guten und schlechten Bakterien erhält. Bei Frauen trägt er dazu bei, Candida albicans in Schach zu halten, einen hartnäckigen Hefepilz. Bekannt ist auch der Beitrag von L. acidophilus zu einem stabilen Cholesterinspiegel. Im Dünndarm erzeugt L. acidophilus viele erwünschte Substanzen wie Acidolphilin, Acidolin, Bacteriocin und Lactocillin, die pathogene Mikroben bekämpfen. Außerdem produziert er das Enzym Laktase, das wir für die Milchverdauung brauchen, und Vitamin K, das für die gesunde Blutgerinnung benötigt wird.

- **Lactobacillus brevis**:[4] Diesem Keim verdanken Sauerkraut und sauer eingelegtes Gemüse viele ihrer positiven Eigenschaften. Er verbessert die Immunabwehr, indem er die Zellimmunität und sogar die Aktivität der T-Zellen erhöht. Bei der Bekämpfung einer bakteriellen Infektion der Vagina (Vaginose) ist er so erfolgreich, dass man ihn entsprechenden pharmazeutischen Mitteln hinzugibt. Daneben hemmt L. brevis die krankmachende Wirkung bestimmter Darmkeime. Die beste Nachricht jedoch ist, dass er nachweislich den Spiegel des wichtigen Gehirnhormons BDNF anhebt.[5]

- **Bifidobacterium lactis (auch unter dem Namen B. animalis)**:[6] Dieser Keim steckt in gegorenen Milchprodukten wie Joghurt und hat eine gut belegte Wirkung gegen Verdauungsprobleme und zur Stärkung des Immunsystems. Im Februar 2009 erschien im *Journal of Digestive Diseases* eine Untersuchung, der zufolge Menschen mit Verdauungsproblemen, die zwei Wochen lang täglich ein bis zwei Becher eines Produkts mit diesen Bakterien zu sich nahmen, im Gegensatz zu einer Kontrollgruppe, die ganz normal weiteraß, Verbesserungen meldeten.[7] Bekannt ist auch, dass B. lactis dazu beiträgt, Krankheitskeime wie zum Beispiel Salmonellen zu bekämpfen. Das Wichtigste an diesem Bakterium ist jedoch seine Fähigkeit, die Immunität zu verbessern. 2012 berichtete das *British Journal of Nutrition* von einer Untersuchung, bei der die Probanden sechs Wochen lang täglich entweder ein Probiotikumpräparat mit B. lactis, ein anderes Probiotikum oder ein Placebo zu sich nahmen.[8] Nach zwei Wochen erhielten alle Testpersonen eine Grippeimpfung, und sechs Wochen später bestimmte man die Menge der Antikörper. Diejenigen, die Probiotika bekommen hatten, hatten mehr Antikörper gebildet als diejenigen aus der Placebogruppe. Das bedeutet, dass dieses Probiotikum zur Verbesserung der Immunfunktion beitragen kann. Andere Studien bestätigen dieses Ergebnis.

- **Bifidobacterium longum:**[9] Die Gattung Bifidobacterium umfasst 32 Arten, doch dieser Keim zählt zu den ersten, die sich nach der Geburt in unserem Darm ansiedeln. Er wird mit einer verbesserte Laktosetoleranz und Schutz vor Durchfall, Lebensmittelallergien und der Ausbreitung von Krankheitskeimen in Verbindung gebracht. Daneben schreibt man ihm antioxidative Eigenschaften und die Fähigkeit zu, freie Radikale abzufangen. Im Labor konnte B. longum ängstliche Mäuse beruhigen. Wie L. acidophilus kann auch B. longum zu einem gesunden Cholesterinspiegel beitragen. Untersuchungen ergaben zudem, dass B. longum (wie L. brevis) zumindest im Tierversuch die BDNF-Produktion erhöht. Andere Studien belegen, dass B. longum zur Senkung des Krebsrisikos beitragen kann, indem er das Wachstum von Krebszellen im Dickdarm hemmt. Da ein höherer pH-Wert im Dickdarm Krebszellen den Boden bereitet, beruht die krebsschützende Wirkung von B. longum möglicherweise auf der Erzeugung von Gallensäure und Abbauprodukten von Cholesterin, welche den pH-Wert im Darm nachhaltig senken.

So verabreicht man ein Probiotika-Klistier

Dieses Vorgehen eignet sich nicht für jeden, aber sehr viele meiner Patienten haben von einem eigenständigen Versuch profitiert. Denn Probiotika bringt man am besten direkt in den Darm ein. Ein Einlauf zählt zu den ältesten Heilmethoden auf diesem Planeten. Schon die alten Ägypter und die Mayas haben den unteren Darm gereinigt, indem sie über das Rektum Flüssigkeit zugeführt haben. Auch bestimmte Arzneimittel wurden direkt in den Dickdarm eingeführt. Um Verletzungen und Gesundheitsschäden auszuschließen, sollten Sie zuvor mit Ihrem Arzt sprechen. Wenn medizinisch keine Einwände vorliegen, brauchen Sie:

- Klistierbeutel
- Drei bis sechs Kapseln (⅛ Teelöffel) pulverisierte Probiotika. Es sollten unbedingt Bifidobakterien dabei sein, die im Dickdarm dominieren. Acidophilus-Keime bevorzugen den Dünndarm.
- Gefiltertes (chlorfreies) Wasser
- Eventuell ein Gleitmittel
- Eine ungestörte Umgebung

Am besten beginnen Sie morgens nach dem Stuhlgang. Füllen Sie einen Becher mit 360 Milliliter lauwarmem, chlorfreiem Wasser. Ziehen Sie nun die Probiotikakapseln auseinander und kippen Sie den Inhalt in das Wasser. Umrühren, bis sich das Pulver auflöst. Füllen Sie den Klistierbeutel mit der Probiotikamischung und schließen Sie ihn mit der beigelegten Klammer. Legen Sie sich auf einem Handtuch oder in der leeren Badewanne auf die rechte oder linke Körperseite. Befeuchten Sie den Anus eventuell mit einem Gleitmittel und führen Sie die Spitze des Schlauchs ein Stück in den Enddarm ein. Danach lösen Sie die Klammer, sodass das Wasser in den Darm rinnen kann. Halten Sie den aufkommenden Stuhldrang möglichst 30 Minuten lang zurück. Die Häufigkeit der Anwendung richtet sich nach dem individuellen Fall. Nach einer starken Antibiotikatherapie verordne ich gern vier bis sechs Wochen lang dreimal die Woche einen Probiotikaeinlauf. Danach wird die Therapie gegebenenfalls neu angepasst. Die individuelle Behandlung richtet sich nach der persönlichen Situation und sollte mit dem Arzt abgestimmt werden.

Hilfe, ich brauche Antibiotika

Hin und wieder benötigt fast jeder einmal eine Antibiotikabehandlung. Bitte halten Sie sich bei der Einnahme genau an die ärztlichen Vorgaben (also niemals das Medikament vorzeitig absetzen, nur weil man sich schon besser fühlt, denn dadurch können neue Bakterienstämme entstehen, die das Problem verschlimmern). Ihre Probiotika nehmen Sie während dieser Zeit weiter, aber immer zur Halbzeit zwischen den Antibiotika. Wenn Sie also zweimal täglich Ihr Antibiotikum einnehmen, einmal morgens und einmal abends, nehmen Sie die Probiotika mittags zu sich. Die Mischung sollte unbedingt auch Lactobacillus brevis enthalten. Da viele Stämme von L. brevis gegen Antibiotika resistent sind, können sie gerade in dieser Zeit zur Erhaltung eines gesunden Mikrobioms beitragen.

Aktuell werden selbst bei kleineren bakteriellen Infektionen gleich Breitbandantibiotika verordnet. Besser wäre es, wenn der behandelnde Arzt gezielt den Erreger ermittelt und mit dem passenden Mittel gegen eben diesen Keim vorgeht.

Was kann ich einem Baby oder Kleinkind geben?

Für Säuglinge und Kleinkinder sind spezielle Probiotikamischungen im Angebot. Das richtige Präparat für Ihr Kind sollte der Kinderarzt festlegen. Normalerweise liegen die Mittel in flüssiger Form oder als Pulver in Kapseln vor und können der Muttermilch oder Säuglingsnahrung zugesetzt werden (Kapseln dazu öffnen und das Pulver bei der Zubereitung mit auflösen). Hier besteht zwar noch Forschungsbedarf, doch es gibt bereits Hinweise, dass Probiotika für Säuglinge bei Problemen wie Koliken, Durchfall, Ekzem und allgemeinen Verdauungsbeschwerden hilfreich sein können. Schon 2007 erschien eine Studie in *Pediatrics*, der zufolge Koliken bei Säuglingen, die Lactobacillus reuteri erhielten, schon nach einer Woche nachließen.[10] Nach vier Wochen schrien die behandelten Babys nur noch durchschnittlich 51 Minuten am Tag, während die Kinder, die Simeticon erhielten (einen verbreiteten »Entschäumer«) 145 Minuten schrien.

Eine andere Studie aus *Aliment Pharmacol Ther* ergab, dass infektiös bedingter Durchfall bei Kindern gut auf Probiotika aus der Gruppe Lactobacillus (hier speziell Lactobacillus rhamnosus GG oder auch LGG) anspricht.[11] Und laut einer *Lancet*-Meldung läuft in Finnland derzeit eine Studie, bei der Kinder mit familiärer Veranlagung zu Ekzemen oder Allergien entweder pränatal und bis zum Alter von sechs Monaten LGG erhielten (das heißt, die Mütter nahmen die Probiotika bereits während der Schwangerschaft ein) oder aber ein Placebo. Ersten Ergebnissen zufolge entwickeln die Kinder, die LGG bekamen, nur halb so oft Ekzeme wie die Placebogruppe.[12]

Bis ein Kind alt genug ist, Beikost oder feste Nahrung mit Probiotika zu sich zu nehmen, hilft es also, solche oralen Probiotika zur Hand zu haben. Besprechen Sie die Auswahl und Dosierung aber unbedingt mit Ihrem Kinderarzt.

Sonstige hilfreiche Ergänzungsmittel

Zusätzlich zu Probiotika empfehle ich meinen Patienten gern die folgenden fünf Ergänzungsmittel, die alle zu einem gesunden, ausgewogenen Mikrobiom im Darm beitragen. Viele davon unterstützen den Körper, weil sie mit den Darmbakterien so gut Hand in Hand arbeiten.

- **DHA:** Docosahexaensäure (DHA) ist ein hoch geschätztes Ergänzungsmittel, dem in zahlreichen Studien eine besondere Schutzwirkung für das Gehirn zugeschrieben wird. Über 90 Prozent der Omega-3-Fettsäuren im Gehirn bestehen aus DHA. Die Hälfte des Gewichts einer Nervenzellmembran setzt sich aus DHA zusammen, und es ist ein Hauptbestandteil des Herzgewebes. Die beste natürliche DHA-Quelle ist Muttermilch. Das erklärt, warum Stillen für die neurologische Gesundheit derart wichtig ist. Natürlich wird DHA auch Säuglingsnahrung (und vielen anderen Produkten) zugesetzt. Die Tagesdosis beträgt 1000 Milligramm (mg). In handelsüblichen Produkten ist meist auch die Omega-3-Fettsäure EPA enthalten. Ob die Fettsäure aus Fischöl oder Algen gewonnen ist, macht keinen Unterschied.
- **Kurkuma:** Kurkuma ist mit Ingwer verwandt und der Currybestandteil, der dem Curry seine gelbe Farbe verleiht. Die entzündungshemmenden und antioxidativen Eigenschaften von Kurkuma sind seit Langem bekannt. Heute wird gezielt der Einsatz in der Neurologie erforscht. Aktuellen Untersu-

chungen zufolge kann Kurkuma das Wachstum neuer Gehirnzellen fördern. Bei manchen Menschen hat es sogar eine ähnliche Wirkung wie das beliebte Antidepressivum Prozac. In der chinesischen und indischen Medizin wird Kurkuma seit Jahrtausenden bei diversen Krankheiten als Naturheilmittel eingesetzt. Der wichtigste Wirkstoff in Kurkuma, das Curcumin, regt unsere Gene zur Produktion diverser Antioxidantien an, die zum Schutz der kostbaren Mitochondrien dienen. Außerdem verbessert er den Zuckerstoffwechsel, was zur Erhaltung einer gesunden Darmflora beiträgt. Wer nicht ohnehin regelmäßig mit Curry würzt, sollte zweimal täglich 500 mg einnehmen.

- **Kokosöl:** Kokosöl ist der perfekte Treibstoff fürs Gehirn und senkt zugleich die Entzündungsbereitschaft, weshalb es in der Literatur als Mittel für die Vorbeugung und Behandlung von neurodegenerativen Krankheiten genannt wird. Nehmen Sie einen bis zwei Teelöffel pur, oder kochen Sie einfach mit Kokosöl. Kokosöl ist hitzeunempfindlich und kann auch anstelle von Rapsöl zum Braten benutzt werden.

- **Alphaliponsäure:** Diese Fettsäure liegt in jeder Zelle im Körper vor, denn sie wird im Rahmen der normalen Energieversorgung gebraucht. Sie durchschreitet die Blut-Hirn-Schranke und wirkt im Gehirn stark antioxidativ. Wissenschaftlich wird gegenwärtig geprüft, ob man damit Schlaganfälle und andere Gehirnprobleme (wie Demenz) behandeln könnte. Der Körper kann zwar ausreichende Mengen dieser Fettsäure erzeugen, aber bei moderner Lebensweise und ungünstiger Ernährung sind Ergänzungsmittel dennoch oft erforderlich. Optimal sind 300 mg am Tag.

- **Vitamin D:** Vitamin D ist eigentlich kein Vitamin, sondern ein Hormon, das die Haut bei UV-Einstrahlung durch

Sonnenlicht selber bildet. Vitamin D wird meist im Zusammenhang mit gesunden Knochen und einem guten Kalziumspiegel genannt, hat aber auf den Körper insgesamt und besonders auf das Gehirn eine starke Wirkung. Im gesamten zentralen Nervensystem existieren Rezeptoren für Vitamin D. Unter anderem trägt die Substanz zur Regulierung von Enzymen in Gehirn und Rückenmark bei, die an der Herstellung von Neurotransmittern beteiligt sind und die wir zum Nervenwachstum brauchen. Tier- und Laborversuche deuten darauf hin, dass Vitamin D die Nervenzellen vor den schädlichen Einflüssen freier Radikaler schützt und Entzündungen eindämmt. Das Spannende daran: All diese Aufgaben erfüllt Vitamin D, indem es die Darmbakterien steuert.[13] Erst seit 2010 wissen wir, dass Darmbakterien mit den Vitamin-D-Rezeptoren in wechselseitiger Verbindung stehen und deren Aktivität verstärken oder drosseln können.

Ich empfehle jedem, den eigenen Vitamin-D-Spiegel bestimmen zu lassen und die persönliche Idealdosis gemeinsam mit dem Arzt festzulegen. Denn dabei gibt es Unterschiede. Erwachsenen empfehle ich normalerweise eine anfängliche Dosis von 5000 IE Vitamin D3 pro Tag, mal mehr, mal weniger. Bis feststeht, mit welcher Dosis man bei Bluttests stabil im oberen Normalbereich bleibt, sollte der Arzt den Vitamin-D-Spiegel wiederholt bestimmen.

Eines Tages können wir die Frage, auf welche Probiotika und Ergänzungsmittel Krankheit X, Y oder Z am besten anspricht, sicher präziser beantworten. 2014 konnte ich auf einer Konferenz Dr. R. Balfour Sartour erleben, Professor für Medizin, Mikrobiologie und Immunologie, der an der Universität North Carolina das dortige multidisziplinäre Zentrum für entzündliche Darmkrankheiten leitet. In seinem Vortrag stellte er eine Zukunft in Aussicht, in der Menschen mit chronischen Entzündungen synthetisch erzeugte Bakterien erhalten könnten. Diese Probiotika würden den Darm dann je nach individuellem Gesundheitszustand gezielt neu besiedeln. Stellen Sie sich vor, Sie könnten in der Apotheke Heilmittel für krankhaftes Übergewicht, Colitis ulcerosa und Depressionen kaufen. Ich kann es kaum erwarten!

KAPITEL 10

Der Hirnfutter-Wochenplan:
Intelligente Ernährung für ein gesünderes Gehirn

Die Vorstellung, vergorene Lebensmittel und Dinge wie Löwenzahnblätter oder Kimchi zu essen, erscheint Ihnen einschüchternd? Keine Sorge, es wird Ihnen damit bestens gehen. Zudem sind solche Speisen immer leichter verfügbar. In diesem Kapitel finden Sie einen beispielhaften Wochenplan, der zeigen soll, wie vielfältig die Auswahl ist und dass man natürliche Probiotika problemlos über die Ernährung aufnehmen kann. Dabei gibt es jede Menge Gemüse, Fisch, Fleisch, Nüsse und Eier. Alle Rezepte lassen sich leicht abwandeln und vereinfachen – bereiten Sie einfach ein Stück Fleisch oder Fisch zu und servieren Sie es mittags oder abends mit rohem, fermentiertem Gemüse und grünem Salat. Zum Frühstück können Sie hart gekochte Eier und probiotikareichen Joghurt essen. Im Rezeptteil ab Seite 281 erhalten Sie außerdem Anregungen für Vorspeisen, Getränke und Saucen.

Alle Gerichte, für die man Rezepte aus diesem Buch benötigt, sind fett gedruckt. Hinweis: Viele vergorene Speisen brauchen zum Gären Zeit. Deshalb muss man gut vorausplanen. Für den Gärungsprozess benötigt man meist bestimmte Zutaten, zum Beispiel Molke oder Salzlake, die am besten immer in größeren Mengen vorhanden sein sollten (die nötigen Schritt-für-Schritt-Anleitungen sind ebenfalls dargestellt). Bitte lesen Sie zunächst alle Vorschläge durch und entwickeln Sie dann eine eigene Strategie für die erste Woche.

Das Angebot an vergorenen, glutenfreien und zuckerfreien Lebensmittel ist erstaunlich vielfältig. Insbesondere Reformhäuser und Naturkostläden halten viele Produkte und Zutaten bereit; manches kann man auch online bestellen.

Der Wochenplan soll sieben verschiedene Möglichkeiten präsentieren, sich gehirnfreundlich zu ernähren. Die Vorstellung, ihn ab sofort und nur mit selbst gemachten Lebensmitteln bis ins Kleinste zu befolgen, wäre unrealistisch. Aber anhand der Vorgaben in Kapitel 9 und der Vorschläge in diesem Kapitel können Sie gleich gehirnfreundliche Mahlzeiten einbauen. Bis die ersten eigenen Gärprodukte fertig sind, behilft man sich am besten mit hochwertigen Erzeugnissen aus dem Laden. Was Ihnen gar nicht schmeckt, dürfen Sie natürlich entsprechend austauschen. Wer Lachs nichts abgewinnen kann, nimmt einfach einen anderen Kaltwasserfisch aus Wildfang, zum Beispiel Kohlenfisch. Wenn Ihnen Kimchi zu pikant ist, wählen Sie eine andere Beilage mit vielen Probiotika. Ich möchte, dass es Ihnen schmeckt und dass Sie den vorgestellten Geschmacksrichtungen und Zubereitungstechniken etwas abgewinnen können. Bitte achten Sie immer darauf, mindestens zwölf Gramm Präbiotika aufzunehmen. Löwenzahnblätter sind dafür sehr geeignet. Man kann sie zu Salaten und Gemüsemahlzeiten hinzufügen. Gummi arabicum gibt es als Pulver, das in Wasser eingerührt wird. Ein Esslöffel liefert sechs Gramm unlösliche Fasern, an denen sich die Darmbakterien dick und rund fressen können.

Zum Braten eignen sich Butter, natives Olivenöl extra aus Bioanbau oder Kokosöl. Industriell verarbeitete Öle sollten Sie meiden. Wenn Sie Ihre Pfannen gern aussprühen, ist Olivenöl in Bioqualität zu empfehlen.

Wann immer möglich sollte auch das Fleisch aus Weidehaltung

oder von wilden Tieren stammen. Ich kaufe nur Fleisch aus Freilandhaltung ohne ergänzendes Kraftfutter, weil es nicht nur gesünder ist, sondern auch besser für Umwelt und Landwirtschaft. Rindfleisch von Weidetieren enthält weniger gesättigte Fette und bis zu sechsmal mehr Omega-3-Fettsäuren. Bei der Wahl von Fisch kommt es auf Herkunft und Frische an. Fische sollten so frisch wie möglich sein, aus bestandsschonendem, nachhaltigem Fischfang stammen und mit möglichst wenigen Schadstoffen (wie Quecksilber) belastet sein. Prüfen Sie stets die Liste der Inhaltsstoffe, auch auf Gluten – auch bei bekannten Produkten, denn mitunter gibt es hier Änderungen seitens der Hersteller. Beim Kauf von kommerziell erzeugten Produkten wie Joghurt oder Sauerkraut verrät der Blick auf die Inhaltsstoffe, ob nicht vielleicht doch Zucker, Konservierungsmittel oder andere Zusatzstoffe eingesetzt wurden. Frische Produkte aus der Region finden Sie auf dem nächsten Wochenmarkt (der häufig auch mehrmals die Woche stattfindet). Viele Händler verkaufen eigene Produkte oder kennen ihre Lieferanten sehr genau. Achten Sie auf Ware der Saison und lassen Sie sich immer wieder zu Neuem verführen.

Ideen für Zwischenmahlzeiten finden Sie auf Seite 280. Bei Zeitmangel oder wenn Sie aus beruflichen oder sonstigen Gründen nicht selbst kochen können, hilft ein Lunchpaket. Mit guter Planung kann man so vorauskochen, dass immer genug für eine weitere Mahlzeit übrig ist.

Vor Beginn der 7-Tage-Kur müssen Sie einkaufen gehen, insbesondere für die Probiotika. Hilfreich ist es, zuvor eine 24-stündige Fastenzeit einzuschieben und sich am ersten Tag morgens ein Probiotika-Klistier zu verabreichen. Damit ist man gleich einen Riesenschritt weiter.

Außerdem sollte jeden Tag ein wenig Bewegung auf dem Programm stehen. Das Herz muss an möglichst vielen Tagen pro Woche mindestens 30 Minuten schneller schlagen dürfen. Schieben Sie abends 30 Minuten flottes Gehen ein oder schließen Sie sich einer Sportgruppe an. Ihre Darmbakterien werden es Ihnen danken; auch sie profitieren von Bewegung. Und sie sind auf einen guten Schlaf ebenso angewiesen wie wir. Daher ist es hilfreich, möglichst immer zur selben Zeit schlafen zu gehen und wieder aufzustehen. Erinnern Sie sich an Kapitel 3? Dort wurde erklärt, dass die Darmflora auf den Nachtschlaf großen Einfluss hat. Achten Sie einmal darauf, ob sich durch die Wiederherstellung eines gesunden Mikrobioms auch Ihre Schlafqualität verbessert.

Die 7-Tage-Kur

Tag 1:

- Frühstück: 250 Gramm **Joghurt** (siehe Seite 288) mit gehackten Walnüssen und Heidelbeeren; auf Wunsch: Kaffee oder schwarzer Tee
- Mittags: gegrillter Lachs mit **eingelegten Zitronen** (siehe Seite 310), dazu grünes Blattgemüse mit Balsamicoessig und Olivenöl; auf Wunsch: **Kombucha** (siehe Seite 317) oder grüner Tee
- Abends: 90 Gramm Steak mit **Salsapickles** (siehe Seite 316), dazu grünes Blattgemüse und anderes Gemüse, in Butter und Knoblauch geschmort; auf Wunsch: ein Glas Rotwein
- Dessert: zwei bis drei Stücke Bitterschokolade

Tag 2:

- Frühstück: 250 Gramm **Joghurt** (siehe Seite 288) mit **Heidelbeerminzsauce** (siehe Seite 312); auf Wunsch: Kaffee oder schwarzer Tee

- Mittags: gemischter grüner Salat mit 90 Gramm gegrilltem Hähnchenfleisch und zwei **Soleiern** (siehe Seite 309) mit Balsamicoessig und Olivenöl; auf Wunsch: **Kokoswasserlimonade** (siehe Seite 322) oder **Wasserkefir** (siehe Seite 320)
- Abends: 90 Gramm Steak mit **Salsapickles** (siehe Seite 316), dazu grünes Blattgemüse und anderes Gemüse, in Butter und Knoblauch geschmort; auf Wunsch: ein Glas Rotwein
- Dessert: 100 Gramm Beeren mit ungesüßter Schlagsahne

Tag 3:
- Frühstück: zwei Rühreier, dazu kurz angebratene Zwiebeln, Pilze und Spinat und ein Viertelliter **Vollmilchkefir** (siehe Seite 286); auf Wunsch: Kaffee oder schwarzer Tee
- Mittags: gebratenes Gemüse mit **eingelegter Schweinelende** (siehe Seite 304); auf Wunsch: gefiltertes Wasser mit einem Esslöffel Gummi arabicum oder **Kombucha** (siehe Seite 317)
- Abends: **Pökelfisch** (siehe Seite 308), dazu grünes Blattgemüse und anderes Gemüse, in Butter und Knoblauch geschmort; auf Wunsch: ein Glas Rotwein
- Dessert: 100 Gramm **Quark** (siehe Seite 289) mit Honig

Tag 4:
- Frühstück: 250 Gramm **Joghurt** (siehe Seite 288) mit frischen Früchten und einer Prise gemahlenem Leinsamen, dazu eine halbe Avocado, mit Olivenöl beträufelt; auf Wunsch: Kaffee oder schwarzer Tee
- Mittags: gegrilltes Steak mit **süßen Cipolini-Zwiebeln** (siehe Seite 296) und gebackenes Gemüse als Beilage; auf Wunsch: **Kombucha** (siehe Seite 317) oder **Wasserkefir** (siehe Seite 320)

- Abends: 90 Gramm Kaltwasserfisch nach Wahl aus Wildfang, dazu **Kimchi** (siehe Seite 298) und gedünsteter Spargel; auf Wunsch: ein Glas Rotwein
- Dessert: eine ganze Frucht, wahlweise mit etwas Stevia oder Zimt bestreut

Tag 5:
- Frühstück: drei bis vier Scheiben Räucherlachs mit **Ricotta** (siehe Seite 291) und ein weiches Ei; auf Wunsch: Kaffee oder schwarzer Tee
- Mittags: gemischter grüner Salat mit Löwenzahnblättern, gewürfeltem Hühnchen und **eingelegtem Spargel** (siehe Seite 295), mit Balsamicoessig und Olivenöl angemacht; auf Wunsch: **Kombucha** (siehe Seite 317), grüner Tee oder **Kokoswasserlimonade** (siehe Seite 322)
- Abends: gegrilltes oder gebratenes Fleisch nach Wahl, dazu grünes Blattgemüse und anderes Gemüse, in Butter und Knoblauch geschmort; auf Wunsch: ein Glas Rotwein
- Dessert: zwei Stückchen Bitterschokolade, in einen Esslöffel Mandelmus getunkt

Tag 6:
- Frühstück: zwei Eier beliebiger Zubereitung, dazu gebratenes Gemüse (zum Beispiel Zwiebeln, Pilze, Spinat oder Brokkoli) in beliebiger Menge und ein Viertelliter **Vollmilchkefir** (siehe Seite 286); auf Wunsch: Kaffee oder schwarzer Tee
- Mittags: gebratenes Huhn mit **eingelegtem Knoblauch** (siehe Seite 315), dazu grüner Blattsalat mit Löwenzahn und acht Esslöffel gegarter Wildreis; auf Wunsch: gefiltertes Wasser mit einem Esslöffel Akazienpulver oder grüner Tee

- Abends: **Corned Beef** (siehe Seite 302) und **Sauerkraut** (siehe Seite 292), dazu gedünstetes Gemüse mit etwas Olivenöl beträufelt; auf Wunsch: ein Glas Rotwein
- Dessert: eine ganze Frucht nach Wahl, in einen Esslöffel geschmolzene Bitterschokolade getupft

Tag 7:
- Frühstück: 250 Gramm **Joghurt** (siehe Seite 288) mit gemischten frischen Beeren, Kokosraspel und gehackten Walnüssen, dazu ein hart gekochtes Ei; auf Wunsch: Kaffee oder schwarzer Tee
- Mittags: gemischter grüner Salat mit Topinamburraspel und 120 Gramm Thunfisch, angemacht mit Balsamico-Essig und Olivenöl; auf Wunsch: **Wasserkefir** (siehe Seite 320) oder grüner Tee
- Abends: **gebeizter Lachs** (siehe Seite 307) auf gemischtem grünem Salat, dazu in Butter und Knoblauch sautiertes Gemüse und acht Esslöffel Naturreis; auf Wunsch: ein Glas Rotwein
- Dessert: heute nicht

Meine Kur lässt sich viel leichter befolgen, als man zunächst glaubt, und man lernt dabei jede Menge neuer, köstlicher Aromen kennen. Kohlenhydrate, vor allem Weizen und Zucker, bleiben bei der Umstellung zwar auf der Strecke, aber Sie haben jede Menge Lebensmittel und Zutaten übrig, mit denen Sie spielen können. Bei Lieblingsgerichten, die hauptsächlich auf Mehl, Weizen und Zucker beruhen, muss man zunächst ziemlich kreativ werden, doch mit der Zeit bekommt man heraus, wie sich die Zutaten ersetzen lassen. Dann können Sie zu den alten Kochbüchern zurückkehren und solche Rezepte anpassen.

Für zwischendurch:

- Eingelegte Yambohnen (S. 313),
- Hummus mit eingelegtem Knoblauch (S. 315) und Selleriestangen,
- Shrimps mit Salsapickles (S. 316),
- Soleier (S. 309),
- eingelegte Sardinen (S. 305),
- Rohkost (Spargel, Lauch, Paprika, Brokkoli, grüne Bohnen) mit Guacamole, Ziegenkäse, Tapenade oder Nussbutter,
- Räucherlachsstreifen mit Ricotta,
- eine halbe Avocado mit Olivenöl, Salz und Pfeffer,
- Nüsse und Oliven.

Ich verwende meist Kokosmehl, gemahlene Nüsse oder Mandeln sowie gemahlenen Leinsamen anstelle von Weizenmehl. Zum Süßen eignet sich Stevia. Und beim Kochen werfen Sie Sonnenblumenöl und undefiniertes Pflanzenöl über Bord. Butter und gutes Olivenöl reichen völlig aus. Nach Abschluss der 7-Tage-Kur sollten Sie auf Dauer mindestens einmal pro Tag etwas Vergorenes zu sich nehmen. Strenge Vorgaben gibt es nicht, doch wenn Sie eine Weile über die Stränge geschlagen haben, lohnt es sich, das Mikrobiom erneut mit einer 7-Tage-Kur aufzuhübschen. Dafür bietet sich vielleicht der Urlaub an, oder man wählt einen Zeitpunkt nach einer Hochzeit oder einer stressigen Zeit, wo man in alte Ernährungsgewohnheiten zurückgefallen ist. Diese Vorgaben können daher jederzeit als Reißleine zu einem gesünderen Leben dienen.

Rezepte

Grundrezepte

Molke
Ergibt etwa 1 Liter

Molke ist die Flüssigkeit, die übrig bleibt, wenn Milch geronnen ist und abgegossen wurde. Sie wird gern als Starterkultur für die Gärung eingesetzt. Wenn ungekühlte Rohmilch sauer wird, bilden sich normalerweise quarkige Klumpen und eine säuerliche Flüssigkeit. Nach dem Abtropfen dieses Frischkäses bleibt nährstoffreiche Molke zurück.

Auch Joghurt aus Biovollmilch sondert beim Abgießen noch Molke ab. Zurück bleibt eine dicke, frischkäseartige Masse, die man gut als Aufstrich verwenden kann. Ebenso entsteht Molke bei der Eigenproduktion von Ricotta (siehe Seite 291) oder anderem Frischkäse. Auch diese Molke kann man zum Fermentieren nehmen. Molke unterstützt die Bildung von Mikroorganismen, die vergorene Speisen so gesund machen, und mindert die erforderliche Salzmenge.

Zu ihrer Gewinnung kann man selbst gemachten oder gekauften Joghurt einsetzen, solange dieser aus Biomilch (von Schafen, Ziegen oder Kühen) mit natürlichem Fettgehalt hergestellt ist und viele Probiotika enthält. Bei stichfestem Joghurt mit hohem Fettgehalt (»griechischer Joghurt«) ist die meiste Molke bereits entzogen. Zur Herstellung braucht man ein großes, feinmaschiges Sieb und ein Passiertuch aus Musselin.

So geht's:

2 kg selbst gemachter oder gekaufter Joghurt von Weidetieren (Schaf, Ziege oder Kuh; siehe Seite 288), zimmerwarm

Das Tuch anfeuchten und einen Durchschlag oder ein feinmaschiges Sieb damit auskleiden. Alle Löcher müssen vollständig
abgedeckt sein. Das ausgekleidete Sieb über eine große Glasschüssel hängen. Zwischen dem Boden des Siebes und dem
Schüsselboden sollen einige Zentimeter Raum bleiben.

Den Joghurt in das Sieb löffeln und bei Zimmertemperatur
rund vier Stunden abtropfen lassen, bis sich eine größere Menge
Molke in der Schüssel gesammelt hat. Die Molke in ein sauberes Schraubglas umgießen, gut verschließen und beiseitestellen.
(Sie muss nicht in den Kühlschrank.)

Die Ecken des Passiertuchs hochziehen, um die feste Creme
schlingen, die im Sieb noch übrig ist, die Enden verknoten und
die Masse gut ausdrücken. Das Bündel weitere acht Stunden
oder über Nacht abtropfen lassen, bis keine Flüssigkeit mehr
austritt.

Die nachträglich gewonnene Molke zu der Molke im Glas gießen, fest verschließen und bis zu zwei Monate im Kühlschrank
lagern. Molke lässt sich auch bis zu drei Monate einfrieren, danach jedoch sterben die Mikroben allmählich ab.

Der restliche Joghurt erinnert jetzt an Frischkäse. In einen
sauberen Behälter umfüllen und als Aufstrich oder Dip verwenden. Zugedeckt hält er sich im Kühlschrank maximal eine Woche.

Molkenkefir

Ergibt rund ¼ Liter

Kefir ist ein joghurtähnliches Milchprodukt, allerdings deutlich dünnflüssiger. Der auffälligste Unterschied ist, dass die Kefirstarterkultur aus Körnchen besteht, die verschiedene Bakterien und Hefen enthält, welche sich von Milchbestandteilen ernähren. Diese Mikroorganismen gedeihen am besten bei Zimmertemperatur. Joghurt hingegen entsteht durch bakterielle Milchgärung, und Joghurtbakterien mögen am liebsten Temperaturen um die 38 Grad. Im Gegensatz zu Joghurt wird Kefir auch meist getrunken.

So geht's:

> ½ l hausgemachter oder gekaufter reiner Kefir aus Biomilch (siehe Seite 286)

Passiertuch anfeuchten und ein feinmaschiges Sieb doppellagig damit auskleiden. Alle Löcher müssen vollständig abgedeckt sein. Das ausgekleidete Sieb über eine große Glasschüssel hängen. Zwischen dem Boden des Siebes und dem Schüsselboden sollen einige Zentimeter Raum bleiben.

Den Kefir in das Sieb gießen. Mit Frischhaltefolie abdecken und in den Kühlschrank stellen. Acht Stunden oder über Nacht abtropfen lassen, bis die gesamte Molke herausgesickert ist und der Kefir angedickt ist.

Die Molke in ein sauberes Schraubglas umfüllen, verschließen und bis zu einen Monat im Kühlschrank lagern. Frisch zubereitet ist sie allerdings am wirkungsvollsten. Den eingedickten, quarkigen Kefir in eine saubere Dose umfüllen, verschließen und maximal einen Monat im Kühlschrank lagern. Er eignet sich als Käse oder Aufstrich. Den Kefir nicht einfrieren.

Salzlake, Grundrezept

Ergibt etwa 1 Liter

Da viele Lebensmittel beim Gären auf Salzlake (Pökellake) angewiesen sind, sollte man immer welche zur Hand haben. Das nachfolgende Rezept ist für eine kleine Menge berechnet und lässt sich nach Bedarf vervielfachen. Im Kühlschrank ist die Lake unbegrenzt haltbar.

Weil Wasser für die Gärung so wichtig ist, braucht man zum Ansetzen unbedingt destilliertes Wasser. Leitungswasser ist häufig mit Chlor versetzt, das auch die erwünschten Keime abtötet. Brunnen- oder Quellwasser kann chemische Substanzen oder Salze enthalten, welche die Gärung beeinträchtigen. Gefiltertes Wasser kann immer noch Spuren von Chemie tragen, und auch in gekauftem, nicht destilliertem Trinkwasser können unerwünschte Stoffe stecken. Ich empfehle für Salzlake und alle Gärprozesse immer reines Meersalz. Tafelsalz kann mit Jod und anderen Zusatzstoffen angereichert sein, welche die Gärung behindern. So kann der ganze Ansatz verderben.

Zutaten

1 l kaltes, destilliertes Wasser

3 EL reines, fein gemahlenes Meersalz
  (oder 4 ½ EL grobes Meersalz)

Das Wasser und das Salz in einen fest verschließbaren Behälter geben und gründlich umrühren (das Salz löst sich mit der Zeit auf). Abgedeckt bis zum Gebrauch kalt stellen. Wenn die Lake sofort benötigt wird, das Salz in einem Viertelliter sehr warmem, destilliertem Wasser auflösen und erst dann mit kaltem Wasser auf einen Liter aufgießen.

Gewürzlake
Ergibt etwa 1 Liter

Gewürzte Pökellake wird gern zum Marinieren von Fleisch und Fisch verwendet, die durch die Gewürze und etwas Süße einen ganz besonderen Geschmack annehmen. Man kann dafür beliebige Gewürze und Kräuter aus Bioanbau verwenden, ganz nach persönlichem Geschmack. Die Herstellung verläuft wie beim Grundrezept (siehe oben).

Zutaten
1 l kaltes, destilliertes Wasser
3 EL reines, fein gemahlenes Meersalz
    (oder 4 ½ EL grobes Meersalz)
2 EL Rohhonig
2 Lorbeerblätter (bio)
¼ TL schwarze Pfefferkörner (bio)
¼ TL Pimentkörner (bio)
¼ TL Wacholderbeeren (bio)
¼ TL Koriandersamen (bio)
¼ TL Senfkörner (bio)
Ganze getrocknete scharfe Chilis oder Chiliflocken (bio)
    (Menge nach persönlicher Vorliebe)

Das Wasser und das Salz in einem großen Topf mit dem Honig, den Lorbeerblättern, Pfefferkörnern, Pimentkörner, Wacholderbeeren, Koriandersamen und Senfkörnern verrühren. Wer eine schärfere Lake wünscht, gibt noch Chili hinzu. Auf mittlerer Stufe zum Sieden bringen, vom Herd nehmen und abkühlen lassen.

Milchprodukte

Vollmilchkefir
Ergibt etwa 1 Liter

Kefir ist ein altes Sauermilchgetränk aus dem Kaukasus, das ursprünglich aus Kamelmilch hergestellt wurde. Heute wird Kefir in erster Linie aus Kuhmilch gewonnen; man kann aber auch Ziegenmilch oder Schafsmilch sowie ungesüßte Kokosmilch oder Mandelmilch als Ausgangsbasis verwenden. Mäßig vergoren schmeckt Kefir leicht säuerlich und erinnert an leicht prickelnden, flüssigen Joghurt. Kefir gilt als Geheimtipp für ein langes Leben und robuste Gesundheit.

Zutaten
4 EL Kefirkörner (siehe Anmerkung)
1 l Vollmilch von Weidetieren (bio)

Die Kefirkörner in einen sauberen, sterilisierten Behälter geben, zum Beispiel in ein ausgekochtes Einmachglas von einem Liter Inhalt mit sterilisiertem Deckel. Die Milch hinzufügen, den Deckel fest verschließen und 24 Stunden bei Zimmertemperatur gären lassen. Nach der ersten Gärung kann der Kefir wochenlang bei Zimmertemperatur stehen bleiben, wird dabei aber immer saurer und erscheint irgendwann vermutlich ungenießbar. Im Kühlschrank hält sich Vollmilchkefir über Monate.

Nach 24 Stunden Gärzeit den Deckel öffnen und die Flüssigkeit durch ein feines Sieb in einen sauberen Behälter umfüllen. Die Kefirkörner aufheben (siehe Anmerkung). Den Kefir in das Einmachglas zurückgießen, gut verschließen und in den Kühlschrank stellen.

Er ist jetzt verzehrfertig, kann aber bis zu einem Jahr im Kühlschrank aufbewahrt werden. Je länger man ihn aufhebt, desto saurer wird er.

Wer seinen Kefir geschmacklich verändern möchte, kann im gleichen Glas einen zweiten Gärprozess einleiten. Dafür die gewünschten Geschmacksgeber hinzufügen, zum Beispiel frische Beeren, Zimtstangen, ganze Muskatnüsse, Kardamomsamen, Chai-Mischungen oder Orangenschale. Die genauen Mengen sind schwer festzulegen, weil die Geschmäcker verschieden sind. Je mehr Gewürze, desto intensiver ist der Geschmack. Für den Anfang reichen 25 Gramm frische Beeren, ein bis zwei Stücke von einem Gewürz, ein Teelöffel Chaitee oder die Schale einer Orange.

Die Gewürze oder Früchte unterrühren, fest verschließen und zwölf bis 24 Stunden bei Zimmertemperatur gären lassen. Je länger die Gärzeit, desto mehr Geschmack nimmt der Kefir auf. Er ist jetzt verzehrfertig, kann aber bis zu einem Jahr im Kühlschrank aufbewahrt werden. Aber nicht vergessen: Je länger man ihn aufhebt, desto saurer wird der Kefir.

Anmerkung: Kefirkörner oder -knollen sind eine Mischung aus Hefen und Bakterien, die in Milchproteinen und komplexen Zuckerformen aneinanderhaften. Sie sind reiskorn- bis haselnussgroß und geben während der Gärung verdauungsfreundliche Mikroben in die Milch ab. Da es sich um lebende Organismen handelt, brauchen sie ständig Nahrung. Das bedeutet, dass sie nach der Verwendung zugedeckt und gekühlt in frischer Vollmilch aufgehoben werden. Bei einem Verhältnis von einem Esslöffel Kefirkörner auf einen Viertelliter Milch bleiben sie eine Woche aktiv. Wer sie länger lagern möchte, gibt pro zusätzliche Lagerwoche einen Viertelliter Milch hinzu. Das hört sich so an, als würde man dabei Milch in Kefir verwandeln, doch die Kälte hemmt die Gärung. Aber auch bei großer Hitze – zum Beispiel in einem sehr heißen, frisch sterilisierten Glas – sterben Kefirkörner schnell ab.

Bei der Herstellung von Kefir aus Kokos- oder Mandelmilch müssen die Körner zwischendurch in Vollmilch gelagert werden, denn sie brauchen die Laktose aus der tierischen Milch für ihren Stoffwechsel.

Joghurt

Ergibt etwa 1 Kilogramm

Joghurt lässt sich schnell und einfach herstellen. Man braucht dafür nur Milch, Starterkulturen und etwas Zeit. Die Joghurtherstellung wurde vermutlich von asiatischen und osteuropäischen Nomaden entdeckt, die feststellten, dass die Milch in ihren Beuteln aus Schafs- oder Ziegenhaut unter der Wärme der Sonne unweigerlich zu gären begann. Wie dem Kefir wird auch Joghurt ein Anteil an der hohen Lebenserwartung der Menschen im Kaukasus und in Bulgarien zugeschrieben.

Zur Herstellung braucht man zu Hause ein gutes Lebensmittelthermometer und eine Joghurtmaschine oder einen Ort, an dem relativ konstant 43 bis 45 Grad herrschen, oder eine Wärmequelle mit Kontrolllämpchen, die auf permanente 43 Grad einstellbar ist. Sobald der erste eigene Joghurt erzeugt ist, sollte man jedes Mal vier Esslöffel für den nächsten Ansatz abnehmen.

Zutaten

1 l Vollmilch von Weidetieren (Kuh, Schaf, Ziege) (bio)

4 EL Joghurt mit natürlichem Fettgehalt von Weidetieren
    (bio) (siehe Anmerkung)

Die Milch in einen Topf mit Sandwichboden geben und auf mittlerer Stufe auf etwa 85 Grad erhitzen – auf das Thermometer achten und die Milch nicht zum Kochen bringen. Sobald die Zieltemperatur erreicht ist, vom Herd nehmen und beiseitestellen. Die Milch auf 43 Grad abkühlen lassen. Falls Sie unter Zeitdruck sind, können Sie den Topf in ein Eiswasserbad stellen und umrühren, damit die Milch schneller kalt wird (aber nicht unter 43 Grad).

Den Joghurt in die warme Milch rühren, bis er sich vollständig aufgelöst hat. Die Mischung in saubere, sterilisierte Portionsbecher oder ein großes Einmachglas oder aber in die Behälter der Joghurtmaschine gießen.

Glas oder Becher fest verschließen und an einem warmen Ort (43 bis 45 Grad) acht bis zwölf Stunden reifen lassen, bis die gewünschte Festigkeit und Säure erreicht sind. In den Kühlschrank stellen und innerhalb von zwei Wochen verbrauchen. Wer eine Joghurtmaschine benutzt, befolgt die jeweiligen Herstellerangaben.

Anmerkung: Joghurt aus Ziegen- oder Schafsmilch ist oft lockerer als Joghurt aus Kuhmilch.

Quark

Ergibt etwa 250 Gramm

Quark (auch Weißkäse oder Topfen) ist in ganz Europa verbreitet und letztlich eine spezielle Sorte Frischkäse. Die Konsistenz hängt von der verwendeten Milch und von der Dauer der Gärung ab. Quark kann locker wie saure Sahne oder so fest wie Frischkäse sein. Man kann ihn mit Kräutern, Gewürzen oder Zitronenschale abrunden. Quark ist relativ sauer und lässt sich zu Saucen, Dips, Salaten oder Desserts verarbeiten. Wie Ricotta kann man ihn mit etwas Honig, Früchten oder Beeren verfeinern.

Sobald Sie Quark einmal selbst hergestellt haben, sollten Sie von jeder fertigen Portion vier Löffel für den nächsten Ansatz abnehmen. Dann brauchen Sie nächstes Mal keine Buttermilch mehr.

Zutaten

1 l Vollmilch von Weidetieren (Kuh oder Schaf) (bio)

3 EL Buttermilch von Weidetieren (Kuh oder Schaf) (bio)

Die Milch in einen Topf mit Sandwichboden geben und auf mittlerer Stufe auf etwa 85 Grad erhitzen – auf das Thermometer achten und die Milch nicht zum Kochen bringen. Sobald die Zieltemperatur erreicht ist, vom Herd nehmen, mit einem gut schließenden Deckel abdecken und mindestens eine Stunde beiseitestellen (oder bis die Milch Zimmertemperatur erreicht, also circa 21 Grad).

Deckel abnehmen und die Buttermilch einrühren. Wieder zudecken und 18 Stunden stehen lassen, bis die Milch gerinnt (es bilden sich dicke, säuerliche Klumpen) und in eine säuerliche, joghurtartige Masse übergeht.

Passiertuch anfeuchten und ein feinmaschiges Sieb doppellagig damit auskleiden. Alle Löcher müssen vollständig abgedeckt sein. Das ausgekleidete Sieb über eine große Glasschüssel hängen. Zwischen dem Boden des Siebes und dem Schüsselboden sollen einige Zentimeter Raum bleiben.

Die Sauermilch mit einem Metalllöffel in das ausgekleidete Sieb umfüllen, mit Frischhaltefolie abdecken und acht Stunden – oder bis zum Erreichen der gewünschten Konsistenz – in den Kühlschrank stellen. Eventuell gelegentlich umrühren, damit die Molke sich nicht zu sehr absetzt. Die Molke nicht weggießen! Man kann sie trinken oder für andere Rezepte verwenden. Zur Aufbewahrung der Molke siehe Seite 282.

Zugedeckt hält sich der Quark im Kühlschrank maximal einen Monat.

Ricotta

Ergibt etwa 350 bis 400 Gramm

Dieses Rezept ist ganz einfach und das Ergebnis viel cremiger als die meisten kommerziellen Ricottasorten. Daher gehört es bestimmt bald zu Ihren Standardrezepten. Der Ricotta eignet sich als Aufstrich, Salatzutat und als Dessert (mit Beeren, etwas Honig oder Heidelbeerminzsauce (siehe Seite 312). In Norditalien mag man keinen gesalzenen Ricotta, wohingegen die Süditaliener die salzige Variante bevorzugen. Wenn der Ricotta allein für Desserts gedacht ist, kann man die Milch bereits beim Abkochen mit ein bis zwei Esslöffeln Honig süßen.

Zutaten
½ l Vollmilch von Weidetieren (bio)
¼ l Schlagsahne von Weidetieren (bio)
½ TL fein gemahlenes Meersalz (auf Wunsch)
1½ EL frischer Zitronensaft, durch ein feines Sieb gegossen

Passiertuch anfeuchten und ein feinmaschiges Sieb doppellagig damit auskleiden. Alle Löcher müssen vollständig abgedeckt sein. Das ausgekleidete Sieb über eine große Glasschüssel hängen. Zwischen dem Boden des Siebes und dem Schüsselboden sollen einige Zentimeter Raum bleiben.

In einem Topf mit Sandwichboden die Milch mit der Sahne und eventuell dem Salz verrühren und auf mittlerer Hitze langsam zum Kochen bringen. Eine Minute sieden lassen. Vom Herd nehmen und den Zitronensaft unterrühren.

Abseits vom Herd vier Minuten stehen lassen, bis sich die Mischung in sichtbare Klumpen und Molke trennt. Die Klumpen mit einem Schlitzlöffel in das ausgekleidete Sieb umfüllen, mit Frischhaltefolie abdecken und zwei Stunden – oder bis zum Erreichen der gewünschten Konsistenz – beiseitestellen. Je länger die Mischung abtropfen darf, desto fester wird der Käse. Die Molke nicht weggießen! Man kann sie trinken oder für andere Rezepte verwenden. Zur Aufbewahrung der Molke siehe Seite 282.

Den Ricotta aus dem Tuch schaben und in eine Frischhaltedose oder einen Glasbehälter umfüllen. Zugedeckt hält er sich im Kühlschrank maximal fünf Tage.

Gemüse

Sauerkraut, Grundrezept
Ergibt etwa 1 Kilogramm

Das ist das vielleicht einfachste Rezept, um mit Gärprozessen warm zu werden. Man braucht dazu lediglich biologisch erzeugten Kohl, Meersalz und Zeit. Die Kohlsorte ist dabei egal – ob Rotkohl, Weißkohl, Wirsing, Rosenkohl, das ist allein Ihre Sache. Frisches Sauerkraut ist nicht nur leicht gemacht, sondern auch überaus gesund. Es enthält gesunde Milchsäurebakterien, welche die Verdauung unterstützen, und liefert gleichzeitig unverzichtbare Nährstoffe und Fasern. Gekühlt bleibt Sauerkraut ohne Geschmackseinbußen lange frisch (bis zu einem Jahr). Frisches Sauerkraut isst man am besten roh, wohingegen gut gereiftes Kraut mit seinem intensiven Geschmack besser gekocht werden sollte.

Damit das Verhältnis zwischen Kohl und Salz stimmt, sollte man den Kohl zunächst putzen (welke oder beschädigte Blätter und den Strunk entfernen), dann wiegen.

Zutaten
1 kg Kohl (bio), geputzt
3 TL feines Meersalz

Den Kohl mit der Küchenmaschine oder der Handreibe grob raspeln oder mit dem Küchenmesser in Streifen schneiden.

Die Kohlraspel in eine große Schüssel geben und mit dem Salz bestreuen. Das Salz mit den Händen in den Kohl einarbeiten, bis sich problemlos Flüssigkeit aus dem Kohl ausdrücken lässt. Das kann bis zu 30 Minuten dauern, je nachdem, wie frisch der Kohl ist und wie kräftig man knetet.

Den Kohl mit der ausgetretenen Flüssigkeit in einen sauberen, sterilisierten Behälter geben, zum Beispiel ein Einmachglas mit sterilisiertem Deckel. Die Raspel mit den Fingerspitzen oder einem kleineren Glas, das in die Öffnung passt, so fest wie möglich nach unten drücken, damit der Kohlsaft bis über die Raspel aufsteigt und diese bedeckt. Zwischen dem Kohl und dem Glasrand sollten noch drei bis fünf Zentimeter Raum sein, damit er sich beim Gären ausdehnen kann. Wenn nicht ausreichend Saft ausgetreten ist, so viel kaltes, destilliertes Wasser dazugießen, dass die Raspel vollständig bedeckt sind.

Etwas kaltes Wasser in einen kleinen Zipbeutel füllen und alle Luft ausdrücken. Das Wasser dient nur als Gewicht, um den

Kohl unterhalb des Flüssigkeitsspiegels zu halten. Den Beutel schließen, auf den Kohl setzen und als Beschwerung nach unten drücken. Das Glas fest verschließen und an einem kühlen, dunklen Ort fünf Tage ruhen lassen. In dieser Zeit täglich prüfen, ob der Kohl noch von Flüssigkeit bedeckt ist. Wenn nicht, etwas destilliertes Wasser nachgießen.

Das Sauerkraut nach zwei Tagen erstmals probieren. Den Beutel herausnehmen und beiseitelegen. Falls sich Schimmel oder Schaum gebildet hat, wird dieser jetzt abgeschöpft. Er ist nicht schädlich, aber unappetitlich. Das Kraut mit einer Gabel etwas auflockern und eine kleine Menge zum Probieren herausholen, damit Sie wissen, wann der Säuregrad so ist, wie Sie es mögen. Anschließend das Kraut wieder unter die Flüssigkeit drücken, mit dem Wasserbeutel herunterdrücken, fest verschließen und wegstellen.

Je nach der Temperatur am Gärort müsste das Kraut nach einer Woche leicht prickeln und einen scharfen, säuerlichen Geschmack angenommen haben. Sobald Geschmack und Konsistenz den eigenen Wünschen entsprechen, kommt das Glas in den Kühlschrank, um den Gärprozess zu verlangsamen. Die Gärung hört nicht völlig auf, verläuft aber viel langsamer.

Das Sauerkraut ist während des gesamten Prozesses essbar. Zu Beginn ist es noch relativ knackig und kohlartig, später wird es immer weicher und saurer. Gut verschlossen und gekühlt hält es sich bis zu sechs Monate, wird dabei aber langsam saurer.

Anmerkung: Kohl gärt bei Zimmertemperatur (etwa 21 Grad) sehr schnell und ist normalerweise innerhalb von einer Woche verzehrfertig. Man kann ihn gleich von Anfang an in den Kühlschrank stellen, doch dann dauert die Reifung sehr lange (etwa doppelt so lange wie bei Zimmertemperatur). Das Resultat ist allerdings knackiger. Bei einer Lagerung über 27 Grad wird das Kraut rasch dunkelbraun und verdirbt. Dann gehört es nur noch auf den Kompost.

Zur geschmacklichen Abrundung eignen sich Kümmel, Dill oder Senfkörner sowie mehr Salz.

Eingelegter Spargel

Ergibt etwa 1 Kilogramm

Spargel, der auf diese Weise zubereitet wird, passt wunderbar zu Salaten, zum Anrichten von kalten Platten und ergibt ein pikantes Horsd'œuvre. Vor allem aber ist er sehr gesund! So kann man dieses Frühjahrsgemüse preisgünstig lange haltbar machen.

Zutaten
500 g Spargel (bio)
4 Knoblauchzehen, geschält und in Scheiben
1,1 l Gewürzlake (siehe Seite 285), zimmerwarm

Den Spargel schälen und die holzigen Enden abschneiden. Die Stangen in fünf Zentimeter lange Stücke schneiden oder ganz lassen.

Die kürzeren Stücke in einer Schüssel mit dem Knoblauch vermengen. In ein sauberes, sterilisiertes Einmachglas mit sterilisiertem Deckel oder einen entsprechenden Steinguttopf geben (mit fest schließendem, sterilisiertem Deckel). Den Spargel vollständig mit Lake aufgießen.

Ganze Spargelstangen stehend mit der Spitze nach oben in ein sauberes, sterilisiertes Einmachglas mit sterilisiertem Deckel oder einen entsprechenden Steinguttopf geben (mit fest schließendem, sterilisiertem Deckel). Die Knoblauchscheiben um den

Spargel stecken. Den Spargel vollständig mit Lake aufgießen.

Wenn die Lake nicht ausreicht, so viel kaltes, destilliertes Wasser dazugießen, dass der Spargel vollständig bedeckt ist. Zwischen dem Spargel und dem Glasrand sollten noch drei bis fünf Zentimeter Raum sein, damit er sich beim Gären ausdehnen kann.

Etwas kaltes Wasser in einen kleinen Zipbeutel füllen und alle Luft ausdrücken. Das Wasser dient nur als Gewicht, um den Spargel unterhalb des Flüssigkeitsspiegels zu halten. Den Beutel schließen, auf den Spargel setzen und als Beschwerung nach unten drücken. Bei ganzen Stangen nicht zu fest drücken, damit die Spitzen nicht zermatschen. Das Glas fest verschließen und an einem kühlen, dunklen Ort zwei Wochen ruhen lassen.

Zwischendurch immer wieder prüfen, ob der Spargel noch vollständig mit Wasser bedeckt ist. Wenn der Spiegel zu tief ist, den Wasserbeutel herausnehmen und beiseitelegen. Falls sich Schimmel oder Schaum gebildet hat, wird dieser jetzt abgeschöpft. Er ist nicht schädlich, aber unappetitlich. Etwas destilliertes Wasser nachgießen, bis alles bedeckt ist. Anschließend den Spargel wieder unter die Flüssigkeit schieben, mit dem Wasserbeutel herunterdrücken, fest verschließen und wegstellen.

Der Spargel ist nach etwa einer Woche verzehrbereit. Je länger er gären darf, desto pikanter wird er. In den Kühlschrank stellen und innerhalb von drei Monaten verbrauchen.

Süße Cipollini-Zwiebeln
Ergibt etwa 1 Kilogramm

Für diese Zubereitung eignen sich kleine, relativ flache, weiße oder rote Cipollini-Zwiebeln, Silberzwiebeln, kleine rote oder gelbe Zwiebeln oder Schalotten. Dasselbe gilt für das rosa

Himalayasalz, das in gut sortierten Supermärkten oder im Spezialitätengeschäft erhältlich ist. Man kann natürlich auch anderes feines Meersalz verwenden, das den fertigen Zwiebeln aber nicht den gewünschten Hauch Farbe verleiht.

Die Zwiebeln schmecken nach dem Einlegen direkt aus dem Glas, profitieren aber von kurzem Grillen und passen dann perfekt zu gegrilltem Steak oder Kotelett.

Zutaten

10 ganze Nelken

10 Cipollini-Zwiebeln (etwa 700 g), geschält und ohne
    Grün

1 fingerdickes Stück frischer Ingwer, geschält und
    in Scheiben

2 Zimtstangen

1 EL feines rosa Himalayasalz

Etwa ½ l destilliertes Wasser

In jede Zwiebel eine Nelke stecken. Die Hälfte der Zwiebeln in ein sterilisiertes Einmachglas von einem Liter Inhalt geben. Die Hälfte des Ingwers um die Zwiebeln stecken und die Zimtstangen hinzufügen. Die restlichen Zwiebeln in das Glas füllen und den restlichen Ingwer hinzugeben.

Das Salz in das Wasser einrühren, bis es sich auflöst. Das Salzwasser über die Zwiebeln gießen. Die Zwiebeln sollen vollständig davon bedeckt sein. Wenn das Salzwasser nicht ausreicht, mit kaltem, destilliertem Wasser aufgießen, bis alles bedeckt ist. Zwischen den Zwiebeln und dem Glasrand sollten noch drei bis fünf Zentimeter Platz sein, damit Raum zum Gären bleibt.

Etwas kaltes Wasser in einen kleinen Zipbeutel füllen und

alle Luft ausdrücken. Das Wasser dient nur als Gewicht, um die Zwiebeln unterhalb des Flüssigkeitsspiegels zu halten. Den Beutel schließen, auf die Zwiebeln setzen und als Beschwerung nach unten drücken. Das Glas mit dem sterilisierten Deckel fest verschließen und an einem kühlen, dunklen Ort drei Wochen (oder bis zum gewünschten Geschmack) stehen lassen.

Zwischendurch immer wieder prüfen, ob die Zwiebeln noch vollständig mit Wasser bedeckt sind. Wenn der Spiegel zu tief ist, den Wasserbeutel herausnehmen und beiseitelegen. Falls sich Schimmel oder Schaum gebildet hat, wird dieser jetzt abgeschöpft. Er ist nicht schädlich, aber unappetitlich. Etwas destilliertes Wasser nachgießen, bis alles bedeckt ist. Anschließend die Zwiebeln wieder unter die Flüssigkeit schieben, mit dem Wasserbeutel herunterdrücken, fest verschließen und wegstellen.

Nach drei Wochen sind die Zwiebeln verzehrfertig. Man kann sie aber problemlos noch zwei Wochen bei Zimmertemperatur weitergären lassen. In den Kühlschrank stellen und innerhalb von neun Monaten verbrauchen.

Kimchi

Ergibt etwa 1 Kilogramm

Kimchi ist in Korea so beliebt, dass jeder auf das Rezept der eigenen Großmutter schwört. Früher wurde Kimchi in glasierten Tontöpfen zubereitet und tief im Boden vergraben, wo er lange reifen durfte, doch diese Zeiten sind vorbei.

Frischer Kimchi wird als Salat gegessen, reifer Kimchi hingegen ist eine Beilage oder dient zum Würzen. Vollreifer Kimchi ist nur etwas für Hartgesottene, denn er ist sehr sauer und zugleich ziemlich scharf gewürzt. Bei diesem Gericht kann man über den Schärfegrad oder Variationen beim Gemüse leicht ein eigenes Rezept erfinden. Unabhängig von der gewählten Kombination ist zu beachten, dass eine Birne oder ein Apfel dabei sein sollte, weil der Fruchtzucker die Gärung unterstützt.

Damit das Verhältnis zwischen Kohl und Salz stimmt, sollte man den Kohl zunächst putzen (welke oder beschädigte Blätter und den Strunk entfernen), dann wiegen.

Zutaten

900 g Chinakohl oder Wirsing (bio), in 5 cm großen Stücken

5 EL feines Meersalz

Destilliertes Wasser

4 EL Gochugaru oder reines, scharfes Chilipulver (bio) (siehe Anmerkung)

1 große Nashi-Birne, Flaschenbirne (Boscs) oder ein knackiger Apfel mit Schale, aber ohne Kerngehäuse, gehackt

2 EL Knoblauch, gehackt

1 EL Ingwer, fein gehackt

1 EL natürliche Anchovispaste

2 Stangen Lauch (bio), das Weiße und etwas Grün, gut gewaschen und gehackt

1 großer Daikonrettich (bio), geputzt und in Stifte geschnitten

1 Möhre (bio), geschält und in Stifte geschnitten

1 Zichorienwurzel, gut gewaschen, geschält und in Stifte geschnitten (auf Wunsch, siehe Anmerkung)

1 Handvoll (etwa 90 g) Topinambur, gehackt

Den Kohl mit vier Esslöffeln Salz in eine große Schüssel geben. Mit ausreichend warmem, destilliertem Wasser bedecken. Den

Kohl mit beiden Händen mit dem Salz und dem Wasser mischen. Beiseitestellen und offen vier bis acht Stunden ziehen lassen.

Den gesalzenen Kohl in ein Sieb gießen und unter fließendem kaltem Wasser ausspülen. Überschüssiges Wasser abschütteln. Den Kohl in eine große Schüssel geben.

Das Gochugarupulver mit der Birne, dem Knoblauch, dem Ingwer und der Anchovispaste in die Küchenmaschine mit Messereinsatz geben. Einen Viertelliter warmes, destilliertes Wasser hinzugießen und zu weichem Püree verarbeiten. Beiseitestellen.

Lauch, Rettichstifte, Möhrenstifte, Zichorienwurzel und Topinambur in den Kohl mischen. Das Chilipüree mit einem Teigschaber zum Gemüse geben. Einmalhandschuhe überstreifen (damit die Chilis nicht die Haut verbrennen) und die Chilipaste mit dem Salz gründlich in das Gemüse reiben.

Immer noch mit Handschuhen die ganze Masse mit der ausgetretenen Flüssigkeit in einen sauberen, sterilisierten Behälter geben, zum Beispiel ein Einmachglas mit sterilisiertem Deckel. Alles mit den Fingerspitzen oder einem kleineren Glas, das in die Öffnung passt, so fest wie möglich nach unten drücken, damit der Saft das ganze Gemüse bedeckt. Wenn nicht ausreichend Saft ausgetreten ist, so viel kaltes, destilliertes Wasser dazugießen, dass alles vollständig bedeckt ist. Zwischen dem Gemüse und dem Glasrand sollten noch drei bis fünf Zentimeter Platz sein, damit Raum zum Gären bleibt.

Etwas kaltes Wasser in einen kleinen Zipbeutel füllen und alle Luft ausdrücken. Das Wasser dient nur als Gewicht, um das Gemüse unterhalb des Flüssigkeitsspiegels zu halten. Den Beutel schließen, auf den Kimchi setzen und als Beschwerung nach unten drücken. Das Glas fest verschließen und an einem kühlen, dunklen Ort drei Tage ruhen lassen. In dieser Zeit täglich prüfen, ob der Kimchi noch von Flüssigkeit bedeckt ist. Wenn nicht, etwas destilliertes Wasser nachgießen.

Die optimale Gärzeit für Kimchi beträgt angeblich drei Tage, aber viele Köche lassen ihn weitaus länger ziehen. Es kommt wirklich darauf an, wie sauer und wie scharf er werden soll. Nach drei Tagen kann man zum ersten Mal den Geschmack prüfen. Anschließend wieder mit dem Wasserbeutel herunterdrücken, fest verschließen und erneut ruhen lassen.

Sobald Geschmack und Konsistenz den eigenen Wünschen entsprechen, kommt das Glas in den Kühlschrank, um den Gärprozess zu verlangsamen. Die Gärung hört nicht völlig auf, verläuft aber viel langsamer.

Anmerkung: Gochugaru, ein klassischer Bestandteil der koreanischen Küche, ist ein Pulver aus getrockneten, zerdrückten roten Chilis aus Korea. Es ist relativ grobkörnig, tiefrot und sehr scharf mit einem ganz leicht süßlichen Nachgeschmack. In der original koreanischen Kochkunst ist es unersetzlich. Am Ähnlichsten ist es, wenn man getrocknete, scharfe rote Biochilis selber mahlt. Wenn Sie Gochugaru kaufen, sollte es zu 100 Prozent aus reinen roten Koreachilis bestehen; andernfalls nehmen Sie reines Biochili.

Zichorienwurzel ist ein ausgezeichnetes Antioxidans und putzt gut durch. Sie ist jedoch gar nicht so leicht zu finden, deshalb ist sie in diesem Rezept nur als Wahlzutat genannt. Geschmack oder Konsistenz von fertigem Kimchi leiden nicht, wenn man sie weglässt.

Fleisch, Fisch und Eier

Corned Beef
Ergibt etwa 3 bis 3 ½ Kilogramm

In Amerika gehört zu Corned Beef normalerweise gekochter Kohl. Besonders gehirnfreundlich wird das Gericht jedoch mit selbst gemachtem Sauerkraut (siehe Seite 292). Ein großer Rinderbraten muss etwa zwei Wochen eingelegt werden; ein Bruststück ist bereits nach fünf Tagen fertig mariniert.

Zutaten
6 l Gewürzlake (siehe Seite 285)
500 g Rohhonig
1 Stück Rindfleisch aus der Oberschale (3 bis 3 ½ kg, vom
    Weiderind)
12 schwarze Pfefferkörner (bio)
6 Stängel Petersilie (bio)
4 Lorbeerblätter
3 Knoblauchzehen, geschält und gehackt
Destilliertes Wasser
6 Stangen Lauch (bio), das Weiße und etwas Grün, geputzt
4 Möhren, geschält und in Stücke geschnitten
Sauerkraut (als Beilage, siehe Seite 292)
Scharfer Senf (zum Anrichten)

In einem großen Topf den Honig in die Gewürzlake rühren und auf hoher Stufe zum Kochen bringen. Herunterschalten und auf kleiner Stufe fünf Minuten sieden lassen, bis der Honig sich aufgelöst hat. Vom Herd nehmen und abkühlen lassen.

Das Fleisch in die abgekühlte Marinade einlegen. Es muss

vollständig von Flüssigkeit bedeckt sein. Wenn die Menge nicht ausreicht, etwas destilliertes Wasser nachgießen. Deckel aufsetzen und bis zu zwei Wochen im Kühlschrank marinieren. Währenddessen immer wieder prüfen, ob das Fleisch noch vollständig bedeckt ist (im Zweifelsfall destilliertes Wasser hinzugeben). Nach sieben Tagen erstmals prüfen, wie tief die Lake eingezogen ist. Hierzu das Fleischstück entnehmen und ein dünnes Endstück abschneiden. Das Stück kurz scharf anbraten (nur zum Probieren). Im Vordergrund sollten die Gewürze stehen, nicht das Salz. Wenn die Würze kräftiger ausfallen soll, das rohe Fleisch in die Lake zurückgeben, zudecken und noch maximal eine Woche im Kühlschrank lassen. Immer wieder prüfen, ob das Fleisch noch vollständig mit Flüssigkeit bedeckt ist, und jeden zweiten Tag ein Stück probieren.

Sobald der gewünschte Pökelgrad erreicht ist, das Fleisch aus der Lake entnehmen. Die Lake wegschütten.

Die Pfefferkörner, die Petersilie, die Lorbeerblätter und den Knoblauch in eine Bouquet-garni-Tasche geben und gut zuschnüren. Beiseitestellen.

Das Fleisch in einen großen gusseisernen Schmortopf legen (am besten einen klassischen Dutch Oven). Kaltes, destilliertes Wasser nachgießen, bis alles bedeckt ist. Die Gewürze, den Lauch und die Möhren hinzufügen. Auf hoher Stufe zum Kochen bringen, die Hitze zurückstellen und auf kleiner Stufe etwa drei Stunden zart garen (mit einem spitzen, kleinen Messer prüfen). Bei Bedarf destilliertes Wasser nachgießen.

Das Fleisch aus der Brühe nehmen und quer zur Faser in dünne Scheiben schneiden. Die Scheiben mit dem Lauch auf einer Servierplatte anrichten. Dazu Sauerkraut und scharfen Senf anbieten.

Eingelegte Schweinelende
Ergibt etwa 2 Kilogramm

Magere Schweinelende eignet sich gut zum Pökeln, weil Schweinefett nach dem Pökeln oft nicht so gut schmeckt und auch nicht unbedingt appetitlich aussieht. Dieses Rezept schmeckt sowohl heiß (mit Sauerkraut) als auch kalt (zu Salat) und kann obendrein für Suppen und Pfannengerichte verwendet werden.

Zutaten
3 ¼ l destilliertes Wasser
12 EL feines Meersalz
1 EL Vollrohrzucker
6 Lorbeerblätter
5 ganze Sternanis
1 Zimtstange
1 TL Senfkörner
1 TL Wacholderbeeren
1 TL Koriandersamen
1 TL Pimentpfeffer (Körner)
½ TL rote Chiliflocken
4 EL grobes Salz (am besten rosa Himalayasalz)
1,8 bis 2 kg Schweinelende ohne Fettränder
4 Knoblauchzehen, geschält und längs halbiert
1,5 kg Sauerkraut (siehe Seite 292)
2 große Zwiebeln, geschält und in feinen Ringen
Scharfer Senf oder Meerrettich (zum Anrichten)

In einem großen Topf drei Liter destilliertes Wasser mit dem Meersalz und dem Zucker verrühren. Lorbeerblätter, Sternanis, Zimtstange, Senfkörner, Wacholderbeeren, Koriandersamen,

Pimentpfeffer und Chiliflocken hinzufügen und auf starker Hitze aufkochen. Fünf Minuten kochen lassen. Vom Herd nehmen, salzen und abkühlen lassen.

Die Schweinelende und den Knoblauch in einen ausreichend großen Zipbeutel oder einen Marinierbeutel stecken. Die kalte Marinade in den Beutel gießen, die Luft herausdrücken und gut verschließen. Den Beutel in eine Schüssel legen, die so groß ist, dass das Fleisch ständig vollständig mit der Marinade bedeckt ist. Im Kühlschrank eine Woche marinieren, dabei immer wieder prüfen, ob das Fleisch noch vollständig bedeckt ist.

Aus dem Kühlschrank nehmen, abgießen und die Marinade entsorgen.

Das Fleisch in einen gusseisernen Schmortopf legen (am besten einen klassischen Dutch Oven). Das Sauerkraut, die Zwiebelringe und einen Viertelliter destilliertes Wasser hinzugeben. Auf hoher Stufe zum Kochen bringen, Die Hitze sofort herunterschalten, Deckel aufsetzen und rund 90 Minuten auf kleiner Stufe garen, bis das Fleisch ganz zart ist.

Die Schweinelende auf ein Schneidbrett legen und mit einem scharfen Küchenmesser quer zur Faser in dünne Scheiben schneiden. Die Scheiben auf einer großen Platte anrichten. Das Sauerkraut mit den Zwiebeln rundherum anrichten. Dazu scharfen Senf oder Meerrettich reichen.

Eingelegte Sardinen
Ergibt etwa 700 Gramm

Dieses Rezept entspricht dem klassischen Matjeshering, nur nehmen wir hier statt Hering die nährstoffreichen Sardinen. Hering, Stinte und andere kleine Fische können natürlich auf die gleiche Weise zubereitet werden.

Zutaten

700 g Sardinenfilets

Etwa 1 l Gewürzlake (siehe Seite 285), zimmerwarm

¼ l destilliertes Wasser

½ l Essig

500 g Rohhonig

3 Lorbeerblätter

3 ganze Nelken

1 süße Zwiebel, geschält und in dünnen Ringen

1 Zitrone (bio), in dünnen Scheiben

Die Filets in einer flachen Schüssel ausbreiten. Mit Lake begießen, bis sie vollständig bedeckt sind. Die Schüssel mit Frischhaltefolie schließen und 24 Stunden in den Kühlschrank stellen.

Das destillierte Wasser in einem kleinen Topf mit Essig und Honig verrühren und auf mittlerer Stufe einmal aufkochen, dann die Hitzezufuhr drosseln und fünf Minuten auf kleiner Hitze sieden lassen. Vom Herd nehmen und abkühlen lassen.

Die Sardinen aus dem Kühlschrank holen. Folie abnehmen und die Marinade abgießen. Die Filets in einen sauberen, sterilisierten Behälter legen, zum Beispiel ein Einmachglas mit sterilisiertem Deckel, und dabei immer wieder Lorbeerblätter, Nelken, Zwiebelringe und Zitronenscheiben dazugeben. Das abgekühlte Essig-Honig-Wasser hinzufügen. Wenn der Fisch nicht vollständig bedeckt ist, mit destilliertem Wasser auffüllen. Zwischen dem Fisch und dem Glasrand sollten noch drei bis fünf Zentimeter Platz sein, damit beim Gären Gase austreten können.

24 Stunden bei Zimmertemperatur stehen lassen, dann vor dem Verzehr noch einen Tag in den Kühlschrank stellen. Zu-

gedeckt halten sich die Sardinen im Kühlschrank maximal einen Monat.

Anmerkung: Wer es lieber cremig mag, entnimmt die fertigen Sardinen aus dem Glas und legt sie in eine Schüssel. Vier Esslöffel Marinade aus dem Glas mit 250 Gramm Quark (siehe Seite 289) verrühren und über die Sardinen gießen. Zwei süße Zwiebeln schälen, in feine Ringe schneiden und mit einem Esslöffel frisch gehacktem Dill mischen. Zugedeckt mindestens eine Stunde im Kühlschrank ziehen lassen, damit die Aromen sich verbinden können. Gut verschlossen im Kühlschrank maximal zwei Wochen aufbewahren.

Gebeizter Lachs
Ergibt etwa 1 Kilogramm

Dieses Rezept kommt mit einem Hauch Zitrus daher. Der Lachs eignet sich wunderbar als kleine Vorspeise und passt perfekt zu einem gemischten Blattsalat oder Gemüsesalat.

Zutaten
750 ml Gewürzlake (siehe Seite 285), zimmerwarm
4 EL Molke (siehe Seite 281), zimmerwarm
1 EL Rohhonig
1 kg Wildlachs (ohne Haut und Knochen), in mundgerechten Stücken
6 Zweige frischer Dill (bio)
1 Zitrone (bio), in dünnen Scheiben

Die Gewürzlake gut mit Molke und Honig verrühren.
Die Lachsstücke in einen sauberen, sterilisierten Behälter le-

gen, zum Beispiel ein Einmachglas mit sterilisiertem Deckel, und dabei immer wieder Dill und Zitronenscheiben dazugeben. Die Marinade hinzufügen. Wenn der Fisch nicht vollständig bedeckt ist, mit destilliertem Wasser auffüllen. Zwischen dem Fisch und dem Glasrand sollten noch drei bis fünf Zentimeter Platz sein, damit beim Gären Gase austreten können. 24 Stunden bei Zimmertemperatur stehen lassen, dann vor dem Verzehr noch mindestens vier Stunden oder maximal eine Woche in den Kühlschrank stellen.

Pökelfisch

Ergibt etwa 700 Gramm

Dieses Rezept ist letztlich das Sushi von einst, denn früher hat man Sushi nicht aus rohem Fisch hergestellt, wie wir es heute kennen, sondern den Fisch in Salzlake gären lassen. Im Gegensatz zu kräftigeren Fischgerichten, die meist länger durchziehen, entsteht bei dieser Zubereitung ein milder Geschmack, der aber ebenso verdauungsförderlich und nährstoffreich ist wie traditionelle Varianten.

Ich bereite das Rezept mal mit Molke, mal mit Sauerkrautsaft zu, wobei mir persönlich die Sauerkrautvariante besser schmeckt.

Zutaten

700 g Fischfilet aus Wildfang, in mundgerechten Stücken

5 dünne Scheiben Ingwerwurzel, geschält

1 Zwiebel, geschält und gehackt

350 bis 400 ml Sauerkrautsaft, gekauft oder aus selbst gemachtem Sauerkraut (siehe Seite 292)

Den Fisch in einen sauberen, sterilisierten Behälter legen, zum Beispiel ein Einmachglas mit sterilisiertem Deckel, und dabei immer wieder Ingwer und Zwiebelwürfel dazugeben. Den Sauerkrautsaft hinzufügen. Wenn der Fisch nicht vollständig bedeckt ist, mit destilliertem Wasser auffüllen. Zwischen dem Fisch und dem Glasrand sollten noch drei bis fünf Zentimeter Platz sein, damit beim Gären Gase austreten können. Acht Stunden bei Zimmertemperatur stehen lassen, dann vor dem Verzehr noch bis zu drei Tage in den Kühlschrank stellen.

Wer mag, kann etwas Olivenöl, Zitronensaft und Meersalz darübergeben.

Soleier

Für 12 Stück

Soleier eignen sich als Zwischenmahlzeit oder für Salate. Eigentlich legt man sie mit der Schale ein; hier ist die Zubereitung ohne Schale vorgestellt. Noch interessanter schmeckt es, wenn man Gewürzlake (siehe Seite 285) zum Einlegen nimmt.

Zutaten
12 hartgekochte Eier, gepellt
6 Knoblauchzehen, geschält und längs halbiert
3 Zweige frischer Dill (bio)
3 getrocknete, scharfe rote Chilis (bio)
4 EL Molke (siehe Seite 281), zimmerwarm
½ l Salzlake (siehe Seite 284), zimmerwarm

Drei Eier in einen sauberen, sterilisierten Behälter geben, zum Beispiel in ein Einmachglas mit sterilisiertem Deckel oder einen Steinguttopf mit sterilisiertem, gut schließendem Deckel. Beim weiteren Füllen mit den restlichen Eiern immer wieder Knoblauch, Dill und Chili hinzufügen. Zum Schluss die Molke darübergießen und mit so viel Salzlake auffüllen, dass die Eier vollständig bedeckt sind. Zwischen den Eiern und dem Glasrand sollten noch drei bis fünf Zentimeter Platz sein, damit beim Gären Gase austreten können.

Gut verschlossen an einem kühlen, dunklen Ort drei Tage ruhen lassen. Da die Eier bereits gekocht sind, entwickelt sich bei diesem Rezept nicht so viel Gas. Nach der Gärung in den Kühlschrank stellen und innerhalb von maximal drei Wochen verbrauchen.

Früchte

Eingelegte Zitronen
Ergibt etwa 500 Gramm

In Marokko sind eingelegte Zitronen (Salzzitronen) eine Standardzutat für Salate, Tajinen und Getreidegerichte. Ich mag sie gehackt in Salaten und Eintöpfen, in Scheiben zu gegrilltem Fisch und mit Kräutern zum Würzen von Brathähnchen. Sie sind leicht herzustellen und halten ewig.

Zutaten
4 Zitronen (bio), gut gewaschen und abgetrocknet (siehe
   Anmerkung auf S. 312)
4–8 EL feines Meersalz
3 kleine Zimtstangen (auf Wunsch)
Frischer Zitronensaft (bio, bei Bedarf)

Die Zitronen nacheinander auf einer Arbeitsfläche unter leichtem Druck herumrollen, damit sie weicher werden. Dabei nicht zu fest drücken – wenn sie aufplatzen, sind sie unbrauchbar.

Die Zitronen quer halbieren und jede Hälfte längs vierteln, ohne sie vollständig durchzuschneiden. Sie sollen sich nur wie eine Knospe leicht öffnen. Die Samen entfernen.

Die Schnittflächen leicht salzen. Ein sauberes, sterilisiertes Einmachglas passender Größe (½ bis ¾ Liter) mit einer feinen Schicht Salz ausstreuen. Das Glas soll nur knapp ausreichend sein, denn bei diesem Rezept kommt es darauf an, die Zitronen sehr dicht zu packen. Die Zitronen dicht an dicht in das Glas stecken. Nach jeder Lage Zitronen folgt eine feine Schicht Salz. So lange fortsetzen, bis alle Zitronen im Glas sind und das ganze Salz verbraucht ist. Dabei werden die Zitronen automatisch zusammengedrückt und geben reichlich Saft ab. Die Zimtstangen beliebig dazwischenstecken. Wenn der bisher ausgetretene Saft nicht ausreicht, die Zitronen mit zusätzlichem Saft vollständig bedecken. Zwischen den Zitronen und dem Glasrand sollten noch zwei bis drei Zentimeter Platz sein, damit Raum zum Gären bleibt.

Etwas kaltes Wasser in einen kleinen Zipbeutel füllen und alle Luft ausdrücken. Das Wasser dient nur als Gewicht, um die Zitronen unterhalb des Flüssigkeitsspiegels zu halten. Den Beutel schließen, auf die Zitronen setzen und als Beschwerung nach unten drücken.

Das Glas fest verschließen und bei Zimmertemperatur eine Woche ziehen lassen. In dieser Zeit immer wieder überprüfen, ob die Zitronen noch vollständig mit Zitronensaft bedeckt sind. Wenn der Spiegel absinkt, die Zitronen mit etwas Gewalt nach unten drücken, damit der Saft aufsteigen kann. Mit dem Wasserbeutel beschweren, fest verschließen und vor Verwendung noch mindestens zwei weitere Wochen bei Zimmertemperatur ziehen lassen.

Nach erfolgter Gärung halten sich die eingelegten Zitronen bei Zimmertemperatur maximal ein Jahr. Falls sich während des Gärprozesses Schimmel oder Schaum bildet, wird dieser abgeschöpft. Er ist nicht schädlich, aber unappetitlich. Im Kühlschrank sind die Zitronen gut verschlossen sogar noch länger haltbar.

Anmerkung: Die meisten Biozitronen werden nicht gewachst. Wenn Sie sich nicht ganz sicher sind, können Sie die Zitronen vor dem Einlegen eine Minute in kochendem Wasser blanchieren. Gut abtropfen lassen, abtrocknen und vor der Verwendung vollständig abkühlen lassen.

Heidelbeerminzsauce
Für gut ½ Liter

Der Honig verleiht dieser Sauce eine leichte, milde Süße, doch dank der Gärung und der Molke ist das Ergebnis trotzdem ziemlich sauer. Für die Zubereitung eignen sich alle Beeren außer Erdbeeren (die beim Gären irgendwie nicht gelieren mögen) und alle Kräuter oder Gewürze nach Wahl.

Zutaten
500 g Heidelbeeren (bio)
2 EL Rohhonig
1 TL feines Meersalz
2 EL frische Minzblättchen, gehackt
1 TL frischer Zitronensaft (bio)
4 EL Molke (siehe Seite 281)

400 Gramm von den Beeren mit Honig und Salz in einem Topf auf mittlerer Stufe erhitzen. Gerade eben zum Kochen bringen und die Beeren mit der Rückseite eines Holzlöffels langsam zerdrücken. Fünf Minuten leicht kochen lassen. Vom Herd nehmen und abkühlen lassen.

Die restlichen Heidelbeeren mit den Minzblättchen und dem Zitronensaft in die Küchenmaschine mit Messereinsatz geben. In etwa einer Minute gründlich pürieren. Das Püree in die abgekühlte Beerenmasse gießen. Die Molke hinzugießen und gründlich unterziehen.

Die Mischung auf zwei saubere, ausgekochte Marmeladengläser (je 250 Milliliter Inhalt) verteilen und mit sterilisierten Deckeln fest verschließen. Bei Zimmertemperatur zwei Tage gären lassen. Die Sauce ist nach Abschluss der Gärung sofort verzehrfertig. Im geöffneten Glas hält sie sich im Kühlschrank bis zu einem Monat, tiefgekühlt bis zu drei Monaten.

Zum Würzen

Eingelegte Yambohnen
Ergibt etwa 1 Kilogramm

Die mexikanische Yambohne ist eine ausgesprochen probiotische Knollenpflanze. Ersatzweise kann man für dieses Rezept auch gut Topinambur verwenden. Die eingelegten Knollen sind leicht gemacht und schmecken als kleine Zwischenmahlzeit oder im Salat. Der Geschmack lässt sich mit anderen Kräutern, Gewürzen oder Chilis leicht abwandeln. Statt der Orangenschale eignet sich auch Zitronen- oder Limettenschale.

Zutaten

1 große Orange (bio, siehe Anmerkung)

500 bis 600 g Yambohnen, ersatzweise Topinambur, geschält und fingerdick gewürfelt

6 Zweige frischer Dill (bio)

6 Zweige frische Minze (bio)

½ l Salzlake (siehe Seite 284), zimmerwarm

Die Orange mit einem kleinen, scharfen Messer sorgfältig schälen (ohne das Weiße!). Die Hälfte der Schale in einen sauberen,
sterilisierten Behälter geben, zum Beispiel in ein Einmachglas
mit sterilisiertem Deckel oder einen Steinguttopf mit sterilisiertem, gut schließendem Deckel. Die Hälfte der Yambohnen und
die Hälfte des Dills und der Minze hinzufügen. Danach eine
zweite Lage Orangenschale, Yambohnen, Dill und Minze hinzufügen. Die Salzlake dazugießen. Zwischen den Yambohnen-
stücken und dem Glasrand sollten noch drei bis fünf Zentimeter Platz sein, damit Raum zum Gären bleibt.

Etwas kaltes Wasser in einen kleinen Zipbeutel füllen und alle
Luft ausdrücken. Das Wasser dient nur als Gewicht, um die Yambohnen unterhalb des Flüssigkeitsspiegels zu halten. Den Beutel
schließen, auf die Yambohnenstücke setzen und als Beschwerung
nach unten drücken. Das Glas fest verschließen und an einem
kühlen, dunklen Ort drei Tage gären lassen. In dieser Zeit täglich
prüfen, ob die Yambohnen noch von Flüssigkeit bedeckt sind.
Wenn nicht, etwas destilliertes Wasser nachgießen.

Nach drei Tagen das Glas öffnen. Den Beutel herausnehmen
und beiseitelegen. Die Kräuter entnehmen und wegwerfen, da
sie sonst verderben. Anschließend die Yambohnen wieder unter die Flüssigkeit schieben, mit dem Wasserbeutel herunterdrücken, fest verschließen und wegstellen.

Geschmack und Konsistenz täglich prüfen. Je nach Umgebungstemperatur müssten die Yambohnen nach etwa zehn Tagen verzehrfertig sein. Sobald Geschmack und Konsistenz den eigenen Wünschen entsprechen, kommt das Glas in den Kühlschrank, um den Gärprozess zu verlangsamen. Zugedeckt im Kühlschrank bis zu sechs Wochen haltbar.

Anmerkung: Zitrusfrüchte aus Bioanbau werden normalerweise nicht gewachst. Wenn Sie sich nicht ganz sicher sind, können Sie die Früchte vor dem Einlegen eine Minute in kochendem Wasser blanchieren. Gut abtropfen lassen, abtrocknen und vor der Verwendung vollständig abkühlen lassen.

Eingelegter Knoblauch
Ergibt etwa 500 Gramm

Diese aromatischen Knoblauchzehen passen zu zahllosen Gerichten und schmecken auch mal zwischendurch. Man kann damit Salate, Hummus, Suppen oder Eintöpfe abrunden oder eine Zehe mit einem Zahnstocher auf ein Stückchen rohes Rindfleisch stecken und als Vorspeise reichen.

Zutaten
50 Knoblauchzehen (etwa vier Knollen),
    geschält und ohne braune Stellen
½ l Salzlake (siehe Seite 284), zimmerwarm

Den Knoblauch in einen sauberen, sterilisierten Behälter geben, etwa in ein ausgekochtes Einmachglas mit sterilisiertem Deckel. Vollständig mit Salzlake aufgießen. Wenn die Menge nicht ausreicht, etwas destilliertes Wasser nachgießen.

Etwas kaltes Wasser in einen kleinen Zipbeutel füllen und alle Luft ausdrücken. Das Wasser dient nur als Gewicht, um den Knoblauch unterhalb des Flüssigkeitsspiegels zu halten. Den Beutel schließen, auf die Knoblauchzehen setzen und als Beschwerung nach unten drücken. Das Glas fest verschließen und an einem kühlen, dunklen Ort einen Monat durchziehen lassen. Nach zwei Wochen den Gärprozess überprüfen. Sind alle Zehen noch von Lake bedeckt? Wenn nicht, etwas Salzlake nachgießen.

Normalerweise weicht der kräftige Geschmack des frischen Knoblauchs nach einem Monat einem eher süßlichen. Dann sind die Zehen fertig. In der Zwischenzeit gelegentlich probieren und so lange gären lassen, bis Geschmack und Konsistenz den eigenen Wünschen entsprechen.

Gut verschlossen ist eingelegter Knoblauch im Kühlschrank nahezu unbegrenzt haltbar.

Salsapickles
Ergibt etwa 1 Kilogramm

Diese Zubereitung ergibt eine gute Grillsauce zu Fisch und Fleisch, passt aber auch anstelle der üblichen Cocktailsauce zu einem Muschelcocktail. Mittags kann man sie schnell in eine Schale selbst gemachten Joghurt einrühren; das ist eine vollständige Mahlzeit.

Zutaten
500 g Tomaten (bio), gehäutet, entkernt und gewürfelt
(etwa 10 Stück)
1 große, rote Zwiebel, geschält und gewürfelt
2 Handvoll Yambohnen oder Topinambur, gewürfelt
1 Handvoll frischer Koriander, gehackt

1 EL Knoblauch, fein gehackt
1 EL scharfe, rote Chili, fein gehackt (auf Wunsch)
Saft von 1 Limette (bio), auf Wunsch auch mehr
3 EL Molke (siehe Seite 281)
1 TL feines Meersalz

Die Tomatenwürfel in einer großen Schüssel mit dem restlichen Gemüse und Gewürzen mischen. Mit Limettensaft, Molke und Salz würzen. Abschmecken und eventuell mit Limettensaft und Salz nachwürzen.

Gleichmäßig auf drei saubere, sterilisierte Einmachgläser mit passenden sterilisierten Deckeln verteilen. Zwischen der Salsa und dem Glasrand sollten noch drei bis fünf Zentimeter Platz sein, damit Raum zum Gären bleibt. Das Glas fest verschließen und an einem kühlen, dunklen Ort bei Zimmertemperatur bis zu drei Tage (oder bis zum gewünschten Geschmack) gären lassen.

In den Kühlschrank stellen, nach jedem Gebrauch wieder verschließen und innerhalb von drei Monaten verbrauchen.

Getränke

Kombucha
Ergibt etwa 3 Liter

Kombucha ist ein traditionelles Getränk aus Asien, das seit einigen Jahren auch im Westen populär ist. Es gilt als stark entgiftend und enthält verschiedene Vitamine und Aminosäuren. Kombucha gibt es im Reformhaus, in Bioläden und im Supermarkt, aber man kann das Getränk auch selbst herstellen.

Dazu benötigt man ein großes Glasgefäß von drei bis vier Litern Inhalt, ein sauberes Tuch und eine Starterflüssigkeit mit symbiotischen Bakterien und Hefe, die man im Reformhaus oder im Naturkostladen erhält. Die Starterflüssigkeit (Teepilzkultur) gilt als Herz des Getränks und enthält den gallertartigen Kombuchapilz, der sich aus Hefen und Bakterien zusammensetzt und im Getränk tatsächlich an einen flachen, schlaffen Pilz erinnert. Alles in allem kann Kombucha optisch etwas abschreckend erscheinen, denn der »Pilz« kann gepunktet, gestreift oder einfach merkwürdig aussehen. Das äußere Erscheinungsbild beeinträchtigt den Geschmack jedoch nicht, solange sich kein Schimmel bildet. Wenn auf dem Kombuchapilz schwarzer oder blauer Schimmel wächst, müssen die Kultur und der Pilz umgehend entsorgt werden. In diesem Fall das Gefäß gründlich sterilisieren und das Getränk mit einem frischen Pilz neu ansetzen.

Zutaten

3 l destilliertes Wasser

200 g Rohzucker

6 Beutel grüner Tee (bio)

1 Kombuchapilz in Starterflüssigkeit (siehe Anmerkung)

¼ l gegorener Kombucha oder roher Apfelessig
    (siehe Anmerkung)

Das Wasser auf hoher Stufe in einem großen Topf mit dem Zucker aufkochen. Nach fünf Minuten Kochzeit die Teebeutel hinzugeben. Vom Herd nehmen und 15 Minuten ziehen lassen.

Die Teebeutel anschließend entnehmen und wegwerfen. Den Tee auf Zimmertemperatur abkühlen lassen.

Den kalten Tee in ein sterilisiertes Gefäß ausreichender

Größe füllen. Den Kombuchapilz hinzufügen (mit der glänzenden Seite nach oben). Kombucha oder Rohessig hinzufügen. Der Pilz sinkt eventuell zunächst nach unten, steigt aber beim Gären wieder hoch. (Wenn Sie ihn aus irgendeinem Grund anheben oder verschieben möchten, bitte einen sauberen Holzlöffel verwenden. Kombucha reagiert nicht gut auf Metall.)

Das Gefäß mit einem sauberen Tuch abdecken und dieses mit einem Einmachgummi befestigen. Die Abdeckung dient lediglich dazu, das Getränk vor Verunreinigungen durch Sporen, Staub oder Insekten zu schützen.

Bei Zimmertemperatur (zwischen 18 und 32 Grad) an einem dunklen Ort fünf bis zehn Tage gären lassen. Wenn es zu kalt ist, dauert der Gärprozess zu lange. Ab dem vierten Tag kann man bereits probieren. Der Tee darf nicht zu süß schmecken, ansonsten wurde der Zucker noch nicht vergoren. Perfekt gebrauter Kombucha schmeckt säuerlich prickelnd und erinnert an Apfelmost. Wenn er zu sauer wird oder deutlich nach Essig riecht, hat man zu lange gewartet. Er ist zwar noch trinkbar, aber nicht so erfrischend wie eigentlich gewünscht.

Sobald der gewünschte Geschmack und Kohlensäuregehalt erreicht ist, in sterilisierte Glasbehälter umfüllen, fest verschließen und im Kühlschrank lagern. Die Starterkultur entsorgen. Gut verschlossen ist Kombucha im Kühlschrank bis zu einem Jahr haltbar.

Anmerkung: Naturkostläden halten sowohl Starterkulturen als auch fertigen Kombucha bereit. Man kann zum Start zwar auch rohen Essig einsetzen, doch ich rate eher zu echtem Kombucha, weil damit der Erfolg schon fast garantiert ist (was bei Essig nicht unbedingt der Fall ist). Rohen Apfelessig gibt es in Naturkost-

läden, Reformhäusern, auf dem Wochenmarkt oder im Supermarkt. Er ist ungefiltert, nicht erhitzt, nicht pasteurisiert und
enthält fünf Prozent Säure.

Wasserkefir
Ergibt etwa 1 Liter

Im Gegensatz zu Kefir aus Milch ist Wasserkefir ein probio-
tisches Erfrischungsgetränk, das mit gezuckertem Wasser oder
Kokoswasser zubereitet wird und sich mit Saft, Extrakten oder
Trockenfrüchten geschmacklich immer wieder verändern lässt.
Für die Gärung benötigt man spezielle Starterkulturen mit Kefirkristallen. Diese Körnchen bestehen aus Bakterien und Hefen,
die symbiotisch zusammenwirken.

Zutaten
1 l warmes, destilliertes Wasser
50 g Rohzucker
3 TL Kefirkristalle (siehe Anmerkung)
25 ml Heidelbeersaft (oder anderer Biofruchtsaft)

Das Wasser in ein ausreichend großes, sterilisiertes Glasgefäß
gießen (es muss etwas mehr als einen Liter Fassungsvermögen
haben, damit zwischen dem Wasserspiegel und dem Glasrand
noch mindestens zwei Zentimeter Raum bleiben, wenn das Getränk gärt).

Den Zucker hinzufügen und gelegentlich umrühren, bis der
Zucker sich aufgelöst hat. Die Kefirkristalle erst einrühren, wenn
das Wasser kalt ist, sonst werden sie nicht richtig aktiv.

Das Gefäß mit einem sauberen Tuch abdecken und dieses
mit einem Einmachgummi befestigen. Die Abdeckung dient le-

diglich dazu, das Getränk vor Verunreinigungen durch Sporen, Staub oder Insekten zu schützen.

Bei Zimmertemperatur maximal zwei Tage gären lassen, dabei nach 24 Stunden erstmals prüfen. Nach mehr als 48 Stunden können die Kefirkörner absterben. Fertiger Wasserkefir schmeckt relativ süß, aber nicht so süß wie die Zuckerwasserbasis, und kann etwas Kohlensäure enthalten. Er ist jetzt trinkfertig, profitiert aber geschmacklich von einer zweiten Gärung.

Die Flüssigkeit durch ein Sieb in eine sterilisierte Flasche oder ein anderes passendes Gefäß von einem Liter Fassungsvermögen gießen. Die Kefirkörner dabei auffangen. Sie lassen sich wiederverwenden – wenn das geplant ist, bitte in der gleichen Menge Zuckerwasser, die auch für das Getränk verwendet wurde, zugedeckt im Kühlschrank lagern.

Den Heidelbeersaft zum Wasserkefir hinzugeben; dabei sollten zwischen dem Wasserspiegel und dem Gefäßrand mindestens zwei bis drei Zentimeter Raum bleiben, weil sich während der zweiten Gärung Druck aufbaut. Locker abdecken und bei Zimmertemperatur (zwischen 18 und 32 Grad) an einem dunklen Ort noch maximal zwei Tage nachgären lassen. Die Temperatur ist wichtig: Wenn es zu heiß ist, gärt das Getränk zu schnell, ist es zu kalt, dauert der Prozess zu lange. Anschließend in den Kühlschrank stellen und drei Tage abwarten, bis die Kohlensäurebildung abgeschlossen ist.

Vorsicht beim ersten Öffnen! Wasserkefir schäumt aufgrund des Drucks in der Flasche gern kräftig auf.

Anmerkung: Wasserkefirkörner unterscheiden sich von den Kulturen für Milchkefir und werden nur zur Herstellung von Kefir auf Fruchtsaft- oder Zuckerwasserbasis verwendet. Sie werden auch als Japankristall, Kristallalge oder Tibicos bezeichnet.

Sie gedeihen am besten in einer mineralstoffreichen Umgebung, die zum Beispiel roher Biorohrzucker bereitstellt. Wasserkefir lässt sich nicht mit Milchkefirkulturen erzeugen, weil diese aus anderen Bakterien und Hefen bestehen, die sich nur in Milch vermehren können. Mit Milchkefirkulturen kann man zwar auch Flüssigkeiten wie Kokoswasser zum Gären bringen, aber zwischendurch müssen sie in Milch aufbewahrt werden, damit sie vermehrungsfähig bleiben.

Kokoswasserlimonade

Ergibt gut 1 Liter

Eine sehr erfrischende und gesunde Limonade, die sich mit Kokoswasser oder destilliertem Wasser herstellen lässt.

Zutaten
1 l Kokoswasser (bio)
5 EL Rohzucker
4 Zweige frische Minze
2 EL Kefirkristalle (siehe Anmerkung oben)
⅛ l frischer Zitronensaft (bio)

Einen halben Liter Kokoswasser mit vier Esslöffeln Zucker und der Minze in einem kleinen Topf auf mittlerer Stufe erhitzen. Unter Rühren drei Minuten kochen lassen, bis sich der Zucker aufgelöst hat. Vom Herd nehmen und abkühlen lassen.

Nach dem Abkühlen die Minze entnehmen und wegwerfen. Das kalte Zuckerwasser mit dem restlichen Kokoswasser und den Kefirkristallen in eine sterilisierte Flasche oder ein anderes Gefäß von etwas mehr als einem Liter Fassungsvermögen mit sterilisiertem, fest schließendem Deckel umfüllen. Gut verschlossen an einem dunklen Ort zwei Tage bei Zimmertemperatur gären lassen.

Die Flüssigkeit durch ein Sieb in ein sterilisiertes Gefäß von einem Liter Fassungsvermögen gießen. Die Kefirkörner dabei auffangen. Sie lassen sich wiederverwenden – wenn das geplant ist, bitte Zuckerwasser in der gleichen Menge, die auch für das Getränk verwendet wurde, zugedeckt im Kühlschrank lagern.

Den letzten Esslöffel Zucker unter Rühren in dem Zitronensaft auflösen. Den gesüßten Zitronensaft zum Wasserkefir hinzugeben; dabei sollten zwischen dem Wasserspiegel und dem Gefäßrand mindestens zwei bis drei Zentimeter Raum bleiben, weil sich während der zweiten Gärung Druck aufbaut. Gut verschlossen an einem dunklen Ort bei Zimmertemperatur bis zu 24 Stunden gären lassen. Bei längerer Gärung entsteht so viel Kohlensäure, dass die Flüssigkeit beim Öffnen der Flasche explosionsartig losprudeln kann. Vor dem Genuss noch mindestens vier Stunden in den Kühlschrank stellen.

Vorsicht beim ersten Öffnen! Die Limonade schäumt aufgrund des Drucks in der Flasche gern kräftig auf. Abschmecken und eventuell mit etwas Stevia nachsüßen.

Epilog
Wie es weitergeht

Wann immer ich Zeit für eine kleine Pause habe und ein wenig entspannen kann (ein weiteres wichtiges Element für ein gesundes Mikrobiom), fahre ich mit meinem Boot zum Angeln aufs Meer hinaus oder gehe zelten. Ich verbinde mich regelmäßig mit Mutter Natur. Ich weiß um ihre Schönheit und Güte, und aus meiner beruflichen Praxis heraus verstehe ich auch ihren Zorn.

In den letzten 100 Jahren haben wir versucht, uns auf vielerlei Weise von der Natur zu lösen, die doch so viele Keime und gefährliche Erreger bereithält. Seit der Entdeckung des Penicillins denken wir bei Bakterien automatisch an Krankheitserreger. In seinem epochalen Buch *Leben ohne Krankheit* schreibt Dr. David B. Agus:[1]

>»Es war sehr mühsam für uns, über die Bazillentheorie hinwegzukommen, die die Medizin im 20. Jahrhundert dominiert und in vielerlei Hinsicht definiert hat. Laut dieser Theorie muss man nur herausfinden, mit welchen Bakterien oder Viren man sich infiziert hat, um das Problem zu lösen und zu wissen, wie man die Krankheit behandeln muss. Das wurde zum allgemeinen Paradigma der Medizin. (...) Diese Behandlung befasste sich nur mit dem eindringenden Organismus, etwa dem Bakterium, das Tuberkulose auslöst, oder dem Parasiten, der Malaria überträgt; sie kümmerte sich nicht darum, den Wirtsorganismus (den Menschen) zu definieren oder zu verstehen, oder auch nur um den Ort der Infektion.«

Allerdings kommt es entscheidend darauf an, den Mensch als Wirt zu verstehen. Wenn wir ernsthaft etwas für unseren Gesundheitszustand tun wollen, sollten wir uns nicht länger einreden, dass jede Krankheit auf bestimmte Erreger oder eine einzelne Genmutation zurückgeht. Die chronischen Leiden von heute, besonders alles, was Nervensystem und Gehirn so grausam zusetzt, sind Erkrankungen des gesamten Körpers. Und dazu zählt natürlich auch das Mikrobiom.

In seinem Buch unterstreicht Dr. Agus eine höchst interessante Bemerkung aus der Medizingeschichte. Zu einer Zeit, als die Keimtheorie die Medizin auf den Kopf stellte und die Forschung nach Antibiotika suchte, warnte der angesehene Genetiker J. B. S. Haldane 1923 bei einem Vortrag in Cambridge, die Konzentration auf Krankheitserreger würde uns vom tieferen Verständnis der menschlichen Physiologie abhalten. Was er prophezeite, ist unvergesslich: »Das ist eine Katastrophe für die Medizin, denn wir werden uns auf diese Bazillen fixieren und das System darüber vergessen.« Das System – der menschliche Körper – wird zweifellos zu weiten Teilen von unseren Mitbewohnern im Darm dominiert, gesteuert, definiert, beeinträchtigt und orchestriert. Wie bei vielen Wissenschaftlern, die ihrer Zeit weit voraus waren, sollten Haldanes Worte sich knapp 100 Jahre später bewahrheiten. Auch Alexander Fleming selbst, der Entdecker des ersten Antibiotikums, wiederholte später diese Aussage.

Leider gilt in unserer Gesellschaft heute die reflexhafte Suche nach Schuldigen für unsere Gesundheitsprobleme. Und wir gehen gern davon aus, dass die Übeltäter von außen kommen. In gewisser Weise stimmt das sogar, nämlich wenn wir an die Lebensmittel und Fremdsubstanzen denken, denen wir unseren Körper aussetzen. Die Vorstellung, dass die chronischen Krankheiten der Moderne von äußeren Erregern herrühren, ist jedoch grundfalsch. Um Probleme wie krankhaftes Übergewicht, Krebs, Demenz und geheimnisvolle Autoimmunerkrankungen zu begreifen, hilft uns die Keimtheorie nicht weiter. Unsere Gesundheitsprobleme erwachsen aus inneren Prozessen. Und in Zukunft werden wir dieser Tatsache nicht nur mit neuen Therapieansätzen zur ganzheitlichen Behandlung gerecht werden, sondern uns dabei auch vermehrt auf hilfreiche Mikroben verlassen.

In diesem Buch habe ich eine neue Behandlungsform erwähnt, die Fäkaltransplantation (FMT). Ich glaube, dass besonders dieser Ansatz eine revolutionäre Entwicklung auslösen wird und uns Ärzte endlich in die Lage versetzen kann, auf bestimmte Herausforderungen von Autoimmunkrankheiten bis hin zu schweren neurologischen Störungen erfolgreich einzuwirken. Zur Veranschaulichung des Potenzials einer solchen Behandlung möchte ich eine weitere Fallgeschichte schildern.

Viele Symptome, keine Diagnose, aber eine umfassende Lösung

Die 54-jährige Margaret, Inhaberin und Betreiberin eines Naturkostladens, suchte mich auf, weil sie immer so müde war. Sie konnte sich nicht konzentrieren, ihr tat alles weh, und sie konnte ihren Alltag nicht mehr bewältigen. Ihr miserabler Gesundheitszustand dauerte bereits zehn lange Jahre an. Angefangen hatte es nach einer Reise ins Amazonasgebiet, nach der sie an einem unbekannten Infekt mit Husten und Fieber erkrankt war. Trotz mehrfacher Antibiotikabehandlung wurde sie nicht wieder gesund. Die Krankheit war hartnäckig, obwohl sie im Jahr darauf in zwei renommierten Kliniken, der Mayo Clinic und der Cleveland Clinic, gründlich untersucht worden war.

Man fand weder eine heiße Spur noch den Krankheitserreger. Bald nach diesen erfolglosen Tests kam sie mit einer neuen Lungeninfektion ins Krankenhaus. Damals setzte ihrer Aussage zufolge plötzlich Übelkeit ein, begleitet von Gleichgewichts- und Orientierungsstörungen und einem »Schweregefühl mit Schweißausbrüchen«. Diese Symptome kehrten auch nach den Klinikaufenthalten alle paar Monate zurück. Irgendwann ging sie zu einem Neurologen, der sie gründlich untersuchte, auch auf eventuelle epileptische Anfälle. Doch jeder Test verlief im Sande; man fand einfach nichts. Margaret kam erneut ins Krankenhaus, diesmal wegen einer Dickdarmentzündung, gegen die sie Antibiotika bekam, erst intravenös, dann zum Einnehmen.

Bei der Anamnese sagte sie, sie hätte ihr Leben lang immer wieder Antibiotika erhalten – gegen Ohrentzündungen, Halsschmerzen und Atemwegsinfekte sowie bei mehreren Operationen, darunter einer totalen Hysterektomie, einem Leistenbruch und einer Bauchinfektion. Ihre Verdauung sei stets »träge« gewesen. Zum Zeitpunkt unseres Termins litt sie an chronischer Verstopfung und unmittelbar nach dem Essen regelmäßig an starken Blähungen. Deswegen nahm sie aktuell auch hochdosierte Antibiotika ein, welche die Anzahl der pathogenen, gaserzeugenden Bakterien in ihrem Dünndarm eindämmen sollten. Der verordnende Arzt war mit seiner Idee, ihre Darmflora zu verändern, sicher auf der richtigen Spur gewesen, hatte aber nicht bedacht, was dies für ihr Mikrobiom insgesamt bedeutete. Mit seinem Griff zum Antibiotikum machte er die Sache daher nur noch schlimmer.

Für mich fügte sich alles klar zusammen. Diese Patientin hatte diverse Behandlungen hinter sich, die ihre Darmflora radikal verändert hatten. Margaret selbst sagte dazu: »Mein Leben besteht aus einem Antibiotikum nach dem anderen.« Und das hatte anscheinend schon in ihrer frühen Kindheit angefangen.

Wir begannen mit Probiotikagaben, worauf sich ihr Zustand ein wenig besserte. Allerdings zeigte sich rasch, dass Probiotika und eine Ernährungsumstellung nicht ausreichen würden, um die negativen Auswirkungen einer lebenslangen Antibiotikabelastung rückgängig zu machen. Deshalb wagten wir den Sprung ins kalte Wasser, und ich arrangierte für sie eine Stuhltransplantation, die derzeit radikalste Therapie bei einem extrem kranken Mikrobiom. (An dieser Stelle noch einmal der ausdrückliche Hinweis: Ich selbst führe keine Stuhltransplantationen durch. Vielmehr müssen meine Patienten diese Behandlung oftmals außerhalb der USA in Anspruch nehmen – oder auf eigene Faust zu Hause durchführen –, weil sie bei uns bisher nur zur Behandlung hartnäckiger Infektionen mit Clostridium difficile zugelassen ist. Ich gehe allerdings davon aus, dass sich dies sehr bald ändern wird. Aktuell wird von den Regulierungsbehörden geprüft, wie und für welche Krankheiten abgesehen von C. difficile ein Behandlungsversuch statthaft ist. Da hierbei Körperflüssigkeiten und damit möglicherweise auch Krankheitserreger von Mensch zu Mensch übertragen werden, ist eine Regulierung sinnvoll. Es ist unumgänglich, die Spender zuvor auf Infektionen wie HIV, Hepatitis oder gefährliche Parasiten zu untersuchen, wie es in Kliniken in Europa üblich ist, die diese Behandlung seit Jahrzehnten anbieten.)

Margaret erhielt sechs Tage lang jeden Morgen ein Fäkalimplantat. Drei Monate später hatte sich ihr Mikrobiom regeneriert. Ihre Fortschritte schildere ich hier in ihren eigenen Worten:

»Zum ersten Mal im Leben habe ich zuverlässig jeden Morgen Stuhlgang. Keine Blähungen mehr, keine Konzentrationsstörungen, keine Kopfschmerzen, keine Depressionen. Mein Leben lang hatte ich das Gefühl, mein Darm und mein Gehirn stünden unter Beschuss (...), und kein Arzt fand den Grund dafür. Jetzt endlich habe ich wieder das Ruder in der Hand und kann endlich voller Hoffnung in ein gesundes Leben lossteuern. Nachdem ich mit meinem Leben praktisch schon abgeschlossen hatte, ist das für mich ein Riesenerfolg.«

Bazillen fürs Gehirn

An die Vorstellung, einen kranken oder geschädigten Körperteil durch einen besser funktionierenden Teil von einem gesunden Menschen auszutauschen, haben wir uns bereits gewöhnt. Bei Herz-, Nieren- oder Knochenmarkspenden sind Transplantationen bereits ein normales Element der modernen Medizin. Aber was ist mit Menschen mit einer kranken, geschädigten Darmflora? Können wir ihnen mehr anbieten als eine Umstellung von Ernährung und Lebensweise und eventuell eine intensive Probiotikatherapie?

Wenn wir das menschliche Mikrobiom als Organ betrachten, ist die Idee, ein krankes Mikrobiom durch ein gesundes auszutauschen, gar nicht so abwegig. Um es in aller Deutlichkeit zu sagen: Bei dieser Behandlung müssen Faeces (der Kot) von einem gesunden Menschen gewonnen und über eine Koloskopie (Dickdarmspiegelung), eine Endoskopie, eine Sigmoidoskopie (Teiluntersuchung des Dickdarms) oder einen Einlauf in den Darm des Patienten übertragen werden. Dass man einem Mensch den Stuhl eines anderen implantiert, erzeugt spontan zunächst eine ausgeprägte »Igitt«-Reaktion. Bedenkt man jedoch die gesundheitlichen Folgen eines veränderten Mikrobioms im Darm, so könnte diese Prozedur eines Tages zu den bedeutendsten Fortschritten der Medizingeschichte zählen. Und ich gehe davon aus, dass wir Mittel und Wege finden werden, dabei auch den Ekelfaktor auszuschalten.

Im Oktober 2014 erregte die Nachricht einer möglichen Transplantation in Pillenform große mediale Aufmerksamkeit. Lassen Sie mich kurz zusammenfassen, was ein Forscherteam von der Harvard Medical School, dem Massachusetts General Hospital und der Kinderklinik Boston herausfand und im *JAMA* veröffentlichte: Man hatte 20 Patienten C. difficile Pillen mit gefrorenen Bakterien von gesunden Spendern verabreicht.[2] Für diese Pillen hatte man den Spenderstuhl mit Salzlösung gemischt, diese Lösung gefiltert, die Bakterien extrahiert, daraus Pillen hergestellt und diese dann tiefgekühlt. Jeder Patient erhielt insgesamt 30 Pillen innerhalb von zwei Tagen. Bei 90 Prozent der Patienten war der Durchfall damit geheilt, zumeist innerhalb von wenigen Tagen nach der Behandlung. Es war zwar nicht das erste Mal, dass jemand versuchte, Stuhlbakterien zu Pillen zu verarbeiten, aber die erste kleine Studie, die beweist, wie wirkungsvoll eine orale Stuhlübertragung sein kann.

Der erste offiziell veröffentlichte Bericht einer Stuhltransplantation aus medizinischen Gründen stand 1958 im Journal *Surgery*. Damals war diese Behandlung an vier Patienten mit lebensbedrohlicher pseudomembranöser Kolitis – die auf eine C. difficile Infektion nach einer Antibiotikabehandlung zurückging – ein Akt der Verzweiflung. Bei allen vier Patienten trat eine rasche Besserung ein, und sie konnten innerhalb weniger Tage entlassen werden. Ohne die Behandlung wären sie vermutlich gestorben. Nachfolgend gab es vermehrt Literaturangaben zur

Wirksamkeit einer Stuhltransplantation bei der Behandlung von C. difficile.

Die allererste Meldung von einer Stuhlübertragung stammt jedoch aus weit früherer Zeit, nämlich aus dem frühen China und aus der Feder des berühmtesten chinesischen Alchimisten, Ge Hong. Er berichtete von ansteckenden Krankheiten, besonders im Zusammenhang mit Fieber, und gab sein Wissen über Lebensmittelvergiftungen weiter. In einer Schriftrolle, die bis heute überdauert hat, beschreibt Ge Hong, dass man schweren Durchfall oder eine Lebensmittelvergiftung behandeln könne, indem man dem Patienten in Wasser gelösten Stuhl trinken lässt. Das war im vierten Jahrhundert unserer Zeitrechnung. Im 16. Jahrhundert empfahl Li Shinzen – ebenfalls in China – bei diversen Gesundheitsproblemen wie Erbrechen, Verstopfung, Fieber und Durchfall die Verabreichung einer »gelben Suppe« mit fermentiertem, getrocknetem Säuglingsstuhl.[3] Im Zweiten Weltkrieg bestätigten deutsche Soldaten in Afrika die Wirksamkeit des Hausrezepts der Beduinen gegen Ruhr – frischen, warmen Kamelkot essen.[4] In allen Berichten der letzten 1700 Jahre wurden nie ernsthafte unerwünschte Nebenwirkungen erwähnt.[5]

Stuhlübertragungen sind also keineswegs so neuartig, wie man vielleicht meint. Vor Kurzem besuchte ich ein Team aus Harvard- und MIT Forschern, die eine Non-Profit-Gesellschaft, OpenBiome, ins Leben gerufen haben, um die Behandlung leichter zugänglich zu machen. Dafür gewinnt die Gruppe Faeces von Studenten der eigenen Universitäten, der anschließend verarbeitet und zur C. difficile-Behandlung an über 150 Kliniken in ganz Amerika verschickt wird. Der Anstoß zu diesem Projekt stammt von einem der Gründer dieser Gesellschaft, der zusehen musste, wie ein Angehöriger 18 Monate lang mit einer solchen

Infektion kämpfte und sieben Mal mit Vancomycin behandelt werden musste, ehe endlich erfolgreich eine Stuhltransplantation durchgeführt werden konnte.

Ich gehöre vielleicht zu einer Handvoll Ärzten in der Welt, die diese Technik aktuell auch bei ausgewählten Patienten zur Behandlung von Gehirnerkrankungen befürworten, doch das dürfte sich bald ändern. Zweifellos werden wir noch erleben, wie die FMT zunehmend auch bei anderen Krankheiten zum Einsatz kommt. Neuen Forschungsergebnissen zufolge ist die FMT auch bei der Behandlung von Morbus Crohn sehr erfolgreich, und einige Ärzte melden gute Ergebnisse bei der Behandlung von Colitis ulcerosa, Zöliakie, chronischem Müdigkeitssyndrom und diversen Krankheiten mit Gehirnbeteiligung wie Multipler Sklerose und Tourette-Syndrom. Auch eine mögliche Anwendung gegen starkes Übergewicht, Diabetes, rheumatoide Arthritis, Parkinson-Krankheit und andere neurologische Erkrankungen wird untersucht. Da bei der Amyotrophen Lateralsklerose (ALS) erhöhte LPS gefunden wurden, hege ich die inständige Hoffnung, dass auch diese zerstörerische Krankheit bald auf die Liste gelangt. Ich selbst habe die positive Wirkung sogar bei Kindern mit Autismus beobachtet (wie die Geschichte von Jason belegt).

Einer der Pioniere auf dem Gebiet der Stuhltransplantation ist Dr. Thomas J. Borody. Der gebürtige Pole ging 1960 nach Australien, wo er seinen Doktor machte. Anschließend bekam er einen Post-Doc-Posten an der Mayo Clinic. Dr. Borody führt seit 25 Jahren Stuhltransplantationen durch, wobei er zunächst die Behandlung von C. difficile auslotete, dann aber rasch auch andere Krankheiten vom Darm bis hin zum Gehirn einbezog. Er ist fest davon überzeugt, dass die Darmbakterien bei der Regulierung von Entzündungsbereitschaft und Immunsystem eine wichtige Rolle spielen, und konnte mit FMT diverse neurologische und Immunerkrankungen erfolgreich behandeln.[6]

Natürlich ist Dr. Borody keineswegs unumstritten, doch viele andere Mediziner beobachten seine Arbeit mit Respekt – besonders angesichts der Ergebnisse. Die Fallgeschichten, die er veröffentlicht, sind wirklich erstaunlich. So berichtete er im *American Journal of Gastroenterology* von Veränderungen der Darmflora bei Multipler Sklerose, Parkinson-Krankheit und Myasthenia gravis, einer stark schwächenden Autoimmunkrankheit.[7] Besonders beeindruckend war jedoch der Fall eines 30-jährigen MS-Patienten, der wegen seiner schweren Verstopfung eine FMT erhielt. Der Patient litt auch unter starkem Schwindel, Konzentrationsstörungen und einer Beinschwäche, die ihn in den Rollstuhl zwang. Weil er seine Blase nicht mehr kontrollieren konnte, brauchte er einen Urinkatheter. Die Standardbehandlungen, unter anderem eine Immunmodulation mit Interferon, hatten bei ihm nicht angeschlagen. Dr. Borody versuchte einen anderen Ansatz und verabreichte ihm fünf FMT-Behandlungen. Danach war nicht nur die Verstopfung gelöst, sondern auch die MS-Symptomatik verbesserte sich zunehmend. Der Mann konnte wieder laufen und brauchte keinen Katheter mehr. Obwohl die Besserung auf eine Remission zurückgeführt wurde, geht es ihm bis heute gut – also seit 15 Jahren.

Die australische Wissenschaftsakademie CSIRO zählt zu den größten und vielseitigsten Forschungseinrichtungen der Welt. Als Dr. David Topping, führender Ernährungswissenschaftler bei CSIRO, kürzlich um einen Kommentar zu Dr. Borodys FMT-Ansatz gebeten wurde, sagte er: »Die Interaktionen der Mikroorganismen, insbesondere ihre Produkte und ihr Substrat, bilden ein enormes Potenzial für die Beherrschung und Prävention schwerer Krankheiten, Darmkrebs, entzündlichen Darmerkrankungen und vielleicht sogar Krankheiten wie Alzheimer-Krankheit, Autismus und Parkinson-Krankheit.«[8]

Damit wissen Sie, wie wichtig die Darmbakterien in Bezug auf Entzündungen, Immunsystem und Neurologie sind, und verstehen, dass es für mich kein Zurück mehr gibt. Da es für neurologische Probleme wie Autismus, Alzheimer- und Parkinson-Krankheit bisher keine Heilung gibt, schenken diese jüngsten Forschungsergebnisse mir neue Hoffnung. Dr. Robert Orenstein von der Mayo Clinic, Arizona, hat es in einem Artikel zur FMT besonders treffend in Worte gefasst: »Das Mikrobiom im Darm ist keineswegs inaktiv; es ist vielfältig und übernimmt zahlreiche Rollen für unsere Gesundheit und unser Wohlergehen, die erst jetzt genauer erforscht werden. Dank Molekularbiologie und Sequenzierung dieser Spezies kann es hier nur vorwärtsgehen. Das ist wie der Aufbruch ins All.«[9]

Neue technische Möglichkeiten

Ein anderes Beispiel für die aktuellen Fortschritte der Medizin auf diesem Gebiet ist der Einsatz von Wurmeiern zur Behandlung chronisch entzündlicher Darmkrankheiten (CED).[10] In den USA schätzt man die Zahl der Betroffenen, die unter chronischen oder wiederkehrenden Immunreaktionen und Entzündungen im Verdauungstrakt leiden, auf 1,4 Millionen Menschen, in Deutschland auf 320 000.[11] Die häufigsten chronisch entzündlichen Darmerkrankungen sind Colitis ulcerosa und Morbus Crohn. Klinische Studien an Menschen laufen erst seit Kurzem, doch aus Tests an Rhesusaffen, die in Gefangenschaft ebenfalls an speziellen entzündlichen Darmerkrankungen leiden können, wissen wir bereits viel darüber, inwiefern Würmer hier tatsächlich eine Heilung einleiten können. Tierärzte waren bei der Behandlung erkrankter Affen, die stark abnahmen und dehydrierten, lange ratlos. Inzwischen weiß man, dass es den meisten betroffenen Affen besser geht, sobald man ihnen die Eier des Peitschenwurms verabreicht.[12]

Um genauer zu verstehen, was sich im Darm der Affen verändert hatte, untersuchte man vor und nach der Behandlung Proben aus der Dickdarmschleimhaut. Vor der Impfung mit den Wurmeiern war die Schleimhaut der Affen von ungewöhnlich vielen Bakterien eines bestimmten Stamms besiedelt, der offenbar das Immunsystem übermäßig aktivierte und eine CED auslöste. Nach der Behandlung veränderte sich diese Reaktion parallel zur Veränderung in der Art und Menge der Bakteriengemeinschaften. Gleichzeitig ging auch die Entzündungsbereitschaft zurück, denn bestimmte Gene drosselten ihre Aktivität.

Diese Studie von einem Team der Universität New York und der kalifornischen Universität San Francisco ist keineswegs die erste ihrer Art. Auch Menschen wurden bereits in kleineren Studien die winzigen Eier des Schweinepeitschenwurms (Trichuris suis) verabreicht und konnten CED-Symptome verringern.[13] Es wusste nur lange niemand, woran das lag. Inzwischen verstehen wir den Mechanismus: Durch den Kontakt mit diesen Eiern wird das Gleichgewicht der Mikrobengemeinschaften auf der Darmwand normalisiert. (Und, nein, es schlüpfen keine Larven aus den Eiern, und es werden auch keine Eier oder Würmer ausgeschieden.) Dabei wäre noch zu erwähnen, dass chronische Darmentzündungen in Entwicklungsländern, wo Wurminfektionen häufig vorkommen, kaum zu beobachten sind. Wie die Alzheimer-Krankheit ist auch das Reizdarmsyndrom vornehmlich eine Erkrankung der entwickelten Länder wie den USA und Europa. Das unterstützt die Glaubwürdigkeit der Hygienehypothese – zu viel Sauberkeit kann nach hinten losgehen. Vielleicht finden wir eines Tages weitere Parasitentherapien für CED und andere entzündliche Erkrankungen. Gegenwärtig laufen Versuche zum Einsatz von Wurmeiern gegen Kolitis, Asthma, rheumatoide Arthritis, Lebensmittelallergien und Typ-1-Diabetes.

In den Worten der Wissenschaftsjournalistin Katherine Harmon Courage klingt das so: »Vielleicht sollte man sie einfach als Probiotikakaviar betrachten.«[14]

Schöne neue Welt

Wenn Sie dieses Buch lesen, werden die Forschungen schon weiter fortgeschritten sein, auch dank des Human Microbiome Project (HMP), das 2008 von den amerikanischen National Institutes of Health (NIH) angestoßen wurde. Die Initiative unterstützt die koordinierten Bemühungen zur Sequenzierung unseres Mikrobioms an vier Zentren: dem J. Craig Venter Institute, dem Baylor College of Medicine, dem Broad Institute und der Washington University School of Medicine. Sicherlich werden sich auch andere privat und öffentlich finanzierte Organisationen und Institute daran beteiligen. Ziel des Projekts ist die Identifizierung der Mikrobengemeinschaften in oder auf verschiedenen Körperteilen bei Tausenden von Menschen. Eine derart große Anzahl an Testpersonen und Proben soll die Frage beantworten, ob für jeden Körperteil ein Kernmikrobiom existiert, und das Erforschen von Verbindungen zwischen Gesundheitszustand und Veränderungen am Mikrobiom erleichtern. An der Universität Colorado läuft derzeit das American Gut Project, in dessen Rahmen über 7000 Stuhlproben von Spendern einschließlich Informationen zu Ernährung, Gesundheit und Lebensweise ausgewertet werden – eine wahre Goldmine an Daten.

Doch die Identifikation der Mikrobengesellschaften, die uns von Natur aus besiedeln, ist nur der Anfang. Danach müssen wir herausfinden, was all diese Daten in Bezug auf Gesundheit oder Krankheit zu bedeuten haben. Außerdem besteht Klärungsbedarf zu den Verbindungen zwischen Mikrobiom und einzelnen Faktoren der Lebensweise (zum Beispiel regelmäßiger Alkoholgenuss oder Schlafmenge) sowie zum komplexen Zusammenspiel genetischer Einflüsse und der Zusammensetzung des Mikrobioms. Auf diese Entdeckungen bin ich sehr gespannt. Während ich dieses Schlusswort schreibe, veröffentlicht *Nature* gerade wieder einen alarmierenden Artikel. Die Überschrift bringt es auf den Punkt: »Darm-Hirn-Verbindung elektrisiert die Neurowissenschaft.«[15] Der Autor schreibt, wir »fangen gerade erst an zu verstehen, wie die Darmbakterien das Gehirn beeinflussen könnten. (…) Inzwischen gibt es klare Belege für eine Verbindung von Erkrankungen wie Autismus und Depression zu den jeweiligen Darmmikroben.«

Klare Belege – allerdings! Der Wettlauf um neue Behandlungsformen für all diese Erkrankungen ist bereits im Gange. Willkommen in der Ära der personalisierten Medizin.

Vor über zehn Jahren begann meine enge Freundschaft mit Dr. Amar Bose. Dieser Name ist Ihnen unbekannt? Wenn ich erwähne, dass das Sound System in Ihrem Auto wahrscheinlich von seiner Firma entwickelt wurde, erkennen Sie ihn vielleicht. Dr. Bose hat nicht nur bei Audioausstattung immer wieder neue Maßstäbe gesetzt, sondern auch in vielen anderen Bereichen von Wissenschaft und Technik. Ich erinnere mich daran, wie er mich einmal durch sein Institut führte und mir Projekte vorstellte, die unglaublich futuristische Produktideen beinhalteten. Wir wanderten von Labor zu Labor, und er war sichtlich stolz auf die Leistungen seiner Mitarbeiter. Besonders lebhaft erinnere ich mich jedoch an das Zitat des belgischen Nobelpreisträgers Maurice Maeterlinck aus dem Jahr 1911, das in die Glaswand von Boses Büro eingraviert war. Es fasst die Antriebskraft, die Bose so erfolgreich gemacht hatte, wunderbar zusammen: »Auf dem Weg in die Zukunft stehen einem progressiven Geist an jeder Kreuzung tausend mittelmäßige Köpfe gegenüber, deren Aufgabe es ist, die Vergangenheit zu bewahren.«

Es wird immer Menschen geben, die Vergangenheit und Status quo verteidigen wollen. Damit muss man rechnen. Ich glaube, es ist viel wichtiger, die Fesseln dieser Zwänge zu sprengen und zu erkennen, dass aufregende und dennoch schon heute fundierte Fortschritte in der Wissenschaft uns gegenwärtig eine unglaubliche Gelegenheit eröffnen, über den Einfluss des Mikrobioms – als Baumeister des menschlichen Gehirns – wieder gesund zu werden. Diese innere Kraft können wir zu unserem eigenen Besten nutzen, denn auch wir stehen an einem Scheideweg. Werden Sie Teil dieser Revolution!

Danksagung

Ein Arzt, der für Nichtmediziner ein Buch zu einem komplexen Gesundheitsthema schreibt, braucht kundige Hilfe. Deshalb bin ich den folgenden Menschen, die dieses Buch möglich gemacht haben, zu großem Dank verpflichtet:

Meiner Literaturagentin Bonnie Solow für ihre Führung und für die Fähigkeit, den Überblick zu behalten und die Dinge voranzutreiben. Ich weiß nicht, was ich mehr genieße, unsere professionelle Zusammenarbeit oder unsere enge Freundschaft. Schon vor Jahren, als wir uns für *Dumm wie Brot* zusammentaten, hast du für die Initialzündung gesorgt. Danke auch für deine Detailbesessenheit, deine klugen Hinweise zum Veröffentlichungsprozess und dein einfühlsames Organisationstalent. Wie schon zuvor hast du weit mehr getan, als du musstest.

Tracy Behar, meine Lektorin bei Little, Brown, hat dieses Werk ab dem ersten Entwurf zu einem großen Wurf gemacht, weil sie weiß, dass diese Erkenntnisse im Gesundheitssektor eine Revolution einleiten können. Danke für den Einsatz im Verlag und für die Hilfe bei der Erstellung eines überaus prägnanten und praktischen Buches zu einer derart komplexen Materie. Mein Dank gilt auch ihrem unglaublichen Team, darunter Michael Pietsch, Reagan Arthur, Nicole Dewey, Heather Fain, Miriam Parker, Cathy Gruhn, Jonathan Jacobs, Ben Allen, Genevieve Nierman und Kathryn Rogers.

Kristin Loberg hat meinen Tonfall einfach perfekt erfasst. Ihre unvergleichliche Fähigkeit, mein sehr abstraktes Manuskript in einen Text umzusetzen, der von so vielen gelesen werden kann, wird gesundheitliche Veränderungen sicher erleichtern.

Ich danke auch Judith Choate, die mit großem Geschick die feinen Rezepte zusammengestellt hat und viel Zeit in der Küche verbrachte, um sicherzugehen, dass am Ende nur die besten Gerichte ins Buch aufgenommen wurden.

Meinem unermüdlichen Technikteam bei Digital Natives danke ich für den Einsatz bei der Steuerung meiner Kampagne in den sozialen Medien.

Danke an meine engagierten Mitarbeiter im Perlmutter Health Center. Dank eurer perfekten Unterstützung meiner klinischen Arbeit konnte ich Ideen umsetzen, die in Zukunft hoffentlich bald medizinischer Alltag werden.

James Murphy danke ich nicht nur für seine führende Rolle bei diesem Projekt, sondern auch dafür, dass er alle erdenklichen Aspekte unserer Mission bedacht hat und die Vision immer wieder aktualisiert.

Joe Miller und Andrew Luer gebührt mein Dank für die tägliche Unterstützung auf dem Weg in eine sicher aufregende Zukunft.

Zuletzt jedoch möchte ich meiner Frau Leize danken, die mir während dieser Arbeit und während all unserer Projekte in den letzten 29 Jahren stets mit Liebe und klugem Rat zur Seite gestanden hat.

Anmerkungen und Quellen

Nachfolgend finden Sie eine auszugsweise Auflistung der wissenschaftlichen Abhandlungen, Bücher, Artikel und Online-Ressourcen mit weiterführenden Informationen zu bestimmten Aspekten und Konzepten in diesem Buch. Die Liste ist keineswegs vollständig, sondern lediglich eine Ausgangsbasis für eine neue Perspektive und eine Lebensumstellung gemäß den hier dargestellten Prinzipien. Häufig wird auf Studien verwiesen, deren Ergebnisse im Text erwähnt sind. Dieses Material kann auch einen Ansatzpunkt für weitere Fragestellungen darstellen. Noch mehr Hinweise zu den Quellen, die für dieses Buch verwendet wurden, finden Sie auf www.DrPerlmutter.com. Dort wird unter anderem eine ständig aktualisierte Referenzliste gepflegt.

Einleitung

1. C. Pritchard, A. Mayers, and D. Baldwin, »Changing Patterns of Neurological Mortality in the 10 Major Developed Countries--1979–2010.« Public Health 127, no. 4 (April 2013): 357–68. Siehe auch: Bournemouth University. »Brain Diseases Affecting More People and Starting Earlier than Ever Before.« ScienceDaily. Zugriff 30. September 2015. www.sciencedaily.com/releases/2013/05/130510075502.htm.

2. Michael D. Hurd, et al., »Monetary Costs of Dementia in the United States,« The New England Journal of Medicine 368 (April 4, 2013): 1326 1334.

3. »Statistics.« NIMH RSS. Zugriff 30. September 2015. http://www.nimh.nih.gov/health/statistics/index.shtml.

4. Ebd.

5. »Angststörungen«, Gesundheitsberichterstattung des Bundes, Heft 21. Zugriff 30. September 2015. http://edoc.rki.de/documents/rki_fv/reUzuR53Jx9JI/PDF/25uDLpnVUj7Y_51.pdf. »Depressive Erkrankungen«, Gesundheitsberichterstattung des Bundes, Heft 51. Zugriff 30. September 2015. http://www.rki.de/DE/Content/Gesundheitsmonitoring/Gesundheitsberichterstattung/GBEDownloadsT/depression.pdf?__blob=publicationFile.

6. »Depression.« WHO. Zugriff 30. September 2015. http://www.who.int/mediacentre/factsheets/fs369/en/.

7. Kate Torgovnick, »Why Do the Mentally Ill Die Younger?« Time December 3, 2008. Zugriff 30. September 2015.http://content.time.com/time/health/article/0,8599,1863220,00.html.

8. »Headache Disorders,« WHO. Zugriff 30. September 2015. http://www.who.int/mediacentre/factsheets/fs277/en/.

9. »Do You Practice Headache Hygiene?« HOPE Health Letter, July 2014. Zugriff 30. September 2015. https://www.hopehealth.com/reports/PDF/Headache-Hygiene.pdf.

10. »Frequently Asked Questions about Multiple Sclerosis.« Multiple Sclerosis FAQs and MS Glossary. Zugriff 30. September 2015. http://www.mymsaa.org/about-ms/faq/.

11. »Multiple Sclerosis Statistics.« Statistic Brain RSS. Zugriff 30. September 2015. http://www.statisticbrain.com/multiple-sclerosis-statistics/.

12. »Data & Statistics.« Centers for Disease Control and Prevention. March 24, 2014. Zugriff 30. September 2015. http://www.cdc.gov/ncbddd/autism/data.html.

13. »NIH Human Microbiome Project Defines Normal Bacterial Makeup of the Body.« U. S. National Library of Medicine. Zugriff 30. September 2015. http://www.nih.gov/news/health/jun2012/nhgri-13.htm.

14. »Human Microbiome Project DACC – Home.« Human Microbiome RSS. Zugriff 30. September 2015. http://hmpdacc.org/.

15. S. Reardon, »Gut-brain Link Grabs Neuroscientists.« Nature 515, 175–177 (Nov 13, 2014): 175–177. doi: 10.1038/515175a. Zugriff 30. September 2015. http://www.nature.com/news/gut-brain-link-grabs-neuroscientists-1.16316?WT.

16. Dieses Zitat wurde lange Hippokrates zugeschrieben, taucht in seinen Schriften in Wahrheit aber gar nicht auf. Die Verbindung zwischen Ernährung und Gesundheit ist zwar seit Jahrhunderten bekannt und auch wissenschaftlich dokumentiert, doch selbst Hippokrates hätte der Aussage zugestimmt, dass das Konzept der Ernährung nicht mit dem Konzept der Medizin verwechselt werden sollte. 2013 verfasste Diana Cardenas von der Université Descartes in Paris eine Abhandlung zu dieser literarischen Tradition, in der sie nachweist, dass mindestens ein Journal der Biomedizin dieses fehlerhafte Zitat in den letzten 30 Jahren übernommen hat. Dennoch bleibt es ein gutes Sprichwort, das mehr als nur ein Körnchen Wahrheit in sich hat, ganz gleich, von wem es stammt.

Kapitel 1

1. Dan Buettner, »The Island Where People Forget to Die,« The New York Times Magazine, October 24, 2012. Zugriff 30. September 2015. http://www.nytimes.com/2012/10/28/magazine/the-island-where-people-forget-to-die.html?pagewanted=all&_r=0.

2. D. B. Panagiotakos, et al., »Sociodemographic and Lifestyle Statistics of Oldest Old People (> 80 Years) Living in Ikaria Island: The Ikaria Study,« Cardiol Res Pract 2011 (Feb 24, 2011): 679187.

3. »Link Between Microbes and Obesity.« – MicrobeWiki. Zugriff 30. September 2015. https://microbewiki.kenyon.edu/index.php/Link_Between_Microbes_and_Obesity.

4. »NIH Human Microbiome Project Defines Normal Bacterial Makeup of the Body.« U. S. National Library of Medicine. Zugriff 30. September 2015. http://www.nih.gov/news/health/jun2012/nhgri-13.htm.

5. »How Bacteria In The Gut Help Fight Off Viruses.« NPR. Zugriff 30. September 2015. http://www.npr.org/blogs/goatsandsoda/2014/11/14/363375355/how-bacteria-in-the-gut-help-fight-off-viruses?sc=tw.

6. Adam Hadhazy, »Think Twice: How the Gut's ›Second Brain‹ Influences Mood and Well-Being,« Scientific American, February 12, 2010. Zugriff 30. September 2015. http://www.scientificamerican.com/article/gut-second-brain/.

7. Dr. Siri Carpenter, »That Gut Feeling,« Cover Story für die Veröffentlichung der American Psychological Association, September 2012, vol. 43, no. 8, page 50.

8. Ebd. Zugriff 30. September 2015. http://www.apa.org/monitor/2012/09/gut-feeling.aspx.

9. Ivana Semova, et al., »Microbiota Regulate Intestinal Absorption and Metabolism of Fatty Acids in the Zebrafish,« Cell Host & Microbe 12, no. 3 (2012): 277. Siehe auch: University of North Carolina School of Medicine. »Gut Microbes Help the Body Extract More Calories from Food,« ScienceDaily. Zugriff 30. September 2015. www.sciencedaily.com/releases/2012/09/120912125114.htm.

10. N. Abdallah Ismail, »Frequency of Firmicutes and Bacteroidetes in Gut Microbiota in Obese and Normal Weight Egyptian Children and Adults,« Arch Med Sci 7, no. 3 (June 2011): 501–7. doi: 10.5114/aoms.2011.23418. Epub 11 Jul 2011.

11. H. Kumar, et al., »Gut Microbiota as an Epigenetic Regulator: Pilot Study Based on Whole-genome Methylation Analysis.« mBio 5, no. 6 (2014): e02113-14. doi: 10.1128/mBio.02113–14.

12. Centers for Disease Control and Prevention. March 1, 2013. Zugriff 30. September 2015. http://www.cdc.gov/HAI/organisms/cdiff/Cdiff_infect.html. Deutsche Vergleichszahlen unter: »Schwere Clostridium-difficile-Infektionen nehmen zu«, aerzteblatt.de vom 7. Juli 2014. Zugriff 30. September 2015. http://www.aerzteblatt.de/nachrichten/59287/Schwere-Clostridium-difficile-Infektionen-nehmen-zu.

13. »For Medical Professionals.« Quick, Inexpensive and a 90 Percent Cure Rate. Zugriff 30. September 2015. http://www.mayoclinic.org/medical-professionals/clinical-updates/digestive-diseases/quick-inexpensive-90-percent-cure-rate.

14. Tanya Lewis, »Go with Your Gut: How Bacteria May Affect Mental Health.« LiveScience. October 8, 2013. Zugriff 30. September 2015. http://www.livescience.com/40255-how-bacteria-affect-mental-health.html.

15. K. Aagaard, et al., »The Placenta Harbors a Unique Microbiome,« Sci Transl Med 237, no. 6 (May 21, 2014): 237ra65.

16. Kerry Grens, »The Maternal Microbiome,« The Scientist, May 21, 2014. Zugriff 30. September 2015 http://www.the-scientist.com/?articles.view/articleNo/40038/title/The-Maternal-Microbiome/

17. M. G. Dominguez-Bello, et al., »Delivery Mode Shapes the Acquisition and Structure of the Initial Microbiota Across Multiple Body Habitats in Newborns,« Proc Natl Acad Sci U S A 107, no. 26 (June 29, 2010): 11971–5. Epub 2010 Jun 21.

18. M. B. Azad, et al., »Gut Microbiota of Healthy Canadian Infants: Profiles by Mode of Delivery and Infant Diet at 4 Months,« CMAJ 185, no. 5 (March 19, 2013): 385–94. Epub 2013 Feb 11.

19. Canadian Medical Association Journal. »Infant Gut Microbiota Influenced by Cesarean Section and Breastfeeding Practices; May Impact Long-term Health.« ScienceDaily. Zugriff 30. September 2015. www.sciencedaily.com/releases/2013/02/130211134842.htm.

20. Martin J. Blaser, »Missing Microbes« (New York: Henry Holt, 2014).

21. »Große Unterschiede der Kaiserschnitt-Raten in Deutschland – in einigen Kreisen ist der Eingriff dreimal häufiger als in anderen.« Pressemitteilung der Bertelsmann Stiftung, Gütersloh, 13. November 2012. Nähere Informationen zu regionalen Unterschieden mit interaktiver Karte, Themenblatt und Studie auf dem Portal Faktencheck Gesundheit der Bertelsmann Stiftung: http://faktencheck-gesundheit.de/de/faktenchecks/kaiserschnitt/ergebnis-ueberblick/. Zugriff 30. September 2015.

22. Bundeszentrale für gesundheitliche Aufklärung BZgA: Statistik: Kaiserschnitt im europäischen Vergleich. [Tabelle aus dem Europäischen Perinatalbericht 2008 anhand von Daten aus dem Jahr 2004] Zugriff 30. September 2015. http://www.familienplanung.de/schwangerschaft/geburt/kaiserschnitt/statistik-europa-vergleich/. (Letzte Aktualisierung 26. Mai 2015)

23. Martin J. Blaser, »Missing Microbes« (New York: Henry Holt, 2014). Seite 99.

24. H. Makino, et al., »Mother-to-infant Transmission of Intestinal Bifidobacterial Strains Has an Impact on the Early Development of Vaginally Delivered Infant's Microbiota,« PLoS One 11, no. 8 (November 14, 2013): e78331.

25. Sarah Glynn, »C-Section Babies 5 Times More Likely To Develop Allergies,« February 27, 2013. Medical News Today. Zugriff 30. September 2015. http://www.medicalnewstoday.com/articles/256915.php.

26. Sharokh Amiri, et al. »Pregnancy-Related Maternal Risk Factors of Attention-Deficit Hyperactivity Disorder: A Case-Control Study.« ISRN Pediatrics 2012 (2012): 458064. PMC. Web. 12 Jan. 2015.

27. E. J. Glasson, »Perinatal Factors and the Development of Autism: A Population Study,« Arch Gen Psychiatry 61, no. 6 (June 2004): 618–27.

28. E. Decker, et al., »Cesarean Delivery Is Associated with Celiac Disease but Not Inflammatory Bowel Disease in Children,« Pediatrics 125, no. 6, June 2010. Zugriff 30. September 2015. http://pediatrics.aappublications.org/content/early/2010/05/17/peds.2009–2260.full.pdf.

29. H. A. Goldani, et al., »Cesarean Delivery Is Associated with an Increased Risk of Obesity in Adulthood in a Brazilian Birth Cohort Study,« Am J Clin Nutr 93, no. 6 (June 2011): 1344–7. doi: 10.3945/ajcn.110.010033. Epub 2011 Apr 20.

30. C. C. Patterson, et al., »A Case-Control Investigation of Perinatal Risk Factors for Childhood IDDM in Northern Ireland and Scotland,« Diabetes Care 17, no. 5 (May 1994): 376–381.

31. Karen Kaplan, »Diabetes Increases the Risk of Dementia and Alzheimer's Disease.« Los Angeles Times. September 20, 2011. Zugriff 30. September 2015. http://articles.latimes.com/2011/sep/20/news/la-heb-diabetes-dementia-alzheimers-20110920.

32. »Labor, Interrupted.« The Rise in the Use of C-sections in Recent Decades. Zugriff 30. September 2015. http://harvardmagazine.com/2012/11/labor-interrupted. Siehe auch: »Births Method of Delivery.« Centers for Disease Control and Prevention. February 25, 2014. Zugriff 30. September 2015. http://www.cdc.gov/nchs/fastats/delivery.htm.

33. W. P. Witt, et al., »Determinants of Cesarean Delivery in the US: A Lifecourse Approach,« Matern Child Health J 1, no. 19 (January, 2015): 84–93.

34. L. J. Funkhouser, and S. R. Bordenstein, »Mom Knows Best: The Universality of Maternal Microbial Transmission,« PLoS Biol 11, no. 8 (2013): e1001631. doi: 10.1371/journal.pbio.1001631. Epub 2013 Aug 20.

35. Erica Sonnenburg and Justin Sonnenburg, »Starving our Microbial Self: The Deleterious Consequences of a Diet Deficient in Microbiota-Accessible Carbohydrates,« Cell Metabolism 20, Issue 5, p779–786, 4 November 2014.

36. Emily Eakin, »The Excrement Experiment,« The New Yorker, December 1, 2014.

37. Ivana Semova, et al., »Microbiota Regulate Intestinal Absorption and Metabolism of Fatty Acids in the Zebrafish,« Cell Host & Microbe 12, no. 3 (2012): 277; doi: 10.1016/j.chom.2012.08.003. Siehe auch: K. Brown, et al., »Diet-induced Dysbiosis of the Intestinal Microbiota and the Effects on Immunity and Disease,« Nutrients 8, no. 4 (August, 2012): 1095–119. Epub 2012 Aug 21.

38. M. Fox, et al., »Hygiene and the World Distribution of Alzheimer's Disease,« Evolution, Medicine, and Public Health, 2013; doi: 10.1093/emph/eot015. Siehe auch: University of Cambridge. »Better Hygiene in Wealthy Nations May Increase Alzheimer's Risk, Study Suggests.« ScienceDaily. Zugriff 30. September 2015. www.sciencedaily.com/releases/2013/09/130904105347.htm. Die Darstellungen auf Seite 57 basieren auf den Abbildungen und Daten der Originalstudie von Fox und Kollegen.

39. »Who's in Control: The Human Host or the Microbiome?« Organic Fitness. September 27, 2014. Zugriff 30. September 2015. http://organicfitness.com/whos-in-control-the-human-host-or-the-microbiome/.

Kapitel 2

1. »Neue Prognose: Alzheimer vervierfacht sich bis 2050«, Alzheimer Forschung Initiative e. V., Düsseldorf. Onlinemeldung vom 1. August 2007. Zugriff 30. September 2015. http://www.alzheimer-forschung.de/alzheimer-krankheit/aktuelles.htm?showid=2764.

2. David Perlmutter, »Why We Can and Must Focus on Preventing Alzheimer's.« The Daily Beast. August 22, 2013. Zugriff 30. September 2015. http://www.thedailybeast.com/articles/2013/08/22/why-we-can-and-must-focus-on-preventing-alzheimer-s.html.
Gina Kolata, »An Unusual Partnership to Tackle Stubborn Diseases,« The New York Times, February 5, 2014, page A14.

3. R. S. Doody, et al., »Phase 3 Trials of Solanezumab for Mild-to-moderate Alzheimer's Disease,« N Engl J Med 370, no. 4 (January 23, 2014): 311–21. doi: 10.1056/NEJMoa1312889.
S. Salloway, et al., »Two Phase 3 Trials of Bapineuzumab in Mild-to-moderate Alzheimer's Disease,« N Engl J Med 370, no. 4 (January 23, 2014): 322–33. doi: 10.1056/NEJMoa1304839.

4. L. S. Schneider, et al., »Lack of Evidence for the Efficacy of Memantine in Mild Alzheimer Disease,« Arch Neurol 68, no. 8 (August 2011): 991–8. doi: 10.1001/archneurol.2011.69. Epub 2011 Apr 11.

5. 2012 Alzheimer's Disease Facts and Figures, Alzheimer's & Dementia, by the Alzheimer's Association, Volume 8, Issue 2. Zugriff 30. September 2015. http://www.alz.org/downloads/facts_figures_2012.pdf.

6. P. Crane, et al., »Glucose Levels and Risk of Dementia,« N Engl J Med 2013; 369: 540–548. 8. August 2013. doi: 10.1056/NEJMoa1215740.

7. E. H. Martinez-Lapiscina, et al., »Mediterranean Diet Improves Cognition: The PREDIMED-NAVARRA Randomised Trial,« J Neurol Neurosurg Psychiatry 84,

no. 12 (December 2013): 1318–25. doi: 10.1136/jnnp-2012-304792. Epub 2013 May 13.

8. »Alzheimer's Disease and Inflammation.« Overview Alzheimer's Disease and Inflammation Lab: Pritam Das. Zugriff 30. September 2015.
http://www.mayo.edu/research/labs/alzheimers-disease-inflammation/overview.

9. H. Fillit, et al., »Elevated Circulating Tumor Necrosis Factor Levels in Alzheimer's Disease,« Neurosci Lett 129, no. 2 (August 19, 1991): 318–20. Die Abbildung auf Seite 66 basiert auf Daten aus der folgenden Studie: H. Bruunsgaard, »The Clinical Impact of Systemic Low-level Inflammation in Elderly Populations. With Special Reference to Cardiovascular Disease, Dementia and Mortality,« Dan Med Bull 53, no. 3 (August 2006): 285–309.
A. J. Gearing, et al., »Processing of Tumour Necrosis Factor-alpha Precursor by Metalloproteinases,« Nature 370, no. 6490 (August 1994): 555–7.

10. B. B. Aggarwal, S. C. Gupta, and J. H. Kim, »Historical Perspectives on Tumor Necrosis Factor and Its Superfamily: 25 Years Later, a Golden Journey,« Blood 119, no. 3 (January 19, 2012): 651–65.

11. M. Sastre, et al., »Contribution of Inflammatory Processes to Alzheimer's Disease: Molecular Mechanisms,« Int J Dev Neurosci 24, no. 2–3 (April-May 2006): 167–76. Epub 2006 Feb 10.

12. Suzanne M. de la Monte and Jack R. Wands, »Alzheimer's Disease Is Type 3 Diabetes – Evidence Reviewed,« J Diabetes Sci Technol 2, no. 6 (Nov 2008): 1101–1113. Online-Veröffentlichung Nov 2008.

13. J. Qin et al., »A Metagenome-wide Association Study of Gut Microbiotica in Type 2 Diabetes,« Nature 490, no. 7418 (October 4, 2012): 55–60. Doi: 10.1028/nature11450. Epub September 26, 2012. Siehe auch: Frank Ervolino, »Could Gut Flora Be Linked to Diabetes?,« Vitamin Research Products. Zugriff 30. September 2015. http://www.vrp.com/digestive-health/digestive-health/could-gut-flora-be-linked-to-diabetes.

14. Yong Zhang and Heping Zhang, »Microbiota Associated with Type 2 Diabetes and Its Related Complications,« Food Science and Human Wellness 2, Issues 3–4, September–December 2013, Pages 167–172. Zugriff 30. September 2015. http://www.sciencedirect.com/science/article/pii/S2213453013000451.

15. J. M. Hill, et al., »The Gastrointestinal Tract Microbiome and Potential Link to Alzheimer's Disease,« Front Neurol 5 (April 4, 2014): 43. doi: 10.3389/fneur.2014.00043. eCollection 2014.

16. G. Weinstein, et al., »Serum Brain-derived Neurotrophic Factor and the Risk for Dementia: The Framingham Heart Study,« JAMA Neurol 71, no. 1 (January 2014): 55–61. doi: 10.1001/jamaneurol.2013.4781.

17. Ebd.

18. American Society for Microbiology. »Intestinal Bacteria Produce Neurotransmitter, Could Play Role in Inflammation.« ScienceDaily. Zugriff 30. September 2015. www.sciencedaily.com/releases/2012/06/120617142536.htm.

19. J. R. Turner, »Intestinal Mucosal Barrier Function in Health and Disease,« Nat Rev Immunol 9, no. 11 (November 2009): 799–809. doi: 10.1038/nri2653.

20. A. Fasano, »Zonulin and Its Regulation of Intestinal Barrier Function: The Biological Door to Inflammation, Autoimmunity, and Cancer,« Physiol Rev 91, no. 1 (January 2011): 151–75. doi: 10.1152/physrev.00003.2008.

21. M. M. Welling, et al., »Potential Role of Antimicrobial Peptides in the Early Onset of Alzheimer's Disease,« Alzheimers Dement (March 15, 2014) pii: S1552–5260(14)00011–9. doi: 10.1016/j.jalz.2013.12.020. [elektronische Vorabveröffentlichung]

22. J. R. Jackson, et al., »Neurologic and Psychiatric Manifestations of Celiac Disease and Gluten Sensitivity,« Psychiatr Q 83, no. 1 (March 2012): 91–102. doi: 10.1007/s11126-011-9186-y.

23. Marielle Suzanne Kahn, »A Potential Role for LPS-induced Inflammation in the Induction of Alzheimer's Disease-related Pathology and Cognitive Deficits,« Thesis, Texas Christian University, Pub number: 1491006. Zugriff 30. September 2015. http://gradworks.umi.com/14/91/1491006.html.

24. M. Kahn, et al., »A Potential Role for LPS-Induced Inflammation in the Induction of Alzheimer's Disease-Related Pathology and Cognitive Deficits, Texas Christian University.« Zugriff 30. September 2015. http://www.srs.tcu.edu/previous_posters/Interdisciplinary/2011/122-Kahn-Chumley.pdf.
J. W. Lee, et al., »Neuro-inflammation Induced by Lipopolysaccharide Causes Cognitive Impairment through Enhancement of Beta-amyloid Generation,« J Neuroinflammation 5 (August 29, 2008): 37. doi: 10.1186/1742-2094-5-37.

25. Z. Guan and J. Fang, »Peripheral Immune Activation by Lipopolysaccharide Decreases Neurotrophins in the Cortex and Hippocampus in Rats,« Brain Behav Immun 20, no. 1 (January 2006): 64–71.

26. R. Zhang, et al., »Circulating Endotoxin and Systemic Immune Activation in Sporadic Amyotrophic Lateral Sclerosis (sALS),« J Neuroimmunol 206, no. 1–2 (January 3, 2009): 121–4. doi: 10.1016/j.jneuroim.2008.09.017. Epub 2008 Nov 14. Die Abbildung auf Seite 78 beruht auf Daten aus dieser Studie.

27. »Amyotrophe Lateralsklerose«, Website des Klinikums der LMU München; letzte Aktualisierung 22.10.2013. Zugriff 30. September 2015. http://www.klinikum.uni-muenchen.de/Friedrich-Baur-Institut/de/krankheitsbilder/amyotrophe_lateralsklerose/.

28. Zhang, R., et al, a. a. O. Die Abbildung auf Seite 78 unten beruht auf Daten aus derselben Studie.

29. C. B. Forsyth, et al., »Increased Intestinal Permeability Correlates with Sigmoid Mucosa Alpha-synuclein Staining and Endotoxin Exposure Markers in Early Parkinson's Disease,« PLoS One 6, no. 12 (2011): e28032. doi: 10.1371/journal.pone.0028032. Epub 2011 Dec 1-

30. »Manifestations of Low Vitamin B12 Levels.« Centers for Disease Control and Prevention. June 29, 2009. Zugriff 30. September 2015. http://www.cdc.gov/ncbddd/b12/manifestations.html[RW11].

31. »Nationale Verzehrsstudie II, Ergebnisbericht, Teil 2. Tabelle A44: Zufuhr von Vitamin B12 (µg/Tag) und Vergleich mit den D-A-CH-Referenzwerten in verschiedenen Altersgruppen für Männer und Frauen«, Max-Rubner-Institut, Bundesforschungsinstitut für Ernährung und Lebensmittel, Karlsruhe 2008; Seite 255. Amerikanische Vergleichszahlen: H. W. Baik and R. M. Russell, »Vitamin B12 Deficiency in the Elderly«, Ann. Rev. Nutr. 19 (1999): 357–77.

32. P. M. Kris-Etherton, et al., »Polyunsaturated Fatty Acids in the Food Chain in the United States,« Am J Clin Nutr 71, Suppl 1 (January 2000): 179S-88S.

33. M. H. Eskelinen, et al., »Midlife Coffee and Tea Drinking and the Risk of Late-life Dementia: A Population-based CAIDE Study,« J Alzheimers Dis 16, no. 1 (2009): 85–91. doi: 10.3233/JAD-2009-0920.

34. Ebd.

35. Janet Raloff, »A Gut Feeling about Coffee,« ScienceNews, July 26, 2007. Zugriff 30. September 2015. https://www.sciencenews.org/blog/food-thought/gut-feeling-about-coffee.
M. Jaquet, et al., »Impact of Coffee Consumption on the Gut Microbiota: A Human Volunteer Study,« J Food Microbiol 130, no. 2 (March 31, 2009): 117–21. doi: 10.1016/j.ijfoodmicro.2009.01.011. Epub 2009 Jan 23.

36. T. E. Cowan et al., »Chronic Coffee Consumption in the Diet-induced Obese Rat: Impact on Gut Microbiota and Serum Metabolomics,« J Nutr Biochem 25, no. 4 (April 2014): 489–95. doi: 10.1016/j.jnutbio.2013.12.009. Epub 2014 Jan 30.

37. David Perlmutter und Alberto Villoldo, »Das erleuchtete Gehirn. Mit Schamanismus und Neurowissenschaft das Geheimnis gesunder Zellen entdecken«, aus dem Englischen übersetzt von Andrea Panster. Goldmann Verlag, München 2011.

38. Nick Lane, »Power, Sex, and Suicide: Mitochondria and the Meaning of Life« (New York: Oxford University Press, 2006)

39. C. O'Gorman, et al., »Environmental Risk Factors for Multiple Sclerosis: A Review with a Focus on Molecular Mechanisms,« Int J Mol Sci 13, no. 9 (2012): 11718–52. doi: 10.3390/ijms130911718. Epub 2012 Sep 18.

40. S. Conradi, et al., »Breastfeeding Is Associated with Lower Risk for Multiple Sclerosis,« Mult Scler 19, no. 5 (April 2013): 553–8. doi: 10.1177/1352458512459683. Epub 2012 Sep 4.

Kapitel 3

1. Zahlen für Europa finden sich in: David G. Blanchflower and Andrew J. Oswald, »Antidepressants and Age«, IZA DP No. 5785; Bonn, June 2011. Zugriff 30. September 2015. http://ftp.iza.org/dp5785.pdf. Vergleichszahlen des Autors für Amerika: Roni Caryn Rabin, »A Glut of Antidepressants,« The New York Times, August 12, 2013. Zugriff 30. September 2015. http://well.blogs.nytimes.com/2013/08/12/a-glut-of-antidepressants/?_r=0.

2. »Astounding Increase in Antidepressant Use by Americans – Harvard Health Blog.« Harvard Health Blog RSS. October 20, 2011. Zugriff 30. September 2015. http://www.health.harvard.edu/blog/astounding-increase-in-antidepressant-use-by-americans-201110203624.

3. »GNP – Gross National Product @ Countries of the World.« GNP – Gross National Product @ Countries of the World. Zugriff 30. September 2015. http://www.studentsoftheworld.info/infopays/rank/PNB2.html.

4. OECD, »Health at Glance«, London 2013

5. Kathryn Roethel, »Antidepressants – Nation's Top Prescription.« SFGate. November 13, 2012. Zugriff 30. September 2015. http://www.sfgate.com/health/article/Antidepressants-nation-s-top-prescription-4034392.php.

6. »REPORT: Turning Attention to ADHD.« Zugriff 30. September 2015. http://lab.express-scripts.com/insights/industry-updates/report-turning-attention-to-adhd.
Zahlen für Deutschland: T. G. Grobe u. a., Barmer GEK Arztreport 2013. Zugriff 30. September 2015.

http://presse.barmer-gek.de/barmer/web/Portale/Presseportal/Subportal/Pressein-formationen/Archiv/2013/130129-Arztreport-2013/PDF-Arztreport-2013.pdf.

7. »Depression (major Depressive Disorder).« Selective Serotonin Reuptake Inhibitors (SSRIs). Zugriff 30. September 2015. http://www.mayoclinic.org/diseases-conditions/depression/in-depth/ssris/art-20044825.

8. L. Desbonnet, et al., »The Probiotic Bifidobacteria infantis: An Assessment of Potential Antidepressant Properties in the Rat,« J Psychiatr Res 43, no. 2 (December 2008): 164–74. doi: 10.1016/j.jpsychires.2008.03.009. Epub 2008 May 5.

9. A. C. Bested, et al., »Intestinal Microbiota, Probiotics and Mental Health: From Metchnikoff to Modern Advances: Part II – Contemporary Contextual Research,« Gut Pathog 5, no. 1 (March 2013): 3. doi: 10.1186/1757-4749-5-3. Siehe auch: A. C. Bested, et al., »Intestinal Microbiota, Probiotics and Mental Health: From Metchnikoff to Modern Advances: Part III – Convergence Toward Clinical Trials,« Gut Pathog 5, no. 1 (March 16, 2013): 4. doi: 10.1186/1757-4749-5-4.

10. A. Ferrao, and J. E. Kilman, »Experimental Toxic Approach to Mental Illness,« Psychiatr Q 7 (1933): 115–153.

11. G. M. Khandaker, et al., »Association of Serum Interleukin 6 and C-reactive Protein in Childhood with Depression and Psychosis in Young Adult Life: A Population-based Longitudinal Study,« JAMA Psychiatry 71, no. 10 (October 2014): 1121–8. doi: 10.1001/jamapsychiatry.2014.1332.

12. Maria Almond, »Depression and Inflammation: Examining the Link,« Current Psychiatry 6, no. 12 (2013): 24–32.

13. E. Painsipp, et al., »Prolonged Depression-like Behavior Caused by Immune Challenge: Influence of Mouse Strain and Social Environment,« PLoS One 6, no. 6 (2011): e20719. doi: 10.1371/journal.pone.0020719. Epub 2011 Jun 6.

14. M. Udina, et al., »Interferon-induced Depression in Chronic Hepatitis C: A Systematic Review and Meta-analysis,« J Clin Psychiatry 73, no. 8 (August 2012): 1128–38. doi: 10.4088/JCP.12r07694.

15. N. Vogelzangs, et al., »Association of Depressive Disorders, Depression Characteristics and Antidepressant Medication with Inflammation,« Transl Psychiatry 2 (Feb 21, 2012): e79. doi: 10.1038/tp.2012.8.

16. E. Lopez-Garcia, et al., »Major Dietary Patterns Are Related to Plasma Concentrations of Markers of Inflammation and Endothelial Dysfunction,« Am J Clin Nutr 80, no. 4 (October 2004): 1029–35.

17. S. Liu, et al., »Relation Between a Diet with a High Glycemic Load and Plasma Concentrations of High-sensitivity C-reactive Protein in Middle-aged Women,« Am J Clin Nutr 75, no. 3 (March 2002): 492–8.

18. »Diabetes: What's the Connection between Diabetes and Depression: How Can I Cope If I Have Both?«, Mayo Clinic, January 12, 2015. Zugriff 30. September 2015. http://www.mayoclinic.org/diseases-conditions/diabetes/expert-answers/diabetes-and-depression/faq-20057904.

19. A. Pan, et al., »Bidirectional Association between Depression and Type 2 Diabetes Mellitus in Women,« Arch Intern Med 170, no. 21 (November 22, 2010): 1884–91. doi: 10.1001/archinternmed.2010.356.

20. F. S. Luppino, et al., »Overweight, Obesity, and Depression: A Systematic Review and Meta-analysis of Longitudinal Studies,« JAMA Psychiatry 67, no. 3 (March 2010).

21. M. Maes, et al., »The Gut-brain Barrier in Major Depression: Intestinal Mucosal Dysfunction with an Increased Translocation of LPS from Gram Negative Enterobacteria (Leaky Gut) Plays a Role in the Inflammatory Pathophysiology of Depression,« Neuro Endocrinol Lett 29, no. 1 (February 2008): 117–24. Die Abbildung auf Seite 103 beruht auf Daten aus dieser Studie.

22. Ebd.

23. A. C. Bested, et al., »Intestinal Microbiota, Probiotics and Mental Health: From Metchnikoff to Modern Advances: Part II – Contemporary Contextual Research,« Gut Pathog 5, no. 1 (March 2013): 3. doi: 10.1186/1757-4749-5-3.

24. A. Sanchez-Villegas, et al., »Association of the Mediterranean Dietary Pattern with the Incidence of Depression: The Seguimiento Universidad de Navarra/University of Navarra Follow-up (SUN) Cohort,« Arch Gen Psychiatry 66, no. 10 (October 2009): 1090–8. doi: 10.1001/archgenpsychiatry.2009.129.

25. A. C. Bested, et al., »Intestinal Microbiota, Probiotics and Mental Health: From Metchnikoff to Modern Advances: Part II – Contemporary Contextual Research,« Gut Pathog 5, no. 1 (March 2013): 3. doi: 10.1186/1757-4749-5-3.

26. M. E. Benros, et al., »Autoimmune Diseases and Severe Infections as Risk Factors for Mood Disorders: A Nationwide Study,« JAMA Psychiatry 70, no. 8 (August 2013): 812–20. doi: 10.1001/jamapsychiatry.2013.1111.

27. Sonia Shoukat and Thomas W. Hale, »Breastfeeding in Infancy May Reduce the Risk of Major Depression in Adulthood,« Texas Tech University Health Sciences Center, September 18, 2012. Zugriff 30. September 2015. http://www.infantrisk.com/content/breastfeeding-infancy-may-reduce-risk-major-depression-adulthood.

28. K. M. Neufeld, et al., »Reduced Anxiety-like Behavior and Central Neurochemical Change in Germ-free Mice,« Neurogastroenterol Motil 23, no. 3 (March 2011): 255–64, e119. doi: 10.1111/j.1365-2982.2010.01620.x. Epub 2010 Nov 5.

29. P. Bercik et al., »The Intestinal Microbiota Affect Central Levels of Brain-derived Neurotropic Factor and Behavior in Mice,« Gastroenterology 141, no. 2 (August 2011): 599–609, 609.e1–3. doi: 10.1053/j.gastro.2011.04.052. Epub 2011 Apr 30.

30. Carrie Arnold, »Gut Feelings: The Future of Psychiatry May Be Inside Your Stomach,« The Verge, August 21, 2013. Zugriff 30. September 2015. http://www.theverge.com/2013/8/21/4595712/gut-feelings-the-future-of-psychiatry-may-be-inside-your-stomach.

31. K. Tillisch, et al., »Consumption of Fermented Milk Product with Probiotic Modulates Brain Activity,« Gastroenterology 144, no. 7 (June 2013): 1394–401, 1401.e1–4. doi: 10.1053/j.gastro.2013.02.043. Epub 2013 Mar 6. Siehe auch: E. A. Mayer, et al., »Gut Microbes and the Brain: Paradigm Shift in Neuroscience,« J Neurosci 34, no. 46 (November 12, 2014): 15490–6. doi: 10.1523/JNEURO-SCI.3299-14.2014.

32. Rachel Champeau, »Changing Gut Bacteria through Diet Affects Brain Function, UCLA Study Shows,« UCLA Newsroom, May 28, 2013. Zugriff 30. September 2015. http://newsroom.ucla.edu/releases/changing-gut-bacteria-through-245617.

33. J. A. Foster and K. A. McVey, »Gut-brain Axis: How the Microbiome Influences Anxiety and Depression,« Trends Neurosci 36, no. 5 (May 2013): 305–12. doi: 10.1016/j.tins.2013.01.005. Epub 2013 Feb 4.

34. T. Vanuytsel, et al., »Psychological Stress and Corticotropin-releasing Hormone Increase Intestinal Permeability in Humans by a Mast Cell-dependent Mech-

anism,« Gut 63, no. 8 (August 2014): 1293–9. doi: 10.1136/gutjnl-2013-305690. Epub 2013 Oct 23.

35. N. Sudo, et al., »Postnatal Microbial Colonization Programs the Hypothalamic-pituitary-adrenal System for Stress Response in Mice,« J Physiol 558, Pt 1 (July 2004): 263–75. Epub 2004 May 7.

36. J. M. Kreuger and J. A. Majde, »Microbial Products and Cytokines in Sleep and Fever Regulation,« Crit Rev Immunol 14, no 3–4 (1994): 355–79.

37. J. Glaus, et al., »Associations between Mood, Anxiety or Substance Use Disorders and Inflammatory Markers after Adjustment for Multiple Covariates in a Population-based Study,« J Psychiatr Res 58 (November 2014): 36–45. doi: 10.1016/j.jpsychires.2014.07.012. Epub 2014 Jul 22.

A. E. Autry and L. M. Monteggia, »Brain-derived Neurotrophic Factor and Neuropsychiatric Disorders,« Pharmacol Rev 64, no. 2 (April 2012): 238–58. doi: 10.1124/pr.111.005108. Epub 2012 Mar 8.

J. Coplan, et al., »Persistent Elevations of Cerebrospinal Fluid Concentrations of Corticotropin-releasing Factor in Adult Nonhuman Primates Exposed to Early-life Stressors: Implications for the Pathophysiology of Mood and Anxiety Disorders,« Proc. Natl. Acad. Sci. USA, Vol. 93, pp. 1619–1623, February 1996. Zugriff 30. September 2015. http://www.ncbi.nlm.nih.gov/pmc/articles/PMC39991/pdf/pnas01508-0266.pdf.

A. C. Bested, et al., »Intestinal Microbiota, Probiotics and Mental Health: From Metchnikoff to Modern Advances: Part II – Contemporary Contextual Research,« Gut Pathog 5, no. 1 (March 2013): 3. doi: 10.1186/1757-4749-5-3.

38. »Anxiety Disorders.« NIMH RSS. Zugriff 30. September 2015. http://www.nimh.nih.gov/health/publications/anxiety-disorders/index.shtml?rf=53414.

39. J. A. Bravo, et al., »Ingestion of Lactobacillus Strain Regulates Emotional Behavior and Central GABA Receptor Expression in a Mouse via the Vagus Nerve,« Proc Natl Acad Sci USA 108, no. 38 (September 20, 2011): 16050–5. doi: 10.1073/pnas.1102999108. Epub 2011 Aug 29.

40. University College Cork. »Mind-altering Microbes: Probiotic Bacteria May Lessen Anxiety and Depression.« ScienceDaily. Zugriff 30. September 2015. www.sciencedaily.com/releases/2011/08/110829164601.htm.

41. K. Schmidt, et al., »Prebiotic Intake Reduces the Waking Cortisol Response and Alters Emotional Bias in Healthy Volunteers,« Psychopharmacology (Berl). 2014 Dec 3. [Elektronische Vorabveröffentlichung]

42. A. C. Bested, et al., »Intestinal Microbiota, Probiotics and Mental Health: From Metchnikoff to Modern Advances: Part II – Contemporary Contextual Research,« Gut Pathog 5, no. 1 (March 2013): 3. doi: 10.1186/1757-4749-5-3.

43. Barry Sears, »ADHD: An Inflammatory Condition,« Psychology Today, July 20, 2011. Zugriff 30. September 2015. http://www.psychologytoday.com/blog/in-the-zone/201107/adhd-inflammatory-condition.

44. T. G. Grobe u. a., Barmer GEK Artzreport 2014. Zugriff 30. September 2015. http://presse.barmer-gek.de/barmer/web/Portale/Presseportal/Subportal/Pressein-formationen/Archiv/2013/130129-Arztreport-2013/PDF-Arztreport-2013.pdf.

45. Alan Schwarz, »Thousands of Toddlers Are Medicated for A. D. H. D., Report Finds, Raising Worries,« The New York Times. May 16, 2014. Zugriff 30. September 2015. http://www.nytimes.com/2014/05/17/us/among-experts-scrutiny-of-attention-disorder-diagnoses-in-2-and-3-year-olds.html?_r=0.

46. KJ Dell-Antonia, »The New Inequality for Toddlers: Less Income; More Ritalin,« The New York Times, Motherlode, May 16, 1014. Zugriff 30. September 2015. http://parenting.blogs.nytimes.com/2014/05/16/the-new-inequality-for-toddlers-less-income-more-ritalin/.

47. T. Lempo, et al., »Altered Gene Expression in the Prefrontal Cortex of Young Rats Induced by the ADHD Drug Atomoxetine,« Prog Neuropsychopharmacol Biol Psychiatry 40 (January 10, 2013): 221–8. doi: 10.1016/j.pnpbp.2012.08.012. Epub 2012 Aug 30.

48. J. R. Burgess, et al., »Long-chain Polyunsaturated Fatty Acids in Children with Attention-deficit Hyperactivity Disorder,« Am J Clin Nutr 71, 1 Suppl (January 2000): 327S-30S.

49. Ebd.

50. E. A. Curran, et al., »Research Review: Birth by Caesarean Section and Development of Autism Spectrum Disorder and Attention-deficit/hyperactivity Disorder: A Systematic Review and Meta-analysis,« J Child Psychol Psychiatry (October 27, 2014); doi: 10.1111/jcpp.12351. [elektronische Vorabveröffentlichung]

51. C. McKeown, et al., »Association of Constipation and Fecal Incontinence with Attention-deficit/hyperactivity Disorder,« Pediatrics 132, no. 5 (November 2013): e1210-5. doi: 10.1542/peds.2013-1580. Epub 2013 Oct 21.

52. H. Niederhofer, »Association of Attention-deficit/hyperactivity Disorder and Celiac Disease: A Brief Report,« Prim Care Companion CNS Disord 13, no. 3 (2011). pii: PCC.10br01104. doi: 10.4088/PCC.10br01104

53. L. M. Pelsser, et al., »Effects of a Restricted Elimination Diet on the Behaviour of Children with Attention-deficit Hyperactivity Disorder (INCA study): A Randomised Controlled Trial,« Lancet 377, no. 9764 (February 5, 2011): 494–503. doi: 10.1016/S0140-6736(10)62227-1.

54. R. A. Edden, et al., »Reduced GABA Concentration in Attention-deficit/hyperactivity Disorder,« Arch Gen Psychiatry 69, no. 7 (July 2012):750–3. doi: 10.1001/archgenpsychiatry.2011.2280.

55. E. Barrett, et al., »$gamma$-Aminobutyric Acid Production by Culturable Bacteria from the Human Intestine,« J Appl Microbiol 113, no. 2 (August 2012): 411–7. doi: 10.1111/j.1365-2672.2012.05344.x. Epub 2012 Jun 15.

56. J. Luo, et al., »Ingestion of Lactobacillus Strain Reduces Anxiety and Improves Cognitive Function in the Hyperammonemia Rat,« Sci China Life Sci 57, no. 3 (March 2014): 327–35. doi: 10.1007/s11427-014-4615-4. Epub 2014 Feb 19. M. Messaoudi, et al., »Assessment of Psychotropic-like Properties of a Probiotic Formulation (Lactobacillus helveticus R0052 and Bifidobacterium longum R0175) in Rats and Human Subjects,« Br J Nutr 105, no. 5 (March 2011): 755–64. doi: 10.1017/S0007114510004319. Epub 2010 Oct 26.

57. »Impulsive Versus Controlled Men: Disinhibited Brains and Disinhibited Behavior,« Press Release, Elsevier, November 3, 2011. Zugriff 30. September 2015. http://www.elsevier.com/about/press-releases/research-and-journals/impulsive-versus-controlled-men-disinhibited-brains-and-disinhibited-behavior. Siehe auch: D. J. Hayes, et al., »Brain gamma-aminobutyric Acid: A Neglected Role in Impulsivity,« Eur J Neurosci 39, no. 11 (June 2014): 1921–32. doi: 10.1111/ejn.12485. Epub 2014 Jan 27. Zugriff 30. September 2015. http://www.neuroscientist.ca/2014.hayes.ejn.pdf.

58. A. Draper, et al., »Increased GABA Contributes to Enhanced Control Over Motor Excitability in Tourette Syndrome,« Curr Biol 24, no. 19 (October 6, 2014): 2343–7. doi: 10.1016/j.cub.2014.08.038. Epub 2014 Sep 25. Siehe auch: A. Lerner, et al., »Widespread Abnormality of the gamma-aminobutyric Acid-ergic System in Tourette Syndrome,« Brain 135, Pt 6 (June 2012): 1926–36. doi: 10.1093/brain/aws104. Epub 2012 May 10.

59. K. L. Harding, et al., »Outcome-based Comparison of Ritalin versus Food-supplement Treated Children with AD/HD,« Altern Med Rev 8, no. 3 (August 2003): 319–30. Zugriff 30. September 2015. http://www.adhdinfocentre.com/~~~ItemLink~~~/ritalin_2/Outcome-Based%20Comparison%20of%20Ritalin%20versus%20Food-Supplement%20Treated%20Children%20with%20ADHD.pdf.

60. P. M. Kidd, »Attention Deficit/hyperactivity Disorder (ADHD) in Children: Rationale for its Integrative Management,« Altern Med Rev 5, no. 5 (October 2000): 402–28.

61. L. J. Stevens, et al., »Dietary Sensitivities and ADHD Symptoms: Thirty-five Years of Research,« Clin Pediatr (Phila) 50, no. 4 (April 2011): 279–93. doi: 10.1177/0009922810384728. Epub 2010 Dec 2.

Kapitel 4

1. »Obesity.« WHO. Zugriff 30. September 2015. http://www.who.int/topics/obesity/en/.

2. »An Epidemic of Obesity: U. S. Obesity Trends.« The Nutrition Source. Zugriff 30. September 2015. http://www.hsph.harvard.edu/nutritionsource/an-epidemic-of-obesity/.

3. »Jeder zweite Erwachsene in Deutschland hat Übergewicht«, Pressemitteilung des Statistischen Bundesamtes, 2014. Zugriff 30. September 2015. https://www.destatis.de/DE/PresseService/Presse/Pressemitteilungen/2014/11/PD14_386_239pdf.pdf;jsessionid=83B537AF12B2D3B74799BE4482E5D635.cae1?__blob=publicationFile.

4. »Obesity and Overweight.« WHO. Zugriff 30. September 2015. http://www.who.int/mediacentre/factsheets/fs311/en/.

5. F. De Vadder, et al., »Microbiota-generated Metabolites Promote Metabolic Benefits via Gut-brain Neural Circuits,« Cell 156, no. 1–2 (January 16, 2014): 84–96. doi: 10.1016/j.cell.2013.12.016. Epub 2014 Jan 9.

6. C. De Filippo, et al., »Impact of Diet in Shaping Gut Microbiota Revealed by a Comparative Study in Children from Europe and Rural Africa,« Proc Natl Acad Sci USA 107, no. 33 (August 17, 2010): 14691–6. doi: 10.1073/pnas.1005963107. Epub 2010 Aug 2. Die Abbildungen auf Seite 129 und 131 beruhen auf Daten aus dieser Studie.

7. Ebd. Siehe auch: Helen Pearson, »Fat People Harbor ›Fat‹ Microbes,« Nature, December 20, 2006. Zugriff 30. September 2015. http://www.nature.com/news/2006/061218/full/news061218-6.html.

8. M. A. O'Malley and K. Stotz, »Intervention, Integration and Translation in Obesity Research: Genetic, Developmental and Metaorganismal Approaches,« Philos Ethics Humanit Med 6 (January 2011): 2. doi: 10.1186/1747-5341-6-2.

9. H. D. Holscher, et al., »Fiber Supplementation Influences Phylogenetic Structure and Functional Capacity of the Human Intestinal Microbiome: Follow-up of a

Randomized Controlled Trial,« Am J Clin Nutr 101, no. 1 (January 2015): 55–64. doi: 10.3945/ajcn.114.092064. Epub 2014 Nov 12.

10. C. De Filippo, et al., »Impact of Diet in Shaping Gut Microbiota Revealed by a Comparative Study in Children from Europe and Rural Africa,« Proc Natl Acad Sci USA 107, no. 33 (August 17, 2010): 14691–6. Siehe auch: H. Tilg and A. Kaser, »Gut Microbiome, Obesity, and Metabolic Dysfunction,« J Clin Invest 121, no. 6 (June 2011): 2126–32. doi: 10.1172/JCI58109. Epub 2011 Jun 1.

11. P. J. Turnbaugh, et al., »An Obesity-associated Gut Microbiome with Increased Capacity for Energy Harvest,« Nature 444, no. 7122 (December 21, 2006): 1027–31.

12. J. Gerritsen et al., »Intestinal Microbiota in Human Health and Disease: The Impact of Probiotics,« Genes Nutr 7, no. 3 (August 2011): 209–40. doi: 10.1007/s12263-011-0229-7. Epub 2011 May 27.
Claudia Wallis, »How Gut Bacteria Help Make Us Fat and Thin,« Scientific American 310, Issue 6, June 1, 2014. Zugriff 30. September 2015. http://www.scientific-american.com/article/how-gut-bacteria-help-make-us-fat-and-thin/.

13. »Cleveland Clinic Research Shows Gut Bacteria Byproduct Impacts Heart Failure.« Cleveland Clinic. Zugriff 30. September 2015.http://my.clevelandclinic.org/about-cleveland-clinic/newsroom/releases-videos-newsletters/2014-10-27-cleveland-clinic-research-shows-gut-bacteria-byproduct-impacts-heart-failure..

14. C. N. Lumeng and A. R. Saltiel, »Inflammatory Links between Obesity and Metabolic Disease,« J Clin Invest 121, no. 6 (June 2011): 2111–7. doi: 10.1172/JCI57132. Epub 2011 Jun 1.

15. H. Yang, et al., »Obesity Increases the Production of Proinflammatory Mediators from Adipose Tissue T Cells and Compromises TCR Repertoire Diversity: Implications for Systemic Inflammation and Insulin Resistance,« J Immunol 185, no. 3 (August 1, 2010): 1836–45. doi: 10.4049/jimmunol.1000021. Epub 2010 Jun 25.

16. W. Jagust, et al., »Central Obesity and the Aging Brain,« Arch Neurol 62, no. 10 (October 2005): 1545–8.

17. S. Debette, et al., »Visceral Fat Is Associated with Lower Brain Volume in Healthy Middle-aged Adults,« Ann Neurol 68, no. 2 (August 2010): 136–44. doi: 10.1002/ana.22062.

18. R. Schmidt, et al., »Early Inflammation and Dementia: A 25-Year Follow-Up of the Honolulu-Asia Aging Study,« Ann Neurol 52, no. 2 (August 2002): 168–74. Siehe auch: Joseph Rogers, »High-Sensitivity C-Reactive Protein: an Early Marker of Alzheimer's?« NEJM Journal Watch, October 11, 2002.

19. National Diabetes Statistics Report, 2014. Zugriff 30. September 2015. http://www.cdc.gov/diabetes/pubs/statsreport14/national-diabetes-report-web.pdf.

20. Deutscher Gesundheitsbericht Diabetes 2014, diabetesDE –Deutsche Diabetes-Hilfe, Berlin 2014. Zugriff 30. September 2015. http://www.diabetesde.org/fileadmin/users/Patientenseite/PDFs_und_TEXTE/Infomaterial/Gesundheitsbericht_2014_kl.pdf.

21. R. S. Kootte, et al., »The Therapeutic Potential of Manipulating Gut Microbiota in Obesity and Type 2 Diabetes Mellitus,« Diabetes Obes Metab 14, no. 2 (February 2012): 112–20. doi: 10.1111/j.1463-1326.2011.01483.x. Epub 2011 Nov 22.

22. P. J. Turnbaugh, et al., »An Obesity-associated Gut Microbiome with Increased Capacity for Energy Harvest,« Nature 444, no. 7122 (December 21, 2006): 1027–31.

23. V. K. Ridaura, et al., »Gut Microbiota from Twins Discordant for Obesity Modulate Metabolism in Mice,« Science 341, no. 6150 (September 6, 2013): 1241214. doi: 10.1126/science.1241214.

24. Claudia Wallis, »How Gut Bacteria Help Make Us Fat and Thin,« Scientific American 310, Issue 6, June 1, 2014. Zugriff 30. September 2015. http://www.scientificamerican.com/article/how-gut-bacteria-help-make-us-fat-and-thin/.

25. T. Poutahidis, et al., »Microbial Reprogramming Inhibits Western Diet-Associated Obesity,« PLoS One 8, no. 7 (July 10, 2013): e68596. doi: 10.1371/journal.pone.0068596. Print 2013.

26. G. A. Bray, et al., »Consumption of High-Fructose Corn Syrup in Beverages May Play a Role in the Epidemic of Obesity,« Am J Clin Nutr 79, no. 4, (April 2004): 537–43.

27. A. Abbott, »Sugar Substitutes Linked to Obesity,« Nature 513, no. 7518 (September 18, 2014): 290. doi: 10.1038/513290a.

28. K. K. Ryan, et al., »FXR Is a Molecular Target for The Effects of Vertical Sleeve Gastrectomy,« Nature 509, no. 7499 (May 8, 2014): 183–8. doi: 10.1038/nature13135. Epub 2014 Mar 26.

29. S. F. Clarke, et al., »Exercise and Associated Dietary Extremes Impact on Gut Microbial Diversity,« Gut 63, no. 12 (December 2014): 1913–20. doi: 10.1136/gutjnl-2013-306541. Epub 2014 Jun 9.

30. M. C. Arrieta, et al., »The Intestinal Microbiome in Early Life: Health and Disease,« Front Immunol 5 (September 5, 2014): 427. doi: 10.3389/fimmu.2014.00427. eCollection 2014.

31. »Early Antibiotic Exposure Leads to Lifelong Metabolic Disturbance in Mice,« News Release, NUY Langone Medical Center, August 14, 2014. Zugriff 30. September 2015. http://communications.med.nyu.edu/media-relations/news/early-antibiotic-exposure-leads-lifelong-metabolic-disturbances-mice. Siehe auch: L. M. Cox, et al., »Altering the Intestinal Microbiota During a Critical Developmental Window Has Lasting Metabolic Consequences,« Cell 158, no. 4 (August 14, 2014): 705–21. doi: 10.1016/j.cell.2014.05.052.

32. Claudia Wallis, »How Gut Bacteria Help Make Us Fat and Thin,« Scientific American 310, Issue 6, June 1, 2014. Zugriff 30. September 2015. http://www.scientificamerican.com/article/how-gut-bacteria-help-make-us-fat-and-thin/.

33. Blaser Lab Group. Zugriff 30, September 2015. http://www.med.nyu.edu/medicne/labs/blaserlab/.

Kapitel 5

1. Melissa Pandika, »Autism's Gut-Brain Connection«, National Geographic online, November 14, 2014. Zugriff 30. September 2015. http://news.nationalgeographic.com/news/2014/11/141114-autism-gut-brain-probiotic-research-biology-medicine-bacteria/.

2. »Was ist Autismus?« Autismus Deutschland e. V., Bundesverband zur Förderung von Menschen mit Autismus, Hamburg. Zugriff 30. September 2015. http://www.autismus.de/was-ist-autismus.html.

3. »Autism Spectrum Disorder.« Centers for Disease Control and Prevention. January 2, 2015. Zugriff 30. September 2015. http://www.cdc.gov/ncbddd/autism/index.html.

4. Autism Speaks. »Largest Ever Autism Genome Study Finds Most Siblings Have Different Autism-Risk Genes,« Science Daily, January 26, 2015. Zugriff 30. September 2015. www.sciencedaily.com/releasis/2015/01/150126124604.htm.

5. Stephen W. Scherer et al. »Whole-genome Sequencing of Quartet Families with Autism Spectrum Disorder,« Nature Medicine, 2015; doi: 10.1038/nm.3792.

6. Die Grafik auf Seite 154 basiert auf Daten von CDC und NIH. Erstellt wurde sie von Joanne Marcinek und veröffentlicht auf http://joannemarcinek.com/autism-spectrum-disorder-incidence-rates/ (Zugriff 30. September 2015)

7. F. Godiee, et al., »Wakefield's Article Linking MMR Vaccine and Autism Was Fraudulent,« BMJ 342 (January 5, 2011): c7452. doi: 10.1136/bmj.c7452.

8. Melinda Wenner Moyer, »Gut Bacteria May Play a Role in Autism,« Scientific American Mind Volume 25, Issue 5, August 14, 2014. Zugriff 30. September 2015. http://www.scientificamerican.com/article/gut-bacteria-may-play-a-role-in-autism/.

9. H. M. Parracho, et al., »Differences between the Gut Microflora of Children with Autistic Spectrum Disorders and that of Healthy Children,« J Med Microbiol 54, Pt 10 (October 2005): 987–91.

10. Sarah Deweerdt, »New Gene Studies Suggests There Are Hundreds of Kinds of Autism,« Wired November 25, 2014. Zugriff 30. September 2015. http://www.wired.com/2014/11/autism-genetics/.
»Scientists Implicate More Than 100 Genes In Causing Autism,« NPR, October 29, 2014. Zugriff 30. September 2015. http://www.npr.org/blogs/health/2014/10/29/359818102/scientists-implicate-more-than-100-genes-in-causing-autism.

11. P. Gorrindo, et al., »Gastrointestinal Dysfunction in Autism: Parental Report, Clinical Evaluation, and Associated Factors,« Autism Res 5, no. 2 (April 2012): 101–8. doi: 10.1002/aur.237.

12. L. de Magistris, et al., »Alterations of the Intestinal Barrier in Patients with Autism Spectrum Disorders and in Their First-degree Relatives,« J Pediatr Gastroenterol Nutr 51, no. 4 (October 2010): 418–24. doi: 10.1097/MPG.0b013e3181dcc4a5.

13. E. Emanuele, et al., »Low-grade Endotoxemia in Patients with Severe Autism,« Neurosci Lett 471, no. 3 (March 8, 2010): 162–5. doi: 10.1016/j.neulet.2010.01.033. Epub 2010 Jan 25. Die Abbildung auf Seite 164 basiert auf Daten aus dieser Studie.

14. J. F. White, »Intestinal Pathophysiology in Autism,« Exp Biol Med (Maywood) 228, no. 6 (June 2003): 639–49.

15. J. G. Mulle, et al., »The Gut Microbiome: A New Frontier in Autism Research,« Curr Psychiatry Rep 15, no. 2 (February 2013): 337. doi: 10.1007/s11920-012-0337-0.

16. S. M. Finegold, et al., »Gastrointestinal Microflora Studies in Late-onset Autism,« Clin Infect Dis 35, Suppl 1 (September 1, 2002): S6-S16.
H. M. Parracho, et al., »Differences between the Gut Microflora of Children with Autistic Spectrum Disorders and that of Healthy Children,« J Med Microbiol 54, Pt 10 (October 2005): 987–91.

17. R. H. Sandler, et al., »Short-term Benefit from Oral Vancomycin Treatment of Regressive-onset Autism,« J Child Neurol 15, no. 7 (July 2000): 429–35.
Website von Dr. Sydney M. Finegold. Zugriff 30. September 2015. http://bacteriaandautism.com/.

18. R. H. Sandler, et al., »Short-term Benefit from Oral Vancomycin Treatment of Regressive-onset Autism,« J Child Neurol 15, no. 7 (July 2000): 429–35.

19. Website von Dr. Sydney M. Finegold. Zugriff 30. September 2015. http://bacteria-andautism.com/.

20. S. M. Finegold, et al., »Gastrointestinal Microflora Studies in Late-onset Autism,« Clin Infect Dis 35, Suppl 1 (September 1, 2002): S6-S16.

21. Dr. Derrick MacFabe. Zugriff 30. September 2015. http://www.psychology.uwo.ca/autism/.

22. D. F. MacFabe, »Short-chain Fatty Acid Fermentation Products of the Gut Microbiome: Implications in Autism Spectrum Disorders,« Microb Ecol Health Dis 23 (August 24, 2012) doi: 10.3402/mehd.v23i0.19260. eCollection 2012.

23. S. J. James, et al., »Cellular and Mitochondrial Glutathione Redox Imbalance in Lymphoblastoid Cells Derived from Children with Autism,« FASEB J 23, no. 8 (August 2009): 2374-83. doi: 10.1096/fj.08-128926. Epub 2009 Mar 23.

24. A. M. Aldbass, et al., »Protective and Therapeutic Potency of N-acetyl-cysteine on Propionic Acid-induced Biochemical Autistic Features in Rats,« J Neuroinflammation 10 (March 27, 2013): 42. doi: 10.1186/1742-2094-10-42.

25. A. Y. Hardan, et al., »A Randomized Controlled Pilot Trial of Oral N-acetylcysteine in Children with Autism,« Biol Psychiatry 71, no 11 (June 1, 2012): 956–61. doi: 10.1016/j.biopsych.2012.01.014. Epub 2012 Feb 18.

26. E. Y. Hsiao, et al., »Microbiota Modulate Behavioral and Physiological Abnormalities Associated with Neurodevelopmental Disorders,« Cell 155, no. 7 (December 19, 2013): 1451–63. doi: 10.1016/j.cell.2013.11.024. Epub 2013 Dec 5. Siehe auch: E. Y. Hsiao, et al., »Maternal Immune Activation Yields Offspring Displaying Mouse Versions of the Three Core Symptoms of Autism,« Brain Behav Immun 26, no. 4 (May 2012): 607–16. doi: 10.1016/j.bbi.2012.01.011. Epub 2012 Jan 30.

27. R. E. Frye and D. A. Rossignol, »Mitochondrial Dysfunction Can Connect the Diverse Medical Symptoms Associated with Autism Spectrum Disorders,« Pediatr Res 69, no. 5 Pt 2 (May 2011): 41R-7R. doi: 10.1203/PDR.0b013e318212fl6b.

28. P. F. Chinnery, »Mitochondrial Disorders Overview,« GeneReviews [Internet] R. A. Pagon, et al., editors. Seattle (WA): University of Washington, Seattle; 1993–2015.

29. C. Giulivi, et al., »Mitochondrial Dysfunction in Autism,« JAMA 304, no. 21 (December 1, 2010): 2389–96. doi: 10.1001/jama.2010.1706.

30. University of California – Davis Health System. »Children with Autism Have Mitochondrial Dysfunction, Study Finds.« ScienceDaily. Zugriff 30. September 2015. www.sciencedaily.com/releases/2010/11/101130161521.htm.

Kapitel 6

1. K. Brown, et al., »Diet-induced Dysbiosis of the Intestinal Microbiota and the Effects on Immunity and Disease,« Nutrients 4, no 8 (August 2012): 1095–119. Epub 2012 Aug 21.

2. J. Suez, et al., »Artificial Sweeteners Induce Glucose Intolerance by Altering the Gut Microbiota,« Nature 514, no. 7521 (October 9, 2014): 181–6. doi: 10.1038/nature13793. Epub 2014 Sep 17.

3. G. Fagherazzi, et al., »Consumption of Artificially and Sugar-sweetened Beverages and Incident Type 2 Diabetes in the Etude Epidemiologique aupres des femmes de la Mutuelle Generale de l'Education Nationale-European Prospective Investigation into Cancer and Nutrition Cohort,« Am J Clin Nutr 97, no. 3 (March 2013):

517–23. doi: 10.3945/ajcn.112.050997. Epub 2013 Jan 30. Die Abbildung auf Seite 188 beruht auf Daten aus dieser Studie.

4. K. Kavanagh, et al., »Dietary Fructose Induces Endotoxemia and Hepatic Injury in Calorically Controlled Primates,« Am J Clin Nutr 98, no. 2 (August 2013): 349–57. doi: 10.3945/ajcn.112.057331.

5. S. Drago, et al., »Gliadin, Zonulin and Gut Permeability: Effects on Celiac and Non-celiac Intestinal Mucosa and Intestinal Cell Lines,« Scand J Gastroenterol 41, no. 4 (April 2006): 408–19.

6. A. Alaedini, et al., »Immune Cross-reactivity in Celiac Disease: Anti-gliadin Antibodies Bind to Neuronal Synapsin I,« J Immunol 178, no. 10 (May 15, 2007): 6590–5.

7. J. Visser, et al., »Tight Junctions, Intestinal Permeability, and Autoimmunity: Celiac Disease and Type 1 Diabetes Paradigms,« Ann N Y Acad Sci 1165 (May 2009): 195–205. doi: 10.1111/j.1749-6632.2009.04037.x.
    A. Fasano, »Zonulin and its Regulation of Intestinal Barrier Function: The Biological Door to Inflammation, Autoimmunity, and Cancer,« Physiol Rev 91, no. 1 (January 2011): 151–75. doi: 10.1152/physrev.00003.2008.

8. M. M. Leonard and B. Vasagar, »US Perspective on Gluten-related Diseases,« Clin Exp Gastroenterol 7 (Janaury 24, 2014): 25–37. doi: 10.2147/CEG.S54567. eCollection 2014.

9. K. Brown, et al., »Diet-induced Dysbiosis of the Intestinal Microbiota and the Effects on Immunity and Disease,« Nutrients 4, no. 8 (August 2012): 1095–119. Epub 2012 Aug 21.

10. E. V. Marietta, et al., »Low Incidence of Spontaneous Type 1 Diabetes in Nonobese Diabetic Mice Raised on Gluten-free Diets Is Associated with Changes in the Intestinal Microbiome,« PLoS One 8, no. 11 (November 2013): e78687. doi: 10.1371/journal.pone.0078687. eCollection 2013.

11. D. P. Funda, et al., »Prevention or Early Cure of Type 1 Diabetes by Intranasal Administration of Gliadin in NOD Mice,« PLoS One 9, no. 4 (April 11, 2014): e94530. doi: 10.1371/journal.pone.0094530. eCollection 2014.

12. K. Vandepoele and Y. Van de Peer, »Exploring the Plant Transcriptome through Phylogenetic Profiling,« Plant Physiol. 2005 Jan;137(1): 31–42.

Kapitel 7

1. The Centers for Disease Control and Prevention: www.cdc.gov. Zahlen für Deutschland, Zugriff 30. September 2015: https://faktencheck-gesundheit.de/de/faktenchecks/antibiotika/ergebnis-ueberblick/.

2. »WHO's First Global Report on Antibiotic Resistance Reveals Serious, Worldwide Threat to Public Health.« WHO. Zugriff 30. September 2015. http://www.who.int/mediacentre/news/releases/2014/amr-report/en/.

3. »Penicillin,« Alexander Fleming's Nobel Lecture, December 11, 1945. Zugriff 30. September 2015. http://www.nobelprize.org/nobel_prizes/medicine/laureates/1945/fleming-lecture.pdf.

4. The Centers for Disease Control and Prevention. Zugriff 30. September 2015. http://www.cdc.gov/drugresistance/.

5. F. Francois, et al., »The Effect of H. Pylori Eradication on Meal-associated Changes in Plasma Ghrelin and Leptin,« BMC Gastroenterol 11 (April 14, 2011): 37. doi: 10.1186/1471-230X-11-37.

6. Die Abbildung auf Seite 204 stützt sich auf James Byrnes Blogbeitrag »Disease Prone« in ScientificAmerican.com auf http://blogs.scientificamerican.com/disease-prone/files/2011/11/ABx-use-graph.png. (Zugriff 30. September 2015)

7. David Kessler, »Antibiotics and Meat We Eat,« The New York Times, The Opinion Page, A27, March 27, 2013. Zugriff 30. September 2015. http://www.nytimes.com/2013/03/28/opinion/antibiotics-and-the-meat-we-eat.html.

8. Ebd.

9. C. J. Hildreth, et al., »JAMA Patient Page. Inappropriate Use of Antibiotics,« JAMA 302, no. 7 (August 19, 2009): 816. doi: 10.1001/jama.302.7.816.

10. C. M. Velicer, et al., »Antibiotic Use in Relation to the Risk of Breast Cancer,« JAMA 291, no. 7 (February 18, 2004): 827–35. Die Abbildung auf Seite 207 basiert auf Daten aus dieser Studie.

11. R. F. Schwabe and C. Jobin, »The Microbiome and Cancer,« Nat Rev Cancer 13, no. 11 (November 2013): 800–12. doi: 10.1038/nrc3610. Epub 2013 Oct 17.

12. U. S. Food and Drug Administration, »FDA Drug Safety Communication: Azithromycin (Zithromax or Zmax) and the Risk of Potentially Fatal Heart Rhythms.« Zugriff 30. September 2015. http://www.fda.gov/Drugs/DrugSafety/ucm341822.htm.

13. Michael O'Riordan, »Cardiac Risks with Antibiotics Azithromycin, Levofloxacin Supported by VA Data,« Medscape, March 10, 2014. Zugriff 30. September 2015. http://www.medscape.com/viewarticle/821697.

14. T. R. Coker, et al., »Diagnosis, Microbial Epidemiology, and Antibiotic Treatment of Acute Otitis Media in Children: A Systematic Review,« JAMA 304, no. 19 (November 17, 2010): 2161–9. doi: 10.1001/jama.2010.1651.

15. E. F. Berbari, et al., »Dental Procedures as Risk Factors for Prosthetic Hip or Knee Infection: A Hospital-based Prospective Case-control Study,« Clin Infect Dis 50, no. 1 (January 1, 2010): 8–16. doi: 10.1086/648676.

16. Kathleen Doheny, »Birth Control Pills, HRT Tied to Digestive Ills,« Health-Day, May 21, 2012. Zugriff 30. September 2015. http://consumer.healthday.com/women-s-health-information-34/birth-control-news-62/birth-control-pills-hrt-tied-to-digestive-ills-664939.html.

17. H. Khalili, et al., »Oral Contraceptives, Reproductive Factors and Risk of Inflammatory Bowel Disease,« Gut 62, no. 8 (August 2013): 1153–9. doi: 10.1136/gutjnl-2012-302362. Epub 2012 May 22.

18. Dr. Kelly Brogan. Zugriff 30. September 2015. http://www.kellybroganmd.com. .

19. K. Andersen, et al., »Do Nonsteroidal Anti-inflammatory Drugs Decrease the Risk for Alzheimer's Disease? The Rotterdam Study,« Neurology 45, no. 8 (August 1995): 1441–5.

20. J. M. Natividad, et al., »Host Responses to Intestinal Microbial Antigens in Gluten-sensitive Mice,« PLoS One 4, no. 7 (July 31, 2009): e6472. doi: 10.1371/journal.pone.0006472.

21. The Environmental Working Group. Zugriff 30. September 2015. http://www.ewg.org.

22. The Environmental Protection Agency. Zugriff 30. September 2015. http://www.epa.gov.

23. The Environmental Working Group. Zugriff 30. September 2015. http://www.ewg.org.

24. H. S. Lee, et al., »Associations Among Organochlorine Pesticides, Methanobacteriales, and Obesity in Korean Women,« PLoS One 6, no. 11 (2011): e27773. doi: 10.1371/journal.pone.0027773. Epub 2011 Nov 17.

25. Zugriff 30. September 2015. http://www.historyofwaterfilters.com/use-of-chlorine.html.

26. »Basic Information about Disinfectants in Drinking Water: Chloramine, Chlorine and Chlorine Dioxide.« Offizielle Website der EPA (United States Environmental Protection Agency), Stand 13. Dezember 2013. Zugriff 30. September 2015. http://water.epa.gov/drink/contaminants/basicinformation/disinfectants.cfm. »Liste der Aufbereitungsstoffe und Desinfektionsverfahren gemäß § 11 Trinkwasserverordnung 2001, 17. Änderung (Stand: November 2012)«, Umweltbundesamt; S. 25. Zugriff 30. September 2015. https://www.umweltbundesamt.de/sites/default/files/medien/481/dokumente/17_aenderung_aufbereitungsstoffe_desinfektionsverfahren_11_trinkwv_11_2012.pdf.

27. »Global Water Soluble Fertilizers Market, By Types (Nitrogenous, Phosphatic, Potassic, Micronutrients), Applications (Fertigation, Foliar Application), Crop Types (Field, Horticultural, Turf & Ornamentals) & Geography – Trends & Forecasts to 2017,« PR Newswire, March 6, 2013. Zugriff 30. September 2015. http://www.prnewswire.com/news-releases/global-water-soluble-fertilizers-market-by-types-nitrogenous-phosphatic-potassic-micronutrients-applications-fertigation-foliar-application-crop-types-field-horticultural-turf--ornamentals--geography---trends--f-195525101.html.

28. S. Seneff and A. Samsel, »Glyphosate, Pathways to Modern Diseases II: Celiac Sprue and Gluten Intolerance,« Interdiscip Toxicol 6, no. 4 (December 2013): 159–84. doi: 10.2478/intox-2013-0026. Zugriff 30. September 2015. www.intertox.sav.sk & www.versita.com/it. Die Abbildung auf Seite 221 ist dem veröffentlichten Beitrag entnommen (Copyright © 2013 SETOX & IEPT, SASc.), der als Open-Access- Artikel gemäß den Bestimmungen der Creative Commons Attribution License (http://creativecommons.org/licenses/by/2.0) verfügbar ist.

29. Ebd.

30. »Where GMOs Hide in Your Food,« Consumer Reports, October 2014. Zugriff 30. September 2015. www.ConsumerReports.org/cro/gmo1014.

Kapitel 8

1. Die offizielle Seite des Nobelpreises, Zugriff 30. September 2015. http://www.nobelprize.org/nobel_prizes/medicine/laureates/1908/mechnikov-bio.html. G. W. Tannock, »A Special Fondness for Lactobacilli,« Appl Environ Microbiol 70, no. 6 (June 2004): 3189–94.

2. P. K. Elias, et al., »Serum Cholesterol and Cognitive Performance in the Framingham Heart Study,« Psychosom Med 67, no. 1 (Jan-Feb 2005): 24–30.

3. M. Mulder, et al., »Reduced Levels of Cholesterol, Phospholipids, and Fatty Acids in Cerebrospinal Fluid of Alzheimer Disease Patients Are Not Related to Apolipoprotein E4,« Alzheimer Dis Assoc Disord 12, no. 3 (September 1998): 198–203.

4. C. B. Ebbeling, et al., »Effects of Dietary Composition on Energy Expenditure During Weight-loss Maintenance,« JAMA 307, no. 24 (June 27, 2012): 2627–34. doi: 10.1001/jama.2012.6607.

5. S. Moco, F. P. Martin, and S. Rezzi, »Metabolomics View on Gut Microbiome Modulation by Polyphenol-rich Foods,« J Proteome Res 11, no. 10 (October 5, 2012): 4781–90. doi: 10.1021/pr300581s. Epub 2012 Sep 6.

6. F. Cardona, et al., »Benefits of Polyphenols on Gut Microbiota and Implications in Human Health,« J Nutr Biochem 24, no. 8 (August 2013): 1415–22. doi: 10.1016/j. jnutbio.2013.05.001.

7. D. C. Vodnar and C. Socaciu, »Green Tea Increases the Survival Yield of Bifidobacteria in Simulated Gastrointestinal Environment and During Refrigerated Conditions,« Chem Cent J 6, no. 1 (June 22, 2012): 61. doi: 10.1186/1752-153X-6-61.

8. G. Desideri, et al., »Benefits in Cognitive Function, Blood Pressure, and Insulin Resistance through Cocoa Flavanol Consumption in Elderly Subjects with Mild Cognitive Impairment: The Cocoa, Cognition, and Aging (CoCoA) Study,« Hypertension 60, no. 3 (September 2012): 794–801. doi: 10.1161/HYPERTENSION-AHA.112.193060. Epub 2012 Aug 14.

9. S. T. Francis, et al., »The Effect of Flavanol-Rich Cocoa on the fMRI Response to a Cognitive Task in Healthy Young People,« J Cardiovasc Pharmacol 47, Suppl 2 (2006): S215–20.
»Drinking Cocoa Boosts Cognition and Blood Flow in the Brain,« Tufts University Health & Nutrition Letter, November 2013. Zugriff 30. September 2015. http:// www.nutritionletter.tufts.edu/issues/9_11/current-articles/Drinking-Cocoa-Boosts-Cognition-and-Blood-Flow-in-the-Brain_1270-1.html.

10. M. Clemente-Postigo, et al., »Effect of Acute and Chronic Red Wine Consumption on Lipopolysaccharide Concentrations,« Am J Clin Nutr 97, no. 5 (May 2013): 1053–61. doi: 10.3945/ajcn.112.051128. Epub 2013 Apr 10.

11. J. Slavin, »Fiber and Prebiotics: Mechanisms and Health Benefits,« Nutrients 5, no. 4 (April 22, 2013): 1417–35. doi: 10.3390/nu5041417.

12. Ebd.

13. R. J. Colman, et al., »Caloric Restriction Delays Disease Onset and Mortality in Rhesus Monkeys,« Science 325, no. 5937 (July 10, 2009): 201–4. doi: 10.1126/science.1173635.
Jessica Firger, »Calorie-restricted Diet May Help Keep the Mind Sharp,« CBS News, November 18, 2014. Zugriff 30. September 2015. http://www.cbsnews.com/news/calorie-restricted-diet-may-slow-aging-cognitive-mental-decline/.

14. C. Zhang, et al., »Structural Modulation of Gut Microbiota in Life-long Calorie-restricted Mice,« Nat Commun 4 (2013): 2163. doi: 10.1038/ncomms3163.

Kapitel 9

1. A. G. Ludolph, V. Roessner, A. Münchau, K. Müller-Vahl, »Tourette-Syndrom und andere Tic-Störungen in Kindheit, Jugend und Erwachsenenalter«, Dtsch. Ärztebl. Int 2012; 109(48: 821–8; doi: 10.3238/arztebl.2012.0821

2. P. Ducrotte, P. Sawant, and V. Jayanthi, »Clinical Trial: Lactobacillus plantarum 299v (DSM 9843) Improves Symptoms of Irritable Bowel Syndrome,« World J Gastroenterol 18, no. 30 (August 14, 2012): 4012–8. doi: 10.3748/wjg.v18. i30.4012.
»Lactobacillus plantarum and Its Biological Implications,« on Kenyon College's MicrobeWiki page. Zugriff 30. September 2015. https://microbewiki.kenyon.edu/index.php/Lactobacillus_plantarum_and_its_biological_implications.

3. »Lactobacillus acidophilus,« University of Maryland Medical Center, Medical Reference Guide online. Zugriff 30. September 2015. http://umm.edu/health/medical/altmed/supplement/lactobacillus-acidophilus.
4. »Lactobacillus brevis,« on Kenyon College's MicrobeWiki page. Zugriff 30. September 2015. https://microbewiki.kenyon.edu/index.php/Lactobacillus_brevis.
5. E. O'Sullivan, et al., »BDNF Expression in the Hippocampus of Maternally Separated Rats: Does Bifidobacterium breve 6330 Alter BDNF Levels?« Benef Microbes 2, no. 3 (September 2011): 199–207. doi: 10.3920/BM2011.0015.
6. »Bifidobacteria,« Medline Plus. Zugriff 30. September 2015. http://www.nlm.nih.gov/medlineplus/druginfo/natural/891.html.
7. D. Guyonnet, et al., »Fermented Milk Containing Bifidobacterium lactis DN-173 010 Improved Self-reported Digestive Comfort Amongst a General Population of Adults. A Randomized, Open-label, Controlled, Pilot Study,« J Dig Dis 10, no. 1 (February 2009): 61–70. doi: 10.1111/j.1751-2980.2008.00366.x.
8. G. Rizzardini, et al., »Evaluation of the Immune Benefits of Two Probiotic Strains Bifidobacterium animalis ssp. lactis, BB-12® and Lactobacillus paracasei ssp. paracasei, L. casei 431® in an Influenza Vaccination Model: A Randomised, Double-blind, Placebo-controlled Study,« Br J Nutr 107, no. 6 (March 2012): 876–84. doi: 10.1017/S000711451100420X. Epub 2011 Sep 7.
9. »Bifidobacterium longum,« on Kenyon College's MicrobeWiki page. Zugriff 30. September 2015. https://microbewiki.kenyon.edu/index.php/Bifidobacterium_longum.
10. F. Savino, et al., »Lactobacillus reuteri (American Type Culture Collection Strain 55730) versus Simethicone in the Treatment of Infantile Colic: A Prospective Randomized Study,« Pediatrics 119, no. 1 (January 2007): e124–30.
11. H. Szymanski, et al., »Treatment of Acute Infectious Diarrhoea in Infants and Children with a Mixture of Three Lactobacillus rhamnosus Strains--A Randomized, Double-blind, Placebo-controlled Trial,« Aliment Pharmacol Ther 23, no. 2 (January 2006): 247–53.
12. M. Kalliomaki, et al., »Probiotics in Primary Prevention of Atopic Disease: A Randomised Placebo-controlled Trial,« Lancet 375, no. 9262 (April 7, 2001): 1076–9.
13. J. H. Ooi, et al., »Vitamin D Regulates the Gut Microbiome and Protects Mice from Dextran Sodium Sulfate-induced Colitis,« J Nutr 143, no. 10 (October 2013): 1679–86. doi: 10.3945/jn.113.180794. Epub 2013 Aug 21.

Epilog

1. David Agus, »Leben ohne Krankheit«. Aus dem Amerikanischen übersetzt von Dagmar Mallett. Piper Verlag, München 2013.
2. I. Youngster, et al., »Oral, Capsulized, Frozen Fecal Microbiota Transplantation for Relapsing Clostridium difficile Infection,« JAMA 312, no. 17 (November 5, 2014): 1772–8. doi: 10.1001/jama.2014.13875.
3. Emily Hollister, »Fresh Infustions: The Science Behind Fecal Transplants,« Baylor College of Medicine. Zugriff 30. September 2015, Präsentation: http://www.asm-branches.org/brcano/meetings/2014SprPpts/4.3Hollister_NCASM_2014.pdf.
4. Els van Nood, et al., »Fecal Microbiota Transplantation,« Curr Opin Gastroenterol 30, no. 1 (2014): 34–39.

5. The Fecal Transplant Foundation. Zugriff 30. September 2015. http://thefecal-transplantfoundation.org/what-is-fecal-transplant/.
6. T. J. Borody, et al., »Fecal Microbiota Transplantation: Indications, Methods, Evidence, and Future Directions,« Curr Gastroenterol Rep 15, no. 8 (August 2013): 337. doi: 10.1007/s11894-013-0337-1.
   T. J. Borody, et al., »Therapeutic Faecal Microbiota Transplantation: Current Status and Future Developments,« Curr Opin Gastroenterol 30, no. 1 (January 2014): 97–105. doi: 10.1097/MOG.0000000000000027.
7. Borody, et al., case studies #941, 942, American Journal of Gastroenterology, vol. 106, Supplement 2, October 2011.
8. Kerry Brewster, »Doctor Tom Borody Claims Faecal Transplants Curing Incurable Diseases Like Crohn's,« ABC News Australia, March 2014. Zugriff 30. September 2015. http://www.abc.net.au/news/2014-03-18/sydney-doctor-claims-poo-trans-plants-curing-diseases/5329836.
9. »For Medical Professionals.« Quick, Inexpensive and a 90 Percent Cure Rate. Zugriff 30. September 2015. http://www.mayoclinic.org/medical-professionals/clini-cal-updates/digestive-diseases/quick-inexpensive-90-percent-cure-rate.
10. Ferris Jabr, »For the Good of the Gut: Can Parasitic Worms Treat Autoimmune Diseases?« Scientific American, December 1, 2010. Zugriff 30. September 2015. http://www.scientificamerican.com/article/helminthic-therapy-mucus/.
11. Zahlenangaben für Deutschland laut: »Darmerkrankungen: Chronisch oder temporär?« Kompetenznetz Darmerkrankungen e. V., Kiel. Zugriff 30. September 2015. http://www.kompetenznetz-ced.de/darmerkrankungen.html.
12. M. J. Broadhurst, et al., »IL-22+ CD4+ T Cells Are Associated with Therapeutic Trichuris Trichiura Infection in an Ulcerative Colitis Patient,« Sci Transl Med 2, no. 60 (Dec 1 2010): 60ra88. doi: 10.1126/scitranslmed.3001500.
13. R. W. Summers, et al., »Trichuris suis Therapy for Active Ulcerative Colitis: A Randomized Controlled Trial,« Gastroenterology 128, no. 4. (April 2005): 825–32.
14. Katherine Harmon Courage, »Parasitic Worm Eggs Ease Intestinal Ills by Changing Gut Macrobiota,« Scientific American Blogs, November 15, 2012. Zugriff 30. September 2015. http://blogs.scientificamerican.com/observations/2012/11/15/par-asitic-worm-eggs-ease-intestinal-ills-by-changing-gut-macrobiota/.
15. S. Reardon, »Gut-brain Link Grabs Neuroscientists,« Nature 515, 175–177 (Nov 13, 2014): 175–177. doi: 10.1038/515175a. Zugriff 30. September 2015. http://www.nature.com/news/gut-brain-link-grabs neuroscientists-1.16316?WT.

Stichwortverzeichnis

Unsere Leseempfehlung

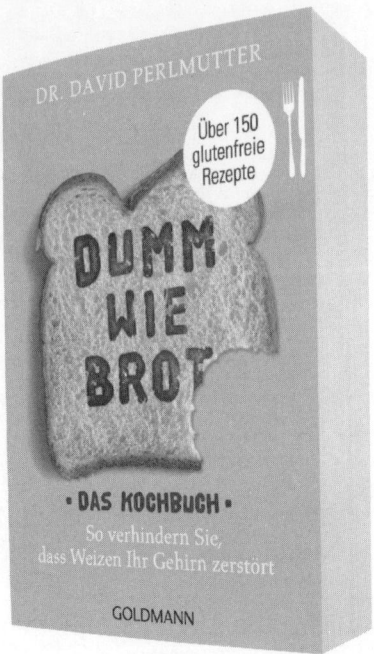

336 Seiten
Auch als E-Book
erhältlich

Dr. David Perlmutters Bestseller »Dumm wie Brot« hat den Blick auf unsere Ernährung vollkommen verändert. Getreide und Vollkornprodukte können nicht länger als gesund betrachtet werden – denn Weizen, Zucker und Kohlenhydrate greifen unser Gehirn an. Im Kochbuch zu seinem Bestseller präsentiert Dr. Perlmutter über 150 leckere Rezepte, die das Gehirn gesund und fit halten und die Risiken für neurologische Erkrankungen und zahlreiche andere Beschwerden dauerhaft minimieren.

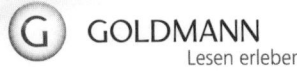